AF338166

LES

HOPITAUX

AU XIXe SIÈCLE

ÉTUDES, PROJETS, DISCUSSIONS ET PROGRAMMES
RELATIFS A LEUR CONSTRUCTION

L'HOPITAL CIVIL ET MILITAIRE DE MONTPELLIER

PAR

C. TOLLET

INGÉNIEUR

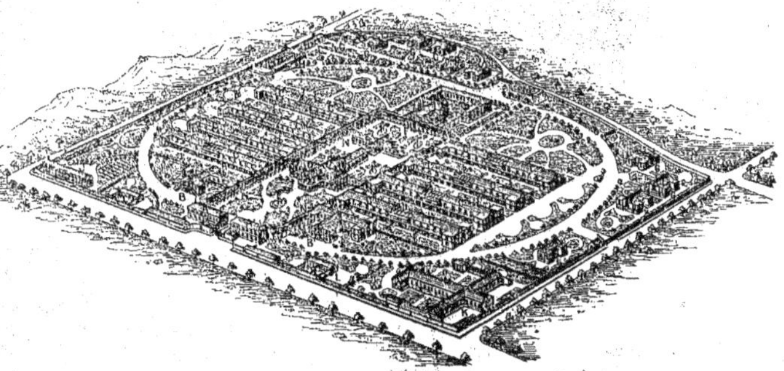

PARIS

CHEZ L'AUTEUR, 49, RUE D'AMSTERDAM, 49

1889

LES

HOPITAUX

AU XIXᵉ SIÈCLE

ÉTUDES, PROJETS, DISCUSSIONS ET PROGRAMMES

RELATIFS A LEUR CONSTRUCTION

L'HOPITAL CIVIL ET MILITAIRE

DE MONTPELLIER

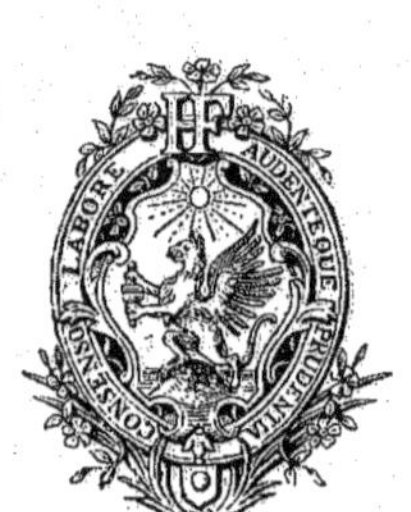

Montpellier. — Imprimerie centrale du Midi (Hamelin Frères).

LES
HOPITAUX

AU XIXᵉ SIÈCLE

ÉTUDES, PROJETS, DISCUSSIONS ET PROGRAMMES
RELATIFS A LEUR CONSTRUCTION

L'HOPITAL CIVIL ET MILITAIRE DE MONTPELLIER

PAR

C. TOLLET

INGÉNIEUR

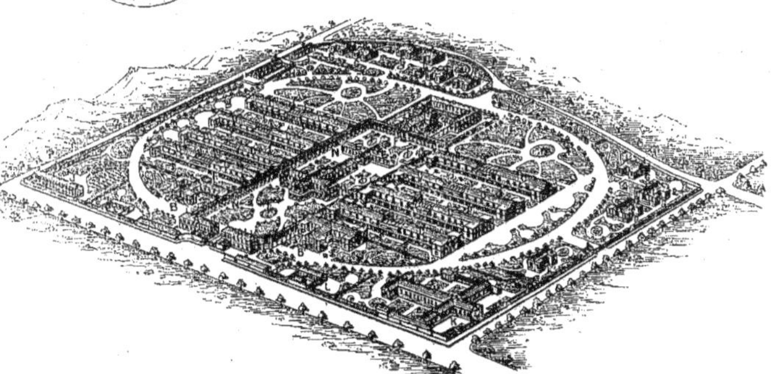

PARIS
CHEZ L'AUTEUR, 49, RUE D'AMSTERDAM, 49

1889

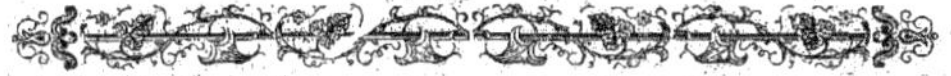

INTRODUCTION

Dans un récent ouvrage, j'ai résumé l'historique de l'Assistance publique et des Hôpitaux, depuis leur origine jusqu'à la fin du XVIIIe siècle, époque à laquelle l'Académie des sciences est intervenue pour formuler un programme de constructions hospitalières et donner un plan modèle.

Cet ouvrage indique, en outre, les conditions d'installati on et de fonctionnement des hôpitaux du moyen âge, dont j'ai pu reconstituer les plans.

J'ai cru devoir compléter ce travail par une étude des projets présentés, des programmes et avis formulés à diverses époques, dans le but d'atténuer les dangers de l'agglomération, toujours croissante, d'enfants orphelins, de pauvres vieillards infirmes ou malades, dans des salles trop étroites et mal aérées.

On sait que les peuples anciens n'avaient pas d'asiles consacrés à la misère et à la souffrance, et que leurs *valetudinaria* et *xenodochies* n'avaient aucun rapport avec nos hôpitaux.

Les temples d'Esculape, ou asclépions du monde grec, romain et gallo-romain, n'étaient que des lieux de consultation où, sous un ciel

1

radieux, dans des sites admirables, tout était disposé pour rappeler les êtres souffrants à la vie.

En remontant jusqu'aux temps préhistoriques, on trouve encore, parmi les monuments mégalithiques, des grottes curatives où les malades venaient se livrer aux pratiques superstitieuses des druides.

Dans un monolithe en ruine de l'antique ville d'Héliopolis, consacrée au soleil, type du *fan* ou *fanum* greco-romain, on conservait naguère un serpent auquel les malades venaient apporter des offrandes proportionnées à leur fortune et à leur qualité. On a retrouvé aussi ce reptile symbolique dans le temple de Montmorillon, en France, où il est suspendu aux seins d'une statue de femme.

La grotte de Trie, dans l'Oise, sous laquelle les mères continuent à faire passer leurs enfants chétifs et souffrants, comme aux temps des Gaulois leurs aïeux, montre encore un de ces monuments primitifs dont l'origine remonte aux Gals, venus de la haute Asie pour prendre possession des forêts et des déserts qui sont devenus notre France.

Sous les climats de la Gaule et de la Germanie, la rusticité de la vie, la force physique de la race, ne laissaient guère de place à ce que l'on considère comme la misère dans les sociétés civilisées.

Diverses causes rendaient les asiles publics moins nécessaires dans les contrées où la civilisation a pris naissance : d'une part, la protection intéressée du maître envers l'esclave, compris dans l'organisation familiale ; le patronat, assurant à l'homme libre tombé dans le malheur ou la pauvreté l'assistance du riche dont il était le client ; d'autre part, la distribution des secours publics, et, enfin, la douceur des climats de la Syrie, de la Grèce, de l'Egypte et de l'Italie.

Dans les villes antiques, c'était dans les rues, dans les carrefours et sous les portiques des temples, que les malades allaient se réfugier pour y recevoir les consultations des passants et des médecins.

On comprend donc qu'Hippocrate, dans ses écrits admirables sur la médecine et l'hygiène ; que Vitruve, dans ses *Traités d'architecture*, n'aient pas parlé d'édifices, qui n'existaient pas de leur temps, pour réunir les malades et les traiter en commun.

Lorsque, après la chute de l'Empire et à l'avènement du christianisme, une profonde révolution politique et religieuse eut amené une misère publique telle que les peuples n'en avaient jamais subi de pareille, les hôpitaux devinrent une nécessité sociale et les chefs de l'Église militante s'en firent les promoteurs. Ils furent secondés par les femmes de haute naissance, qui, déjà sous les Romains, aimaient à se faire représenter avec les attributs d'Hygie et des divinités protectrices de l'humanité.

Sauf quelques grandes agglomérations, dans le genre de l'hôpital de Césarée, la plupart des hôpitaux primitifs furent installés dans des maisons particulières, offertes par des personnes généreuses qui se vouaient en même temps au service des malades, suivant l'exemple donné au IV⁰ siècle par Basilisse et sa femme, en Égypte, et Fabiola, à Rome, exemple suivi, au VI⁰ siècle, par Radegonde, femme de Clotaire, dans sa maison royale d'Atties (en Vermandois), et par plusieurs autre nobles femmes françaises, sous les Mérovingiens et les Carlovingiens. Il dut en être de même des douze hôpitaux fondés, dans le pays remois, par saint Rémy, à l'avènement de Clovis.

Il suffisait alors de quelques aménagements de détail, exécutés au gré et aux frais des fondateurs, pour que leurs maisons fussent appropriées à leur nouvelle destination.

Les édits de Constantin (an 315) et des autres empereurs ; la lettre de Julien, datée de Lutèce (an 363), ne concernent que l'organisation de l'assistance publique et ne contiennent aucune prescription en ce qui touche à l'installation des hôpitaux.

Le concile d'Aix-la-Chapelle (an 816) prescrit seulement de placer les hôtels-Dieu auprès des basiliques, afin de rendre la surveillance plus facile au clergé ; il veut aussi qu'on installe des chapelles dans les salles, de telle sorte que les malades puissent suivre les offices de leur lit.

Ce programme sommaire servit de base aux architectes et aux fondateurs d'hôpitaux du IX⁰ au XVIII⁰ siècle.

Les nombreux hôpitaux ou aumôneries, les asiles de nuits et hospices fondés, au moyen âge, par les confréries, les corps de métiers et les paroisses, pour les pauvres passants, les enfants orphelins, les vieilles gens, les aveugles, les malades et les infirmes, avaient encore moins d'importance que les hôtels-Dieu ; huit à dix lits et le mobilier

approprié constituaient toute leur installation, et, comme ces petits
hôpitaux étaient généralement disséminés dans les divers quartiers
des villes et de leurs faubourgs, il n'y avait pas grande nécessité de
les établir d'après des lois sanitaires spéciales.

Il en était de même des hospices destinés à recevoir les pèlerins,
les voyageurs, les courriers et commissaires royaux (*missi dominici*),
fondés dans tout l'empire de Charlemagne, jusqu'aux confins de l'Europe civilisée. On prenait plus de précautions pour l'installation des
nombreuses léproseries et maladreries qui constituaient des sortes
d'hôpitaux de contagieux, érigés, pour la plupart, en prieurés isolés,
relégués aux confins des territoires urbains, par mesure de police
sanitaire.

On ne trouve, au moyen âge, une sorte de programme rationnel,
applicable à des installations hospitalières, que dans le plan de l'abbaye de Saint-Gall, dressé, en 820, par le moine Eginhard, qui dirigeait
les constructions à la cour de Charlemagne, plan qui servit depuis de
modèle à la plupart des abbayes bénédictines.

L'étude de ce plan, reproduit dans les *Œuvres* de Mabillon, donne
la plus haute idée du génie de son auteur : l'espacement des bâtiments,
leur distribution, pour satisfaire chacun à sa destination spéciale ;
l'ampleur des salles, la distribution rationnelle des services, l'éloignement des annexes pouvant produire des émanations nuisibles, tout est
prévu pour la salubrité générale et pour les commodités de l'existence
en commun.

Les grands prieurés étaient également des modèles de distribution
générale. L'infirmerie de l'abbaye d'Ourscamp, dont j'ai reproduit les
plans, est l'un des plus beaux types de constructions hospitalières
conventuelles ; aussi les hôpitaux qui ont été établis dans d'anciennes
abbayes, comme celles de Saint-Rémi, à Reims, ou de Saint-Martin,
à Laon, sont-ils préférables à beaucoup de constructions hospitalières
modernes.

C'est surtout à partir du XVᵉ siècle que l'agglomération des pauvres malades, âgés ou infirmes, est devenue excessive, au point de
tripler la mortalité dans les hôpitaux et de mettre en péril les populations environnantes.

A cette époque, la France, ruinée par le faste des Valois et par les invasions, ne pouvait agrandir ses hôpitaux: on y entassait les malheureux qui n'avaient pas trouvé la mort sur les champs de bataille; aussi ne pouvait-on guère penser à prescrire un programme sanitaire d'installation, quand tous les efforts de la charité parvenaient à peine à parer aux famines et aux pestes.

Un abri dangereux et du pain étaient alors le maximum de ce que pouvait procurer l'assistance publique aux abois, et, si quelques dons généreux venaient tomber dans les troncs des églises, c'était plutôt pour fêter, par quelques suppléments de nourriture, le *Roy-boit* et le *Mardy-Lardier*, que pour améliorer les conditions antisanitaires des installations. Coucher seul dans un lit, garni de linge et de couettes, était considéré comme une suprême faveur rarement obtenue.

Les lettres patentes et les édits royaux émanant de Louis IX, de Louis XI et de François Ier, se bornent à signaler les réformes les plus urgentes, sans formuler aucun programme.

Malgré les progrès réalisés, au XVI° siècle, dans les arts et dans la fortune publique, Philibert Delorme, dans le projet d'Hôtel-Dieu que j'ai décrit, prévoyait encore des lits assez larges pour y placer plusieurs malades; il faut arriver à la fin du XVIII° siècle pour voir enfin donner un lit à chaque malade.

Depuis l'incendie partiel de l'Hôtel-Dieu, en 1772, des études très-sérieuses avaient été faites pour sa reconstruction; les projets qui furent présentés alors contenaient déjà, dans leur ensemble, le germe des réformes les plus nécessaires.

Dans l'élan patriotique qui unit, il y a un siècle, les trois ordres de la nation française contre les abus et les priviléges, les hôpitaux ne furent pas oubliés.

On trouvera, dans cet ouvrage, le programme formulé et le plan modèle donné par l'Académie des sciences, à cette époque mémorable de notre histoire, ainsi que les plus intéressantes parties des beaux Mémoires de Tenon.

Je reproduirai ensuite les études faites, dans le cours de ce siècle, par Clavareau et par diverses Commissions hospitalières; puis les discussions qui eurent lieu, sur l'initiative du docteur Trélat, au sein de la

Société de chirurgie de Paris, discussions au cours desquelles les plus éminents praticiens de notre époque émirent leur avis sur plusieurs points importants de l'hygiène hospitalière.

Je mentionnerai également les opinions émises sur la même question dans les Congrès internationaux d'hygiène, à la Société de médecine publique et d'hygiène professionnelle, ainsi que les principes préconisés dans mes Mémoires à l'Académie des sciences et au ministère de la guerre. Je résumerai l'avis émis, en 1873, par le Conseil de santé des armées, présidé alors par le baron Larrey.

Je rappellerai aussi l'important questionnaire rédigé récemment sur l'initiative éclairée de M. Monod, directeur de l'assistance publique au ministère de l'intérieur. Enfin ce travail sera complété par une description de l'hôpital civil et militaire de Montpellier, dans lequel j'ai cherché à réaliser les vœux des hygiénistes, après les avoir résumés dans un programme d'ensemble qui fut adopté à l'unanimité, en 1879, par les éminents professeurs des Facultés de cette ville et par les membres de la municipalité, dans une réunion nombreuse et une conférence tenues, pour l'examen de mes projets, chez M. le docteur Bertin-Sans, professeur d'hygiène à la Faculté de médecine.

Je terminerai cet exposé en exprimant, une fois encore, les vœux suivants :

1° Donner désormais les fonctions d'architecte des hospices au concours, après un examen passé devant une Commission formée par le ministère de l'intérieur et présidée par le directeur de l'assistance publique, d'après un programme qui comprendrait les questions diverses à résoudre dans la construction et l'aménagement d'un hôpital, au lieu d'attribuer ces fonctions à des protégés, dont l'insuffisance, la présomption ou l'esprit de routine, peuvent compromettre au plus haut degré la valeur sanitaire d'établissements fondés au prix des plus grands sacrifices.

2° Réunir au ministère de l'intérieur les plans des principaux hôpitaux et signaler aux Commissions administratives, pour être appliquées au fur et à mesure des ressources disponibles, les améliorations qu'on pourrait réaliser ; interdire qu'aucune modification puisse être faite sans une autorisation de l'administration supérieure, conformé ment à ce qui se pratique pour les plans d'alignement tracés d'avance pour les routes nationales.

On obtiendrait ainsi, au bout de quelques années, un ensemble d'établissements hospitaliers perfectionnés d'après des principes rationnels, et moins dangereux à habiter que la plupart de ceux dont les architectes ont subi l'influence des routines locales.

3° Réserver une zone sanitaire autour des hôpitaux à construire, pour les mêmes motifs qui ont fait prescrire l'existence de cette zone autour des cimetières.

4° Disposer les salles de contagieux de façon à ce que les germes morbides contenus dans l'air clos soient détruits par le feu avant leur expulsion dans l'atmosphère.

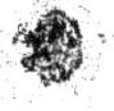

LES

HOPITAUX

AU XIXe SIÈCLE

CHAPITRE PREMIER

**ÉTUDES, PROJETS, DISCUSSIONS ET PROGRAMMES
RELATIFS A LEUR CONSTRUCTION**

1. Exposé des études relatives au déplacement et à la reconstitution de l'Hôtel-Dieu de Paris. — 2. Plan de Philibert Delorme, au XVIIe siècle. — 3. Projets divers. Objections faites. — 4. Projet de Poyet. — 5. Projet de Leroy. — 6. Commission de l'Académie des sciences. Mémoires de Tenon. Programme et plan modèle. Hôpital de Plymouth, premier type d'hôpital à pavillons séparés. — 7. Projet Clavareau (1805). — 8. Projet Duchanoy (1812). — 9. Projet Gau (1832). — 10. Programme pour la construction de l'hôpital Lariboisière (1842). — 11. Programme anglais (1855). — 12. Discussions à la Société de chirurgie de Paris (1864). — 13. Programme du Comité de santé des armées françaises (1872). — 14. Mémoires à l'Académie des sciences, par le baron Larrey et par C. Tollet (1876). — 15. Études dans les Congrès internationaux et les Sociétés d'hygiène (1878-1888).

1. — Exposé

Bien que les projets de déplacement et de reconstruction de l'Hôtel-Dieu de Paris, les Mémoires de Tenon et le programme de l'Académie des sciences, soient antérieurs au dix-

2

neuvième siècle, ils ont paru devoir figurer dans cette partie de mes ouvrages, attendu qu'ils ont servi de base aux réformes accomplies, depuis la Révolution, dans la construction des hôpitaux.

L'étude la plus ancienne, relative à la reconstruction de l'Hôtel-Dieu de Paris, mentionnée par Tenon, est celle de Desgodets ; elle date du XVII° siècle.

Cependant, dès le commencement du XVI° siècle, Philibert Delorme avait étudié un plan d'Hôtel-Dieu que j'ai décrit ailleurs (1) et dont je rappellerai seulement les dispositions principales.

———

2. — Plan d'Hôtel-Dieu
attribué à Philibert Delorme

Ce plan se composait de quatre pavillons semblables entre eux, placés en croix et aboutissant à angles droits sur une cour carrée de 2,300 mètres de superficie. Ils étaient renfermés entre quatre murs laissant entre les branches de la croix des cours de 5,460 mètres de superficie. La surface du terrain occupé était de 67,200 mètres carrés et formait une plate-forme élevée de 1^m 50 à 2 mètres au-dessus des rues voisines. Il est probable que l'hôpital devait loger 2,400 malades : chaque grande salle contient 120 lits, et les petites salles 4. Ce plan peut être considéré comme le programme de la construction hospitalière à une époque où les prescriptions

(1) *De l'Assistance publique et des Hôpitaux jusqu'au XIX° siècle ;* in-4° de 104 pages et 84 dessins et plans intercalés, 1889.

du concile d'Aix étaient encore les seules qui fussent en vi-
gueur.

Il paraît s'écarter déjà du programme religieux, en ce qu'il
ne figure aucune chapelle, ni dans les salles, ni en dehors
d'elles.

L'aération extérieure des bâtiments est ménagée par les
vastes cours qui les entourent, et la forme en croix, telle qu'elle
est employée, facilite les services tout en assurant mieux l'espacement de l'aération des salles que dans l'emploi qui en
avait été fait déjà dans les hôpitaux italiens, où les salles des
quatre branches de la croix viennent aboutir à un dôme commun (Milan, Florence, etc.).

La conception de Philibert Delorme était donc un progrès
pour l'époque et un acheminement vers le système des pavillons séparés et symétriques, à étages multiples, inauguré
deux cents ans plus tard par le programme de l'Académie des
sciences.

---

3. — Projets divers

Menon nous apprend, dans ses Mémoires, qu'au XVII⁰ siècle
Desgodets, architecte des bâtiments du roi Louis XIV,
avait préparé un plan disposé circulairement, de manière à ce
que toutes les salles aboutissent à un point central.

Le projet de Desgodets ne fut pas plus exécuté que celui de
Philibert Delorme.

Lors de l'incendie partiel de 1737, qui prit naissance dans
le grenier aux chiffons et qui causa la mort de plusieurs malades, de nouveaux projets de reconstruction se produisirent en

grand nombre. On conservait le même emplacement, agrandi des terrains donnés par la ville auprès du Pont-au-Double. On ne songeait pas encore au déplacement de l'Hôtel-Dieu. Cette mesure radicale apparaît pour la première fois, en 1748, dans un projet publié par M. Lejeune, qui reportait l'établissement dans l'île des Cygnes.

Les objections qu'il souleva méritent d'être rapportées, car elles se sont reproduites bien souvent depuis, en variant dans la forme, pour continuer de funestes errements. On peut considérer, d'ailleurs, les discussions concernant la reconstruction et le déplacement de l'Hôtel-Dieu de Paris, comme une introduction au programme de l'Académie, et, à ce titre, elles présentent un intérêt réel.

« 1° L'éloignement de l'hôtel-Dieu de la métropole étoit » une chose impraticable ; l'archevêque, représentant saint » Landry, premier fondateur de cette maison, l'avoit placé » dans l'enceinte épiscopale, afin d'être tout entière sous ses » yeux, sous son gouvernement immédiat et sous l'adminis- » tration des chefs du chapitre qui en sont nés les seuls admi- » nistrateurs spirituels ;

» 2° L'hôtel-Dieu n'ayant pas de plus grandes ressources » que les charités, il les perdroit s'il cessoit d'être exposé » aux yeux de tout Paris, et d'être à chaque instant l'objet de » la faveur et de la charité excitée plus puissamment par la » misère extrême qui revendique ses droits à chaque instant ;

» 3° La distance qu'il y auroit de ce nouvel hôtel-Dieu aux » divers quartiers rendroit extrêmement pénible le transport » des malades » (M. Lejeune prévint cette objection en faisant entrevoir qu'il laisserait, dans l'emplacement de l'hôtel-Dieu actuel, un hospice succursale où l'on pût, en tout temps et à toute heure, recevoir les pauvres dont les blessures dangereuses et pressantes exigeraient un prompt secours) ;

« 4° Enfin les ressources projetées ne pouvoient suffire à

» l'accroissement de bâtiments et de dépenses extraordinai-
» res que cet établissement entraîneroit, et que, supposé même
» qu'elles pussent y suffire, les personnes tant soit peu indi-
» gentes auroient à peine une légère infirmité, qu'elles se ren-
» droient aussitôt dans un hôpital que la propreté et le bon
» air leur feroit regarder comme une maison de campagne,
» où ils iroient consommer la subsistance des vrais pauvres
» et des vrais malades; enfin que l'affluence des malades obli-
» geroit de songer à de nouveaux accroissements, de pourvoir
» à de nouveaux besoins et d'élever un troisième hôtel-Dieu.
» Ils rappeloient à l'exécution de l'ancien projet, mis déjà en
» partie à l'exécution, qui étoit de joindre à l'hôtel-Dieu actuel
» un supplément de bâtiments suffisants tant sur la rue Neuve-
» Notre-Dame que par des arcades sur la rue la Bûcherie,
» même par accroissement jusqu'à la rue Galande. La chose
» leur paroissoit d'autant plus facile que presque toutes les
» maisons qui subsistent dans la rue Neuve-Notre-Dame ap-
» partiennent à l'hôtel-Dieu. Il n'y avoit point d'acquisition à
» faire, et, si l'hôtel-Dieu y perdoit des loyers, il y gagnoit
» d'une autre part par l'exemption de quantité de réparations
» ruineuses qui consommoient une grande partie de ces mê-
» mes loyers. Ils proposoient de faire l'acquisition de quelques
» maisons dans les rues de la Bûcherie-du-Fouarre et autres
» adjacentes, enfermées dans ce canton, dont une grande par-
» tie, et entre autres le prieuré de Saint-Julien-le-Pauvre,
» appartenoient déjà à l'hôtel-Dieu, tant de ces anciennes pos-
» sessions que par les nouvelles acquisitions faites depuis en-
» viron vingt ou trente ans. »

Des observations plus justes étaient faites par M. Carré, qui
écrivait à l'auteur du projet:

« Vous proposez un bâtiment somptueux et de la plus grande
» magnificence pour le nouvel hôtel-Dieu; de là il résulte des
» conséquences auxquelles vous n'avez pas pensé. L'air est

» bientôt corrompu dans ces masses énormes, trop resserrées
» et trop élevées, où les pauvres et les malades sont entas-
» sés, suffoqués, infectés par le défaut d'espace et d'air libre.
» Trouvez bon que je compare le faste qu'on admet dans ces
» sortes de bâtiments à une espèce d'épidémie inséparable de
» ces sortes d'entreprises, qui consomment le plus souvent la
» partie la plus liquide du revenu des pauvres, par les aug-
» mentations et les réparations considérables qu'on est obligé
» d'y faire souvent. »

Il proposait ensuite « de faire seulement un corps de logis
» avec deux ailes sur-longées, d'une profondeur médiocre
» pour la façade de cette maison; de faire ensuite sur les der-
» rières des ailes multipliées, d'une étendue considérable,
» avec de grandes croisées symétrisées des deux côtés; de
» former dans ces ailes de grandes salles, où l'on pût mettre
» cinquante lits pour autant de malades; d'y pratiquer deux
» cheminées seulement plutôt que des poëles, à moins qu'ils
» ne fussent de terre cuite; de n'élever ces ailes que d'un
» étage et demi; de pratiquer une cour bien sablée, dans la-
» quelle il n'y eût que les contours pavés en plates-bandes de
» trois pieds de largeur et plus élevés de deux pieds que le
» milieu, où il y aurait deux puisards; de n'y mettre ni ar-
» bres, ni grosses plantes; d'isoler la tuerie, la boucherie, les
» basses-cours, les écuries, la lingerie et les bûchers. »

En 1756, parut une brochure ayant pour titre : « *Exposition*
» *d'un plan proposé pour les malades de l'hôtel-Dieu*, réim-
» primé dans les vues d'un citoyen en 1757, par M. de Cha-
» mousset. »

Cet ouvrage commence par une peinture énergique, tou-
chante et malheureusement trop vraie, de l'état où étaient
alors les malades de cet hôpital, « couchés jusqu'au nombre
» de six dans un lit qui suffisait à peine pour deux; tous, dans
» ces lieux resserrés, formant par leurs haleines, de mille

» maux différents une épidémie générale qui rend incurable
» chaque maladie particulière; ces malheureux s'effrayant mu-
» tuellement par les cris de la douleur, par le délire, par la
» vue de leurs plaies, de leur agonie, de leur mort. Dans
» cette confusion générale », dit judicieusement M. de Chamousset, « quel effet les remèdes peuvent-ils produire? Com-
» ment éviter les méprises, comment soigner convenablement
» toutes les maladies? » Il concluait de là « qu'il faudrait tout
» autant abandonner les hommes dans un coin, comme les
» animaux, aux soins de la nature, au repos, à l'eau simple et
» à la compassion des spectateurs. »

Les mêmes objections qui avaient été faites, vingt ans avant,
contre le projet de reconstruction de l'Hôtel-Dieu, se repro-
duisirent contre le projet Chamousset et avec d'autant plus
d'énergie que l'auteur déployait plus de persévérance pour
réussir.

On peut les résumer à trois principales :

« 1° Il faut respecter un établissement et des usages an-
» ciens ;

» 2° Les commodités trop multipliées dans cet hôpital pour-
» raient y attirer trop de malades et rendre ses revenus in-
» suffisants ;

» 3° Il faut craindre d'altérer la confiance, de tarir la source
» des aumônes et d'indisposer les personnes nécessaires au
» bien de cette maison. »

On doit convenir que la charité, exercée dans de pareilles
conditions, n'était guère méritoire et qu'elle paraît avoir eu
plutôt pour mobile une ostentation nuisible à la société que
l'amour sincère du prochain.

L'incendie de 1772, alimenté, comme le précédent, par les
greniers à foin et à paille, par les écuries et les étables, détrui-
sit des bâtiments, pour une somme qu'on évalua à deux millions. On serait tenté de considérer ce sinistre comme un mal

nécessaire, s'il n'avait fait encore de nombreuses victimes.

Les projets de reconstruction, qui avaient été oubliés depuis l'incendie de 1737, furent remis à l'ordre du jour.

M. de Chamousset essaya, encore une fois, d'introduire le sien. La lettre qu'il écrivit à ce sujet contient un tableau du nombre excessif des malades et des morts de l'Hôtel-Dieu, en comparaison avec celui de la Charité de Paris, depuis 1737 jusqu'en 1748; elle renferme le projet de diviser l'Hôtel-Dieu et de mettre une partie des malades à l'hôpital St-Louis, l'autre au couvent des Cordelières, du faubourg Saint-Marceau; elle indique les moyens de changer le système d'administration des malades; de ne recevoir désormais que les vrais pauvres, les gens abandonnés, etc.; de disposer, d'une manière utile au public et propre à l'embellissement de Paris, la partie de l'Hôtel-Dieu consumée par le feu; de procurer aux deux nouveaux hôpitaux la quantité d'eau nécessaire aux besoins immenses de ces établissements; d'établir dans l'île des Cygnes un dépôt, où se feraient les lessives générales, et, au Gros-Caillou, une maison pour le sèchement, repassage, etc.

Le dernier ouvrage de M. de Chamousset sur l'Hôtel-Dieu avait pour objet la manière de diminuer les charges de cet hôpital.

Les moyens qu'il proposait étaient:

« 1° D'en distraire les malades de Bicêtre et de la Salpê-
» trière, qu'il était plus à propos de traiter dans ces hôpitaux,
» où ils jouissaient d'un meilleur air qu'à Paris, outre que
» leurs maladies ne seraient point aggravées par la longueur
» d'un transport dispendieux qui rend souvent mortelles des
» maladies curables et qui apporte, dans le sein de la capitale,
» une corruption qui était au dehors;

» 2° De traiter à la Saussaye, près de Villejuif, toutes les
» maladies chroniques ou de langueur, qui deviennent fort lon-
» gues, et le plus souvent mortelles à l'Hôtel-Dieu;

» 3° De ne plus admettre cette foule de malheureux qui ne
» sont point réellement malades, qui le deviennent au bout de
» quelques jours, en partageant les lits des malades dont ils
» vicient encore, par leur nombre, l'air que ces malheureux
» respirent. »

L'idée du déplacement, émise en 1737 et adoptée par Turgot, prévôt des marchands, avait commencé à germer et faire
des prosélytes jusque dans l'administration elle-même.

Le 11 janvier 1773, le grand bureau de l'Hôtel-Dieu s'étant
assemblé, un des principaux administrateurs parla en ces termes :

« Convient-il de laisser l'Hôtel-Dieu dans le même empla-
» cement? Depuis longtemps la voix publique s'y oppose;
» le peu d'étendue du terrain, la corruption de l'air, celle de
» l'eau, le tort que cette maison cause par son infection à tout
» ce qui l'environne, le danger du feu, et mille autres incon-
» vénients, semblent avoir réuni sur ce point tous les suffra-
» ges, si l'on veut en excepter quelques intérêts personnels
» toujours à écarter dans un établissement de cette nature;
» motifs qui, d'ailleurs, sont détruits par l'existence de l'Hô-
» pital Général, de celui de la Salpêtrière, de Bicêtre, des In-
» valides, qui sont tous aux extrémités ou hors de la ville. »

Caqué proposait alors pour emplacement l'île des Cygnes,
comme Chamousset; son plan, de forme en partie carrée et en
partie circulaire.

Renier présenta un projet de réforme de l'administration ;
il indiquait les abus qu'il avait remarqués dans le service, les
vices du local, la défectuosité de la forme des bâtiments ; il
produisit un plan de construction, pour rendre le service plus
facile et plus économique, et il démontra que les malades, couchés seuls, bien traités, bien soignés et en bon air, ne coûte-
raient pas « plus de 20 sols par jour, à l'exemple de l'hospice
Saint-Sulpice, administré suivant ses vues. »

Le mémoire Renier, imprimé en 1776, avait pour titre : *Projet d'un hôpital de malades, ou hôtel-Dieu dans lequel les malades couchés seuls dans un lit recevraient les meilleurs secours avec le moins de frais possible.*

Le docteur Iberti présenta, de son côté, un plan calqué en partie sur celui de l'hôpital de Florence, qui avait alors une grande réputation, méritée plutôt sous le rapport monumental que sous celui des dispositions sanitaires (1).

Il donnait à son hôpital la forme d'un vaste quadrilatère, divisé par des corps de logis formant une croix grecque et se réunissant, au centre, par une grande pièce circulaire. L'édifice ne devait se composer que d'un rez-de-chaussée et d'un premier étage. Le rez-de-chaussée, assez élevé au-dessus du plan des cours, était destiné à recevoir les logements de toutes les personnes attachées à l'établissement, les bureaux de l'administration, les magasins et les services divers, les salles affectées au traitement des fous et des femmes enceintes, et enfin des chambres spéciales aux malades atteints d'affections épidémiques.

Le rez-de-chaussée était partagé en deux par un large corridor, percé de nombreuses fenêtres et ventilé, d'ailleurs, au moyen de soupiraux.

Ces soupiraux, pratiqués dans les voûtes, étaient destinés à porter dans les salles du premier étage, presque exclusivement consacré aux malades, des courants continuels qui devaient chasser, de bas en haut, les vapeurs délétères et les entraîner avec eux par des ouvertures supérieures.

Dans ce premier étage figuraient quatre grandes salles carrées, se touchant par un point ; la cuisine était située dans la pièce circulaire dont il a été question.

Parallèlement aux murs de face, et à une certaine distance

(1) Voir la description de cet hôpital au chap. IV, 1re partie.

de ces murs, s'élevait une légère cloison qui servait à former, de côté et d'autre, un corridor pour le service de propreté. Les lits étaient adossés aux corridors et isolés au moyen de séparations formant alcôves. Des parties séparées étaient réservées aux opérations chirurgicales. Quant aux latrines, elles étaient reléguées au milieu des cours incessamment lavées; leur vidange s'effectuait constamment au moyen d'un aqueduc souterrain.

Ces précautions prises pour assurer la salubrité générale, Iberti s'occupait des bâtiments accessoires, qui se composaient de deux maisons de convalescence, placées à droite et à gauche du bâtiment principal, au milieu d'un vaste terrain ou promenoir planté d'arbres, et complétement environné d'une galerie capable d'offrir, en cas de mauvais temps, un abri aux malades.

Aux extrémités du promenoir, précisément aux quatre angles de l'enceinte extérieure de l'hôpital, étaient établis quatre pavillons contenant la boulangerie, la boucherie, la laiterie et la buanderie. Un espace était réservé, derrière l'hôpital, pour la culture des plantes nécessaires à la pharmacie, et au fond de ce jardin s'élevait l'amphithéâtre d'anatomie, flanqué, à droite et à gauche, de la salle des cadavres et de celle des dissections.

Petit intervint à son tour. Il posait en principe que « *tout hôpital doit être construit hors de l'enceinte des villes, sur un terrain élevé et à l'abri du vent du nord.* » Passant ensuite à la description de l'établissement qu'il avait projeté, Petit proposait d'en disposer les bâtiments en forme d'étoile composée d'un nombre facultatif de rayons.

Au point d'intersection des rayons, il plaçait un dôme sous lequel était située la chapelle, de façon à ce que l'autel pût être aperçu de tous les points de l'édifice (c'était là, évidemment, une réminiscence des nouvelles salles de l'Hôtel-Dieu de Lyon). Une grille séparait le sanctuaire d'une large galerie qui le bordait. Au delà de la grille étaient la pharmacie, les salles des chirurgiens et des médecins, la cuisine, la boulangerie. La partie originale du projet consistait à disposer les lits des malades comme dans les salles de spectacle, en quatre étages, dans les mêmes salles, dans des sortes de cases particulières.

« Je propose, dit l'auteur de ce plan, de donner aux salles 40 pieds
» de haut, 36 de large et 60 toises de long. Elles s'ouvriront à l'extré-
» mité opposée à celle du centre par une grande fenêtre fermée d'un
» vitrage. Les lits seraient placés de chaque côté en quatre ran-
» gées ou quatre étages les uns au-dessus des autres, à peu près
» comme le sont les loges dans les salles de spectacle. Chaque lit
» occuperait le milieu d'une espèce de niche ou alcôve de 9 pieds de
» haut sur 7 en carré ; aux deux côtés se trouverait une ruelle de
» 2 pieds, et à l'extrémité de l'une de ces ruelles une petite fenêtre.
» Un petit mur de brique séparerait chaque alcôve ; sur le devant
» des niches régnerait une galerie de 4 pieds de large. Entre les ga-
» leries de chaque côté se trouverait un espace de 15 pieds de large
» qui régnerait d'un bout à l'autre de la salle, libre du bas jusqu'au
» comble et où seraient placés les poêles. »

Les avantages suivants en résultent suivant l'auteur :

« Trois fois plus de malades dans une salle, économie des deux
» tiers de la dépense. Chaque malade a son lit et même sa chambre.
» Les personnes chargées de porter des secours, ayant parcouru
» une file, n'auront pour gagner la seconde que quelques marches à
» remonter : économie, par suite, du nombre de servants.
» Les immondices jetées par les fenêtres de chaque alcôve seront
» reçues dans des égouts ouverts placés le long des gros murs pour
» se réunir au point d'intersection des rayons et être portées de là
» à l'égout de Paris.
» Le dôme en entonnoir renversé servira de ventilateur commun en
» renouvelant sans cesse l'air de toutes les salles ; les cheminées des
» cuisines et de la pharmacie, les tuyaux des poêles, y aboutissent.
» L'air des salles, renouvelé nuit et jour, ne se corrompra plus. Les

» cours triangulaires, fermées du côté de la campagne par de simples
» grilles, serviront de promenoirs aux convalescents. »

---

4. — Projet de Poyet (1786)

Le projet de Poyet, qui sera reproduit plus loin avec ses
plans, fut celui qui attira le plus l'attention des hommes
spéciaux.

Il consistait à construire, dans l'île des Cygnes, un hôpital
pouvant recevoir 5,000 malades.

Les bâtiments, au nombre de seize, avaient trois étages de
salles et étaient placés, comme dans le plan de Petit, suivant
les rayons d'un cercle de 300 diamètres de rayon ; il y avait
une cour centrale de 50 mètres de rayon, dont le milieu était
occupé par une chapelle.

La largeur moyenne des cours, de forme trapézoïdale, réunissant les bâtiments en rayon, était de 40 mètres.

Les bâtiments avaient une hauteur d'environ 30 mètres ;
ils contenaient, dans leurs trois étages, 48 salles de chacune
84 lits, soit 264 lits par bâtiment, et, pour les seize.   4,032 lits.

32 petites salles à 12 lits étaient prévues, dans
les annexes placées suivant la circonférence extérieure, ensemble 384 lits, et, pour les trois étages.   1,152 —

Soit . . . .   5,184 lits.

Les grandes salles, pour 84 lits, avaient 80 mètres de longueur, 10 mètres de largeur et 800 mètres de surface, soit
près de 10 mètres par lit.

Les lits avaient 1 mètre de large, et, comme ils étaient

placés à raison de deux par trumeau, leur espacement moyen était d'un mètre.

Le passage du milieu avait 4 mètres de largeur.

La hauteur des salles était de 8ᵐ60 ; leur capacité s'élevait à 6,880 mètres cubes ; chaque lit disposait ainsi de plus de 80 mètres cubes d'air.

Au chevet des lits régnait un corridor d'un mètre de large, formé par une cloison à la hauteur de ces lits, pour le service des garde-robes. Les deux circonférences extérieure et intérieure étaient formées par deux galeries en arcades, qui servaient de communication aux salles et en même temps de promenoirs aux convalescents ; entre les salles, disposées en rayons, étaient des cours particulières. Ces cours étaient destinées à donner de l'air et du jour aux salles, et elles offraient des promenoirs en plein air aux convalescents. Enfin, chaque salle était ouverte à ses extrémités sur les deux galeries et, par leur moyen, sur les deux cours extérieure et intérieure, on avait la facilité de faire traverser ces salles, dans toute leur longueur, par un courant d'air. Le rez-de-chaussée était employé aux offices, cuisines, pharmacie, chambres de bains et autres accessoires. Des entresols, pratiqués sur la hauteur de cet étage, étaient occupés par le logement des sœurs, des officiers, des gens de service. Les trois étages supérieurs étaient consacrés aux malades ; et comme les deux premiers pouvaient en contenir 300, 400, 500, 600, ce nombre devait suffire en temps ordinaire. Poyet ménageait, dans les entresols du rez-de-chaussée, 500 chambres à lit et à cheminée, qui pouvaient être louées, par jour, à des voyageurs, à des gens sans domicile fixe, de telle sorte que les étrangers qui tomberaient malades à Paris trouveraient dans l'hôpital un asile sûr, tandis que l'hôpital tirerait de leur séjour une augmentation de revenu. Poyet élevait, à quelque distance du corps principal, quatre corps de bâtiments, où étaient placées les

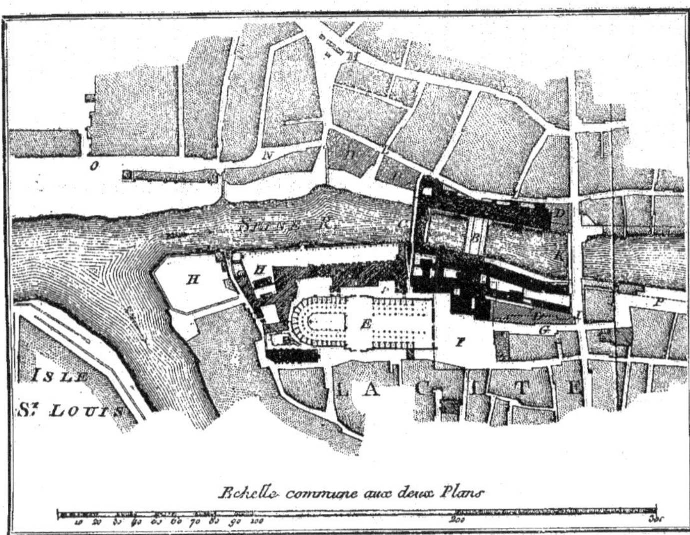

Pl. I, fig. 1. — Plan de l'Hôtel-Dieu actuel et des environs, par Poyet.

Légende

A. Hôtel-Dieu actuel.
B. Pont St-Charles.
C. Pont-aux-Doubles, couvert de bâ-
timents.
D, D. Parties voisines que l'on destine
à l'agrandissement de l'Hôtel-
Dieu, et qui, toutes ensemble, n'ont
que la moitié de son étendue ac-
tuelle.
E. Église de Notre-Dame.
F. Parvis.
G. Rue Neuve-Notre-Dame.
H. Archevêché.
I. Rue du Marché-Pâlu.
K. Petit Pont.
L. Rue de la Bûcherie.
M. Place Maubert.
N. Rue des Grands-Degrés.
O. Quai des Miramiones et Port St-
Bernard.
P. Marché Neuf.

Nota

Les lignes ponctuées sur ce plan indiquent les alignements à prendre sur le terrain de l'Hôtel-Dieu actuel et de ses environs, tant pour achever le projet de la place et de la rue Neuve-Notre-Dame, que pour celui de dégager les ponts et les quais de Paris.

Observation

Les rues, dans ces deux plans, ont leur largeur exacte d'après l'échelle, qui leur est commune. Cette observation rend plus sensibles les vices de l'emplacement actuel et les avantages de celui que nous proposons.

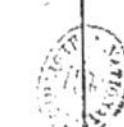

pompes pour le service et les lazarets pour les maladies contagieuses; il avait prévu un conduit souterrain, dans lequel passait l'eau de la rivière. Ce conduit, continuellement lavé par une eau courante, aurait servi d'égout, en entraînant les immondices loin de tous les bâtiments de Paris et même à 300 toises au-dessous des pompes à feu.

Ce projet devait coûter douze millions. Il est certain que sous le rapport de l'emplacement, de la capacité des salles et de la répartition des lits, il présentait des avantages sur l'état de choses qui existait alors; mais l'accumulation, de 5,000 malades, sur un espace superficiel de 70,000 mètres environ, présentait une densité dangereuse.

Son auteur soutenait alors cette thèse : « qu'il faut, dans les
» grandes villes, un Hôpital Général et unique; que, voulant
» faire 2, 4 ou 6 hôpitaux, c'est prendre un parti qui ne vaut
» pas la peine qu'on y songe. »

Il voulait obtenir aussi ce qu'il appelle « une forme impo-
» sante et académique dont le premier avantage, dit-il, est de
» retracer l'un des plus beaux monuments de Rome, le Co-
» lysée. »

Poyet a fait école; depuis un siècle, les masses architecturales, habilement dessinées, séduisent les Commissions appelées à décider, et l'emportent toujours sur des combinaisons plus simples et plus hygiéniques, qui devraient être préférées lorsqu'il s'agit d'un hôpital.

Un autre projet fut présenté, par Leroy, à l'Académie des sciences. Son auteur attachait plus d'importance aux dispositions sanitaires qu'aux apparences architecturales; et, dans un Mémoire préparé dès 1777, lu à l'Académie des sciences en 1785, imprimé dans le recueil de cette Compagnie en 1787, il pose en principe :

« 1° Que les hôpitaux mal installés, où les infortunés qui
» s'y rendent trouvent souvent une mort plus certaine que

» s'ils étaient abandonnés aux seules œuvres de la nature,
» sont plus funestes qu'utiles ;

» 2° Que la décoration est secondaire dans un pareil édifice;
» que l'essentiel est de le construire de manière à y conser-
» ver autant qu'il est possible un air pur et exempt de la cor-
» ruption qui règne toujours dans les hôpitaux nombreux;

» 3° Qu'un grand hôpital, c'est-à-dire celui qui contient
» un grand nombre de malades, est, par la nature même des
» choses, un grand mal et une source inévitable d'une morta-
» lité beaucoup plus grande, parmi ces malades, tout étant
» supposé de même que s'ils étaient traités ailleurs; qu'en
» conséquence l'un des principaux objets qu'on doit se pro-
» poser par rapport aux hôpitaux, c'est de les réduire en les
» divisant, de manière qu'on ne rassemble dans chacun que le
» nombre de malades qu'on peut espérer y traiter avec suc-
» cès ;

» 4° Qu'une salle d'hôpital est une véritable salle de ma-
» chine à traiter des malades et qu'on doit la construire sous
» ce point de vue. »

Il plaçait aussi son hôpital dans l'île des Cygnes, où il occupait une surface rectangulaire de 500ᵐ × 400ᵐ — 200,000ᵐˢ.

Le nombre des malades, bien que réduit, s'élevait à plus de
2,000; ils étaient logés dans trente-deux bâtiments séparés
et sans étages ni plafonds, disposés parallèlement entre eux.
Les malades contagieux étaient placés dans des pavillons
spéciaux situés sous le vent des autres pavillons.

Les services généraux étaient placés à droite et à gauche
de l'entrée. Les bâtiments n'étaient espacés entre eux que de
10 mètres, soit de moins de la moitié de leur hauteur.

Les salles contenaient encore un nombre excessif de lits,
soit 80 pour les malades ordinaires et 30 pour les contagieux ;
elles étaient précédées de deux petites pièces pour deux lits
séparés, et de deux autres compartiments pour les offices.

Elles étaient voûtées et surmontées de nombreuses cheminées d'appel d'air vicié. Des *puits à air frais* étaient pratiqués dans les soubassements élevés de 3^{m}80 au-dessus du sol naturel.

Les grandes salles, pour 58 lits, avaient 120 mètres de long, 8 mètres de large et 960 mètres de surface, soit 12^{m2} 30 par lit.

La hauteur de ces salles était de 12 mètres et leur capacité de 11,520^{m3}; elles fournissaient ainsi un cube d'air de près de 150 mètres par lit.

A côté de ses avantages, le projet Leroy présentait trois grands défauts : 1° il admettait encore 2,000 malades dans un même établissement; 2° il prévoyait des bâtiments d'une construction trop massive et trop compliquée, avec leurs colonnades et leurs niches; 3° il ne laissait plus un intervalle suffisant entre les bâtiments; cependant, par la suppression des étages, il constituait un très-grand progrès sur tous les autres et les principes si judicieux qu'il soutenait méritaient d'être pris en plus sérieuse considération. Mais ils étaient trop opposés aux errements suivis; aussi c'est à peine s'il en fut parlé, et il semble que ce fut comme à regret qu'on lui fit, tardivement, une petite place dans les recueils de l'Académie.

La notice de Leroy ne nous fut connue qu'en 1879, par l'ouvrage du docteur Amédée Chassagne, sur les hôpitaux sans étages et à pavillons isolés. Tenon le mentionne à peine dans ses Mémoires.

Le projet Leroy sera reproduit plus loin, après celui de Poyet.

DESCRIPTION DU PROJET D'HOTEL-DIEU DU SIEUR POYET

« L'emplacement choisi est le terrain connu sous le nom » d'*île des Cygnes.* Ce terrain a déjà été désigné plus d'une » fois par le vœu public et par les spéculations particuliè-

» res. De tous les points placés à la circonférence de la capi-
» tale, c'est celui qui s'éloigne le moins du centre et qui dès
» lors concilie davantage la nécessité prouvée de placer l'hô-
» tel-Dieu hors de Paris, et le regret qu'on pourrait avoir à
» l'éloigner des quartiers les plus peuplés.

    » Il est de plus sur le bord et au-dessous de la rivière, et
» par là il est le seul qui réunisse au point convenable les
» principaux avantages de situation à désirer dans un hôpital.
» En traitant des inconvénients attachés à l'emplacement
» actuel, nous avons répondu d'avance à toutes les objections
» dont celui-ci pourrait être susceptible, et nous n'y revien-
» drons pas.

    » Aux avantages principaux que nous venons d'énoncer,
» il en réunit d'ailleurs d'autres qui ne permettent pas de
» balancer.

    » Il est complétement isolé. A cette place, d'immenses es-
» paces sépareront l'hôtel-Dieu des habitations les plus voi-
» sines. Deux bras de rivière l'entoureront de tous côtés,
» et, par le mouvement que l'on sait que les eaux courantes
» donnent à l'atmosphère, y rendront l'air aussi salubre que
» prompt à se renouveler. On nous opposerait en vain ce que
» nous avons dit plus haut de l'insalubrité que le voisinage
» même de la rivière ajoute à l'hôtel-Dieu. La différence de
» position est totale.

    » Dans l'état présent, il n'existe pas de courant d'air ; les
» obstacles le brisent. Quand il y en aurait, il ne ferait que
» glisser le long des deux faces qui ont vue sur la rivière, et
» les autres, entourées, pressées, enserrées par les bâtiments
» voisins, ne seraient aucunement dans la direction de ce
» courant salutaire.

    » Dans cette île, au contraire, le mobile atmosphère dans
» lequel l'hôtel-Dieu sera plongé l'enveloppera de toutes parts,
» et son mouvement continuel, pénétrant par toutes les ou-

Légende

A. Nouvel Hôtel-Dieu.

B, B. Pavillons symétriques destinés à recevoir des pompes pour le ser-

D, D. Plantations en quinconces pour promener les convalescents.

E. Espace vide de 20 toises de large, isolant le bâtiment de toutes parts,

G, G. Ponteaux sur ce canal pour arriver à l'Hôtel-Dieu.

H, Aqueduc souterrain, continuellement lavé par une eau courante, servant d'égout sous le bâtiment et dé-

J. Avenue de l'École royale militaire.

K. Quai sur le nouveau canal.

L, Triperie.

M. Paroisse du Gros-Caillou.

PLAN DÉTAILLÉ DU PREMIER ÉTAGE DU NOUVEL HÔTEL DIEU,

proposé par le S.ᵣ Poyet, Architecte et Contrôleur des Bâtimens de la Ville.

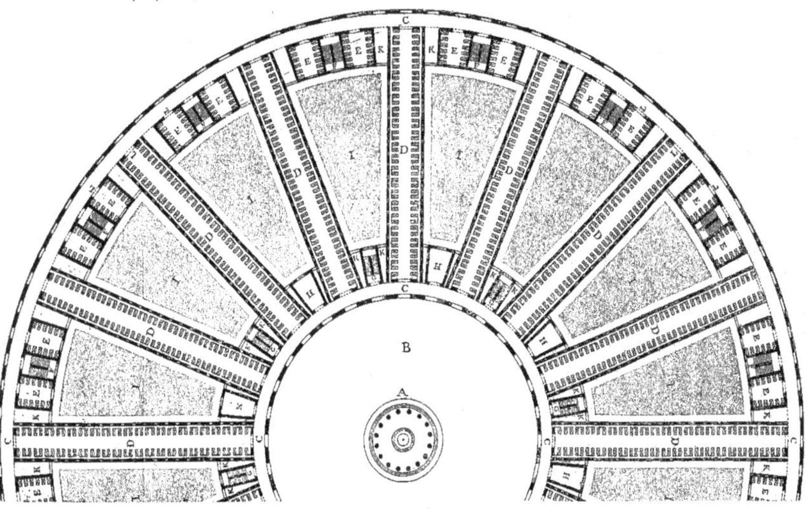

Pᴌ. III, fig. 3.

Légende

A. Chapelle.
B. Cour au centre, de 45 toises de diamètre.

C. Galeries desservant toutes les salles par les deux extrémités.
D. Grandes salles de 84 lits avec un
corridor pour le service des garde-
robes entre les lits et le mur.
E. Petites salles de 12 lits.
F, F. Escaliers principaux.

G, G. Escaliers pour le service.
H, H. Salles de dépôts et dessortes.
I, I. Cours avec gazons.

» vertures qui s'offriront à la direction, et que le sieur Poyet
» a multipliées le plus possible, le propagera dans toute l'é-
» tendue de l'édifice. La possibilité de prendre dans cette île
» tout le terrain nécessaire donnera la facilité de procurer
» aux convalescents des promenades en plein air aux environs ;
» ces promenades pourront avoir lieu sans rompre la clôture
» qui doit être un des objets de police dans une maison pa-
» reille, et l'on sait que jusqu'aux plus petits hôpitaux de
» province jouissent et ne croiraient pas pouvoir se passer de
» cette ressource inconnue jusqu'à présent, et à jamais impos-
» sible à obtenir dans l'emplacement actuel. L'importance de
» ce besoin paraîtra bien plus sensible encore, si l'on songe
» qu'une foule de grands hôpitaux, et particulièrement ceux
» d'Italie, ont poussé l'attention jusqu'à se procurer des mai-
» sons de campagne pour leurs convalescents.

» Enfin à tant d'avantages s'en joint un bien fait pour fixer
» l'attention. L'île des Cygnes est un terrain vague, appar-
» tenant à la ville, qui n'en tire aucun revenu et qui semble
» l'avoir réservé pour une occasion pareille. Elle le cédera
» sans doute volontiers en faveur d'un établissement aussi
» intéressant pour elle, et cette considération seule, dispen-
» sant de toute acquisition de terrain, met tout à coup une
» différence de moitié dans la dépense entre le projet de
» conserver l'emplacement actuel et celui de reconstruction
» totale que nous proposons.

» La forme que le sieur Poyet donne à son édifice est celle
» d'un cercle composé de grandes salles tendantes au centre
» et séparées par de vastes cours. Le premier avantage que
» présente cette forme imposante est de retracer l'un des plus
» beaux monuments de Rome, le Colysée ; de se décorer elle-
» même et par là de prévenir les dépenses en décorations dont
» les autres formes ont besoin. Cette forme d'ailleurs est, par
» sa nature, la plus propre de toutes à économiser le terrain et

» à renfermer le plus d'objets dans le moindre espace possi-
» ble. Elle se prête aux partis de distribution les plus simples
» et les plus avantageux, et n'est susceptible d'aucun des
» embarras de raccordements et de pertes de place qu'occa-
» sionnent les parties angulaires des autres formes, ce qui,
» dans de grands projets, la rend nécessairement en dépenses
» la moins coûteuse de toutes.

» Ce monument sera composé de 48 salles de 84 lits cha-
» cune, et de 96 petites de 12 lits. Les grandes salles n'abou-
» tiront point à une rotonde fermée. Ce parti a l'inconvénient
» d'offrir à l'air épais et insalubre des salles un gouffre où les
» courants du dehors le poussent et l'accumulent sans le lais-
» ser ressortir. Leurs extrémités iront former la circonférence
» d'une cour de 270 pieds de diamètre, bien suffisante au re-
» nouvellement de l'air, en sorte que ces salles seront absolu-
» ment isolées par les deux bouts.

» Elles le seront également par les flancs, tant par les cours
» latérales placées entre elles qu'au moyen de corridors ou-
» verts au droit de leurs extrémités dans l'épaisseur des
» corps-de-logis destinés à les réunir. Ces corridors produi-
» ront des courants d'air très-vifs, dont l'effet sera d'interve-
» nir entre l'atmosphère du dehors et celui de la cour du
» centre une communication très-active indépendante de celle
» par l'axe des salles, et très-propre à renouveler continuel-
» lement l'air dans toutes les parties de l'édifice.

» Ces corridors, l'étendue des cours, deux grandes arcades
» de douze pieds de large ouvertes à chaque extrémité des
» grandes salles, une multitude de croisées percées dans leurs
» flancs, placées au-dessus des lits et au degré d'élévation
» auquel s'accumulent les miasmes putrides de l'intérieur na-
» turellement portés à surnager, mettent toutes les parties
» de cet hôpital absolument à jour et offriront de toutes parts
» à l'air extérieur un accès aussi libre que nécessaire.

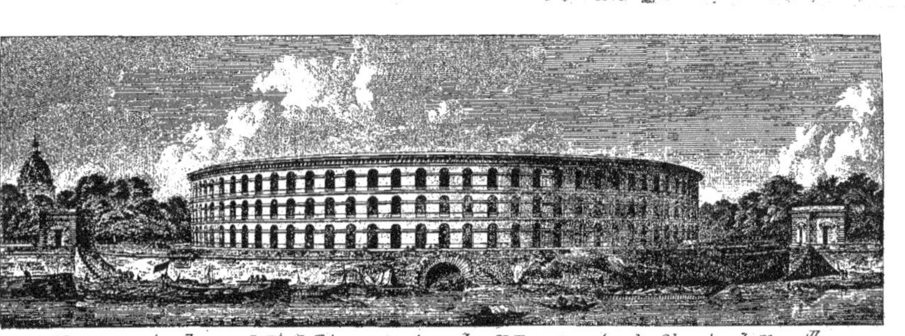

Vue perspective du nouvel Hôtel Dieu proposé par le Sr Poyet, prise du Chemin de Versailles.

Fig. 4.

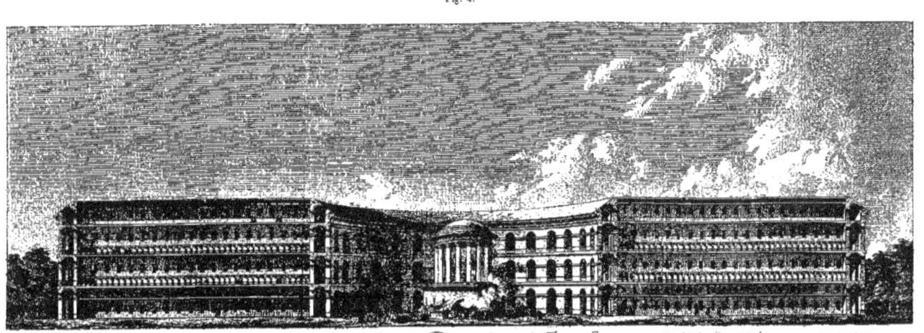

Coupe en perspective de la Cour, du centre et des Salles du nouvel Hôtel Dieu.

Fig. 5.

Pl. IV.

» Un des grands avantages de cette forme circulaire, avan-
» tage qui lui est propre et qui la rend préférable à toute au-
» tre pour cette espèce de monument, est la différente direc-
» tion des salles qui, répondant aux divers rhumbs de vent,
» les rend susceptibles de les recevoir tous et d'être toutes
» assainies par les vents respectifs qui répondent à chacune
» d'elles. On pourra prendre cet avantage en considération
» lorsqu'il faudra classer les maladies ; on les répartira dans
» ces salles en raison des propriétés que l'expérience a as-
» signées à chacun des vents qui agitent et purifient l'atmo-
» sphère.

» Deux larges galeries à chaque étage, ouvertes par de gran-
» des arcades et embrassant toute la circonférence du monu-
» ment, l'une sur la cour du milieu et l'autre sur la face exté-
» rieure, réuniront les extrémités des salles, lieront toutes les
» parties de l'édifice, et leur serviront à toutes de promenoir
» et de desserte tout à la fois commune et indépendante.

» Chacune des grandes salles ne contiendra que deux rangs
» de lits. Elles seront hautes de 26 pieds et larges de 30. Le
» passage du milieu sera de 12 pieds. Derrière les lits se trou-
» vera un corridor de 3 pieds de large, formé par une cloison
» de la hauteur de ces lits, servant à les isoler, à en déga-
» ger le service, à masquer les garde-robes placées derrière
» chaque lit dans l'épaisseur du mur, et dont le service se fera
» sans qu'il y paraisse dans des lieux d'aisance isolés du corps
» de la salle et placés aux deux extrémités de chacun de ces
» corridors.

» Au centre de la cour du milieu s'élèvera la chapelle con-
» struite en colonnade à jour, séparée de la circonférence in-
» térieure par un espace considérable et placée de manière
» que le service divin s'apercevra de toutes les salles.

» Les corps de logis servant à lier les extrémités des gran-
» des salles seront occupés tant par les petites salles et les es-

» caliers que par les pièces de desserte particulièrement con-
» sacrées aux salles voisines.

» La hauteur des divisions générales d'étages étant consi-
» dérable et proportionnée à l'étendue des grandes salles per-
» mettra d'établir sur ces pièces des entresols de 12 pieds d'é-
» lévation, convenables au logement des sœurs et des gens de
» service. Par ce moyen, chaque salle aura dans son voisinage
» immédiat, et le plus possible à sa portée, le nombre de per-
» sonnes destinées à le desservir. Cette disposition achèvera
» de les rendre si complétement isolées, qu'on pourra les re-
» garder exactement comme autant d'hospices particuliers, et
» que rien ne sera plus aisé que d'introduire dans la régie de
» cet hôpital tous les moyens d'émulation qu'il sera possible
» d'imaginer.

» Le rez-de-chaussée sera entièrement voûté et consacré
» aux offices, cuisines, pharmacies et autres accessoires. Son
» étendue permettra non-seulement d'en classer les dépar-
» tements de la manière la plus commode et la plus indépen-
» dante, mais d'y établir de plus une foule de ressources
» nouvelles, et particulièrement une quantité de bains indé-
» terminée. Elle peut être portée à plus de mille, et, en un
» mot, si on le juge à propos, au delà du besoin de la maison.
» Cet avantage ne pourra jamais avoir lieu dans le terrain
» actuel, où tous les efforts imaginables n'ont jamais pu par-
» venir à procurer plus de douze bains, nombre cent fois au-
» dessous du besoin le plus étroit et dont l'insuffisance se
» fait continuellement sentir à l'Hôtel-Dieu.

» Le nombre des lits placés à grands espaces dans ce pro-
» jet est de plus de 5,000. La grandeur que le sieur Poyet a
» donnée à toutes ses dimensions permettra d'augmenter en-
» core ce nombre en cas de nécessité. Indépendamment de ces
» 5,000 et tant de lits publics, il a ménagé dans les entresols
» du rez-de-chaussée 500 chambres à lit seul et à cheminée,

» où l'on arrivera par des escaliers particuliers absolument
» indépendants, de manière que ces chambres n'auront avec
» le reste de l'hôpital aucune espèce de communication. Ces
» 500 chambres procureront à l'Hôtel-Dieu une augmentation
» de revenus très-considérable.

» Plusieurs hôpitaux du royaume, entre autres ceux de
» Lyon et de Besançon, ont des chambres pareilles dont ils
» tirent le plus grand parti en les louant par jour sur des
» prix fixés. Lorsqu'un monument nouveau, bien disposé, sa-
» lubre, propre, commode et vaste, aura détruit les préjugés
» que l'ancien Hôtel-Dieu avait fait naître, le public verra
» sans répugnance cet établissement s'y former, et dans une
» ville immense et peuplée, remplie de célibataires, de voya-
» geurs et de gens sans domicile fixe, il sera pour l'Hôtel-
» Dieu d'une ressource immense. »

---

5. — Projet de Leroy

Afin de compléter l'analyse qui a été faite, plus haut, du
projet Leroy, nous reproduirons textuellement les parties
les plus intéressantes du Mémoire de son auteur, inséré dans
l'*Histoire de l'Académie des sciences* pour l'année 1787 :

PRÉCIS D'UN OUVRAGE SUR LES HÔPITAUX

*Dans lequel on expose les principes résultant des observations de physique et de
médecine qu'on doit avoir en vue dans la construction de ces édifices, avec un
projet d'hôpital disposé d'après ces principes.*

(Lu à la séance de rentrée publique de Pâques, en 1777, par M. Le Roy.)

A la vue de cette foule de maladies de toutes espèces qui affligent
le genre humain, et du sort dangereux qui attend le pauvre quand il

en est attaqué, l'humanité s'applaudit d'avoir formé ces établissemens où il trouve un soulagement qu'il ne peut se procurer lui-même,
et voudrait que les hôpitaux fussent encore plus multipliés.

Mais si par les abus qui y règnent, par les vices de leur emplacement et de leur construction, les infortunés qui s'y rendent n'y trouvent que de vains secours et qu'une mort souvent plus certaine que
s'ils étaient abandonnés aux seules ressources de la nature, ces établissemens trompent alors les vœux de l'humanité et deviennent beaucoup plus funestes qu'utiles.

De tous les objets de l'économie publique, il n'y en a donc point
qui méritent une plus sérieuse attention que les hôpitaux, puisque de
la bonne ou de la mauvaise disposition de ces asiles publics pour la
maladie dépend le salut ou la perte d'une multitude de malheureux.

Frappé de cette vérité importante, et vivement touché du sort des
malades dans l'hôtel-Dieu, je fis, à l'occasion de son incendie, plusieurs réflexions sur les hôpitaux, particulièrement sur les défauts de
leur construction et sur les moyens d'y remédier.

Incertain si je n'avais pas été prévenu, je recherchai ce que l'on
avait écrit sur ce sujet; mais quelle fut ma surprise, lorsque je vis
qu'au milieu de cette foule de livres de toute espèce qui remplissent
nos bibliothèques, on n'en trouve pas un seul sur la construction des
hôpitaux, tandis qu'il y en a un grand nombre sur les palais, les salles
de spectacles et beaucoup d'autres édifices, tant il est vrai que les
hommes préfèrent toujours les choses d'éclat, et même frivoles, à
celles qui n'offrent qu'un triste objet d'utilité.

Cependant, quand j'eus connaissance des projets qu'on avait faits
pour rebâtir l'hôtel-Dieu dans un autre emplacement, l'ouvrage que
je désirais sur les hôpitaux me parut encore plus nécessaire; car je
ne vis qu'avec le plus grand étonnement que, loin de profiter des observations de la physique et de la médecine modernes relatives à ce
sujet, on nous donnait, en 1773, des projets pour un hôpital de cette
importance tels qu'on aurait pu les faire un ou deux siècles auparavant.

En effet, sacrifiant, comme c'est assez la coutume parmi nous, le
principal à l'accessoire, les auteurs de ces projets semblaient avoir
oublié que la décoration n'est que la plus petite partie d'un pareil édifice, et que le premier objet, l'objet essentiel dont on doive s'occuper, c'est de le construire de manière qu'on y conserve, au moins au-

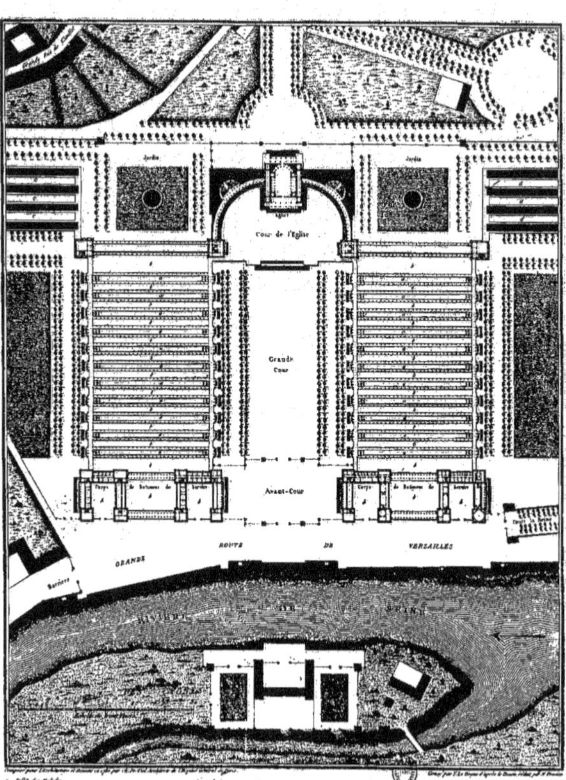

Pl. V, fig. 6. — Plan de Leroy (1777-1786).

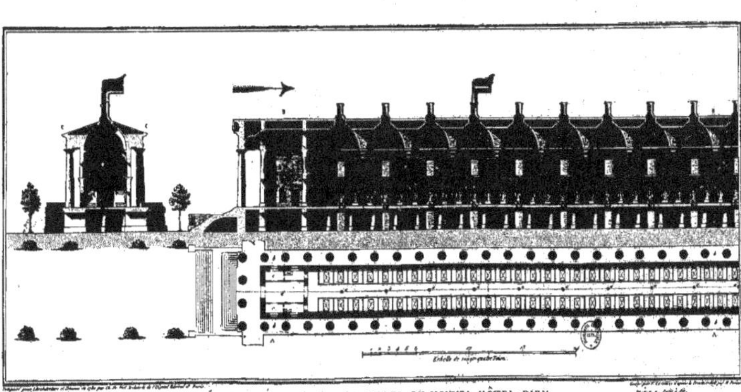

PLAN ET COUPES D'UNE DES SALLES DU NOUVEL HÔTEL-DIEU.

Pl. VI, fig. 7.

tant qu'il est possible, un air pur et exempt de la corruption qui règne toujours dans les hôpitaux nombreux.

Mais en réfléchissant davantage sur ce qui avait pu empêcher ces architectes de diriger leurs vues essentiellement vers l'objet que je viens d'indiquer, je conçus, par la connaissance que j'avais des talens et de la capacité de plusieurs d'entre eux, que c'était uniquement faute d'avoir eu une connaissance suffisante des observations dont je viens de parler.

Ces diverses considérations me firent penser qu'il fallait tâcher de suppléer au traité qui nous manquait sur la construction des hôpitaux, que cela était essentiel dans un temps où on parlait sans cesse de rebâtir l'hôtel-Dieu dans un autre emplacement; enfin qu'il était de la plus grande importance dans ce moment de faire connaître, par un ouvrage uniquement destiné à cet objet, les observations de physique et de médecine qui pouvaient éclairer le gouvernement et les magistrats, les architectes et le public, sur la véritable construction de ces sortes d'édifices.

Cependant je crus qu'il ne fallait pas s'en tenir à la simple publication des observations dont je viens de parler, et que je devais tâcher d'y joindre un projet d'hôpital, où j'eusse suivi, dans la forme et dans la disposition de ses parties, les lois que ces observations prescrivent, et c'est ce que j'ai fait, trop heureux si j'ai rempli mon but et si ce projet répond à ce que demande un objet aussi intéressant et aussi important pour l'humanité.

Je viens de rendre compte des raisons et des motifs qui m'ont engagé à entreprendre cet ouvrage; il aurait paru peu de mois après l'incendie de l'hôtel-Dieu, sans des raisons qui en ont retardé la publication (1) et qui sont bien connues de plusieurs de mes confrères, mais dont il est inutile d'entretenir l'assemblée qui me fait l'honneur de m'entendre.

Accoutumés à n'être frappés que de ce qui affecte nos sens, nous sommes toujours étonnés en voyant les suites, quelquefois même fu-

---

(1) Un Mémoire où j'en exposais, comme dans ce Précis, les vues principales, et où je décrivais la construction de mon hôpital, aurait même été lu dès 1773, à la rentrée publique de la Saint-Martin de cette année, si un ministre, à qui je fus obligé de le communiquer, ne m'avait engagé très-expressément à ne le pas lire à cette rentrée, en me disant que cela pouvait donner l'alarme sur l'hôtel-Dieu et qu'il fallait attendre ce qu'on en aurait décidé.

nestes, des effets qui leur ont échappé. Ainsi plongés dans un fluide qui se dérobe à nos yeux et que nous respirons sans cesse, nous avons de la peine à nous imaginer que, par les différentes particules qui émanent de nos corps dans la respiration et dans la transpiration, il puisse être tellement corrompu qu'il devienne ensuite une espèce de poison pour nous; cependant rien n'est mieux prouvé et n'est plus connu des physiciens et des médecins.

Car ces effets, qui ne sont pas fort sensibles lorsque les hommes existent isolés ou séparés les uns des autres, le deviennent tellement lorsqu'ils se trouvent réunis en grand nombre dans un même lieu, qu'on n'a pas besoin d'en avancer d'autres preuves.

Toutes les fois que les hommes se trouvent dans un espace trop resserré, qu'ils respirent constamment un air non renouvelé et par conséquent corrompu, ils sont sujets à beaucoup d'accidents et de maladies contagieuses et très-meurtrières. Il y a plus : les grandes villes comme Paris, Londres, Rome, Venise et autres que plusieurs ont comparées à de grands hôpitaux ou à de grandes prisons, participent encore, mais plus faiblement, de ces effets qui résultent d'une grande multitude rassemblée dans un même lieu ; ce qu'il y a de sûr, c'est que la mortalité dans ces villes est d'un vingt-huitième à un trentième des habitants, tandis que dans les petites villes, au moins en Angleterre, elle n'est que d'un trente-sixième, et dans les campagnes que d'un quarantième et même encore moins ; aussi les anciens Germains, nos ancêtres, appelaient-ils avec raison les villes les tombeaux des hommes.

Les hommes en santé se trouvent dans un état prochain de maladie, uniquement parce qu'ils sont en trop grand nombre dans un même lieu ; il s'ensuit que, lorsqu'ils seront malades et réunis dans des hôpitaux, il en résultera une foule de maux dont les ravages seront inappréciables, quoique même ils ne soient pas resserrés dans ces endroits comme dans ceux dont nous venons de parler ; car on ne peut pas douter que l'haleine, la transpiration et les excrémens empestés de ces malades, ne répandent leur infection et sur les personnes qui sont destinées à les servir, et sur ceux même qui les environnent et qui sont atteints de la même maladie. De là, les malades se communiquant réciproquement leur contagion, ces effets ne pourront manquer tout aumoins de retarder leur guérison, triste vérité qui n'est malheureusement que trop prouvée par les faits. On a vu souvent régner dans les hôpitaux une fièvre toute semblable à celle des prisons et dont les malades devaient vraisemblablement ressentir plus ou moins les atteintes. Enfin, tels sont en général les fâcheux effets de ces hôpitaux, que, par des faits certains et que je rapporte, je prouve que des malades ont été traités avec beaucoup plus de succès sous des tentes, dans des salles de bois, enfin en voyage, que dans des hôpitaux, où ils étaient tenus bien chaudement, mais aussi où ils étaient bien entassés les uns sur les autres.

De là résulte cette importante vérité, prouvée par tout ce que je viens de rapporter; c'est qu'un grand hôpital, j'entends qui contient un grand nombre de malades, est, par la nature même des choses, un grand mal, et la source inévitable d'une mortalité beaucoup plus grande parmi ces malades, tout étant supposé de même que s'ils étaient traités ailleurs.

Il suit de là encore qu'un des plus importants objets qu'on doive se proposer par rapport aux hôpitaux, c'est de les réduire, en les divisant, de manière qu'on ne rassemble dans chacun que le nombre des malades qu'on peut espérer d'y traiter avec succès.

Ayant indiqué la nécessité absolue de diminuer le grand nombre de malades réunis ainsi dans un même lieu, je n'aurais rempli qu'une partie de mon objet si je ne donnais pas les moyens d'y parvenir et de rendre aussi cet hôpital moins funeste.

On donne ordinairement à ces édifices la forme d'un carré ou d'un rectangle ou d'une croix. J'analyse les effets de l'air dans les hôpitaux construits de ces différentes formes, et je montre sensiblement qu'elles ne peuvent remplacer l'objet qu'on doit avoir en vue.

Dans les premiers, la forme carrée ou rectangulaire, l'air est comme stagnant dans la cour intérieure et autour du bâtiment, le même vent ne pouvant jamais agiter ce fluide que d'un côté, et de même le renouveler dans les salles, quoique les fenêtres en soient ouvertes.

Dans les hôpitaux en forme de croix, avec une coupole à la croisée pour y attirer l'air et le faire circuler dans les salles, ou ces coupoles sont inutiles, ou ce fluide se trouve très-corrompu vers les parties des salles qui avoisinent la coupole, y étant rassemblé de toutes parts. Dans le premier cas, elles ne sont bonnes à rien, raison pour les rejeter; dans le second, elles sont vraiment très-nuisibles, raison pour les rejeter encore.

Toutes les formes d'hôpital où les salles se tiennent ne peuvent absolument répondre à l'objet proposé : il fallait nécessairement les séparer; c'est aussi ce que j'ai fait.

Pour se former donc une idée de l'hôpital que je propose, il faut s'en représenter les différentes salles comme entièrement isolées, et rangées comme les tentes dans un camp, ou comme les pavillons des jardins de Marly (1); on les voit ainsi rangées dans l'élévation de mon hôpital, prise sur sa longueur. Par cette disposition, chaque salle est comme une espèce d'île dans l'air, et environnée d'un volume considérable de ce fluide, que les vents pourront emporter et renouveler facilement par le libre accès qu'ils auront tout autour. Cet air, étant ainsi renouvelé, servira ensuite à renouveler celui des salles, sans que le mauvais air des unes puisse être reporté dans les autres.

L'ordre ou la disposition des salles de l'hôpital étant établi, je n'aurais résolu qu'en partie le problème, si je ne m'étais pas attaché ensuite à leur donner une forme intérieure, par laquelle l'air s'y renouvelât sans cesse, et d'une manière tellement graduée, qu'elle n'incommodât en aucune façon les malades, cette circonstance étant de la plus grande conséquence. Or cette forme intérieure ne peut être déterminée que par les propriétés de l'air, en vertu desquelles il peut se déplacer et prendre tel ou tel mouvement; et c'est à cette occasion que je les expose en détail, comme je l'ai annoncé, afin de faire mieux connaître comment la forme que je donne aux salles produit, en conséquence de ces propriétés, un renouvellement continuel dans l'air, et cependant sans y produire un mouvement trop sensible.

Au lieu d'être en plafond, le haut est partagé en cinq ou six parties, plus ou moins, dans le sens de la longueur de la salle, comme on le voit dans la coupe des salles de mon hôpital. Chacune de ces parties est formée en voûte, dont le sommet se trouve perpendiculairement au milieu de la largeur de la salle. Il est clair par là que toutes les parties du fluide qui sont sous ces voûtes pourront facilement, en conséquence de l'inclinaison de leurs côtés, s'élever et y monter jusqu'en haut, pour peu qu'elles en soient sollicitées par une cause ou par une autre.

Au sommet de chacune de ces petites voûtes se trouve une ouver-

(1) Je ne l'ai pas mise à la suite de ce Mémoire, crainte d'en augmenter les planches, mais on s'en formera facilement une idée d'après le plan. Au reste, cette élévation, ainsi que les autres dessins semblables à ceux qui sont joints ici, étaient exposés dans la salle de l'Académie le jour que j'en fis lecture, et j'y ai fait voir plusieurs fois depuis, en 1785 et 1786, les gravures de ces dessins, d'après lesquels ont été réduites celles de ce Précis.

ture qui donne dans un tuyau élevé sur le comble, exactement comme celui d'une cheminée. Le plancher de la salle est percé de distance en distance, et, dans le milieu de la largeur, par des ouvertures communiquant par-dessous avec l'air extérieur et formant comme des soupiraux par où il peut entrer ; j'appelle ces ouvertures des *puits à air*, parce que c'est, en effet, par leur moyen qu'il entrera dans la salle ou qu'on le tirera de dehors : on règlera à volonté la quantité qui en passera, selon la saison.

Il est si facile de comprendre, par cette description, comment l'air se renouvellera dans ces salles, qu'on aura sans doute prévenu mon explication. On voit, en effet, que les malades, les sœurs qui en occuperont la région inférieure, avec le feu nécessaire pour échauffer la salle et faire chauffer leurs remèdes, exciteront une chaleur dans l'air intérieur ; et, l'air chaud montant toujours, celui-ci, en conséquence, montera en haut de la salle et sortira par les tuyaux ; car, ne trouvant aucune difficulté pour se diriger vers les petites voûtes et les enfiler, à cause de leur forme, il y montera rapidement, entrera par leurs ouvertures et sortira par leurs tuyaux.

Cet effet se fera d'autant plus aisément que les puits à air d'en bas en fourniront continuellement et que les ouvertures par lesquelles ces puits recevront l'air extérieur seront plus basses que le haut des cheminées, ou qu'il y aura une plus grande différence de hauteur ou de niveau entre ces deux points.

Au reste, le renouvellement de l'air, que je suppose qui se fera dans ces salles en conséquence de leur construction, est entièrement fondé sur les lois de la circulation de l'air, dont je donne la théorie.

On concevra sans peine pourquoi je partage le plafond des salles en différentes parties que je forme en voûte. J'aurais pu n'en pratiquer qu'une seule au milieu, comme à l'hôpital de Lyon, ou percer des ouvertures à ses quatre coins ; mais, dans le premier cas, il aurait fallu, comme je l'ai déjà fait observer, que l'air des extrémités de la salle passât au-dessus des malades pour arriver à l'ouverture du milieu, raison pour ne pas avoir recours à ce moyen, sans parler de la lenteur avec laquelle cet air se mouvrait pour arriver au milieu de la salle. Dans le second cas, le plafond étant tout uni et horizontal comme à l'ordinaire, il eût été fort difficile, pour ne pas dire impossible, que l'air du milieu de la salle, particulièrement celui qui touche au plafond, eût sortie par ces ouvertures, cet air ne se trouvant en prise avec aucune espèce de courant.

J'ajouterai que, si l'on veut échauffer les salles, il n'y aura rien de plus facile, les puits à air pouvant être construits de manière qu'on mette dessus des grilles en réchaud qui contiendront le feu nécessaire pour cet effet.

On pourrait craindre quelque mauvais effet de ce feu ; mais on doit être pleinement rassuré, la vapeur montant continuellement en haut, et sortant par les ouvertures des voûtes. Il sera également possible d'établir auprès de ces puits des poëles qui en tireront l'air.

Que si l'on veut hâter ou accélérer son renouvellement dans les salles, soit à cause de la nature des maladies qu'on y traite, soit à cause de la légèreté de l'atmosphère qui fait que l'air se renouvelle difficilement, ou enfin par quelque autre cause, il ne faudra que pratiquer au haut des voûtes de quoi établir du feu en un brasier, car la consommation d'air produite par ce moyen augmentera la vitesse avec laquelle ce fluide se portera vers le haut, et par conséquent accélèrera son renouvellement. Ainsi, par cette seule construction, on n'aura nul besoin de ventilateurs pour produire dans les salles un grand renouvellement d'air, il suffira de ces feux au haut des voûtes. J'observerai de plus que, par leur forme, le renouvellement de l'air y est d'autant plus assuré, que ce sont, à la lettre, de véritables cheminées dans lesquelles il y aura un courant direct et perpétuel de bas en haut ; enfin, qu'en conséquence de cette direction, ce courant ne pourra porter en aucune façon les parties morbifiques ou contagieuses d'un malade sur l'autre. Or, comme je l'ai déjà remarqué, c'est un point de la plus grande importance pour la conservation.

Pour les mettre encore plus à l'abri de cet effet, si cela est possible, on pourra séparer les lits par des espèces de paravents sensiblement plus hauts. Non-seulement ces paravents empêcheront que les malades ne soient réciproquement témoins de leurs maux et de leurs agonies, mais encore dirigeront la colonne plus directement de bas en haut et empêcheront toute communication d'air avec leurs voisins, excepté par le milieu des salles où l'air se renouvelle continuellement.

J'ose assurer que si, pour en faire l'expérience, on faisait une grande fumée dans une salle ainsi construite, elle serait promptement dissipée en ouvrant les cheminées d'en haut et les puits à air d'en bas.

Et, quand je propose cette expérience, je ne la propose pas en vain ; je voudrais réellement qu'elle se fît dans une salle en petit, qui servirait comme de modèle à celles qui doivent composer l'hôpital que j'ai imaginé ; car je ne prétends en aucune façon qué cette disposition de salle soit tellement parfaite qu'on ne puisse ni la perfectionner, ni même la changer ; je la donne seulement comme celle qui, après y avoir beaucoup réfléchi, m'a paru la mieux conçue d'après les expériences sur ce fluide que nous connaissons. Une salle d'hôpital est, si cela se peut dire, une véritable machine à traiter des malades, et on doit la considérer sous ce point de vue. Or toute machine n'est portée à sa perfection qu'après un grand nombre de tentatives et d'expériences, et, je le répète, on ne perfectionnera jamais la disposition et la construction des salles d'hôpital qu'en les envisageant de cette manière.

Je dois ajouter que pour les maladies contagieuses, comme la petite vérole, la fièvre maligne, le scorbut et autres, on établira des salles éloignées de celles qui doivent composer le corps de l'hôpital, et qu'elles seront situées, pour parler comme les marins, *sous le vent* de celles-ci, afin que leur mauvais air ne puisse être emporté, ou au moins que *très-rarement*, de leur côté.

Avant de terminer, il faut prévenir une objection. On me demandera peut-être s'il n'en coûtera pas beaucoup pour bâtir un hôpital ainsi construit. Je répondrai : 1° que tous les bâtiments appartenant à ce qu'on appelle le service ne seront pas différents de ceux des autres hôpitaux, et qu'ainsi, à cet égard, la dépense sera la même ; 2° que, relativement aux salles, ce qu'il en coûtera pour les construire ne sera pas aussi considérable à beaucoup près qu'on pourrait le croire d'abord.

Car, si l'on en excepte l'espèce d'étage ou de soubassement sur lequel je propose de les établir pour qu'elles soient suffisamment élevées au-dessus du terrain, elles pourront être bâties très-légèrement, et même en bois si on le voulait. En effet, comme ces salles n'en auront certainement pas d'autres au-dessus, elles ne demanderont pas à être fondées ni très-solidement, ni avec des murs fort épais ; une grande, une extrême propreté, un air aussi pur qu'il est possible, c'est, on ne peut pas trop le redire, la vraie et la seule magnificence qu'il faille rechercher dans ces édifices ; il n'y en a pas de plus grande, puisqu'elle a l'objet le plus noble, la conservation des hommes.

Il est vrai que cet hôpital demande, par sa disposition, un emplacement étendu ; mais c'est la chose même qui l'exige. On ne peut pas trop le répéter, il vaudrait infiniment mieux pour les malades qu'ils fussent établis seul à seul dans des lits, même sur de la paille, sous des tentes placées dans une cour ou dans un jardin, que de les multiplier dans les salles et de les entasser dans les lits, de la manière horrible dont cela se pratique à l'Hôtel-Dieu.

6. — Commission de l'Académie des sciences pour l'étude des constructions hospitalières. — Mémoires et plans de Tenon. — Programme et plan modèle de l'Académie. — L'hôpital de Plymouth.

Les divers mémoires et projets soumis au roi pour le déplacement et la reconstruction de l'Hôtel-Dieu furent envoyés, en 1785, à l'Académie des sciences, qui choisit dans son sein, pour les examiner, une Commission composée de MM. de Lassone, Daubenton, Tenon, Bailly, Lavoisier, Laplace et Coulomb d'Arcet.

Ces hommes illustres choisirent Tenon pour rapporteur. Les cinq mémoires qu'il rédigea alors présentent, dans leur ensemble, l'étude la plus complète qui ait jamais été faite sur les conditions d'établissement des hôpitaux. Nous reproduirons souvent, dans le cours de cet ouvrage, les observations judicieuses de l'éminent hygiéniste.

SOMMAIRE DES MÉMOIRES DE TENON

(Extrait des registres de l'Académie de chirurgie, du 31 juillet 1788.)

« Le premier mémoire offre un tableau des secours que procurent
» les quarante-huit hôpitaux de Paris qui fournissent, chaque jour,
» aux différents besoins de 35,341 individus. Le second mémoire con-
» tient le précis de ce que les principales maisons de charité ont de
» plus intéressant, soit dans leur construction, soit dans certaines
» parties de leur service ; l'auteur apprécie ces divers objets avec

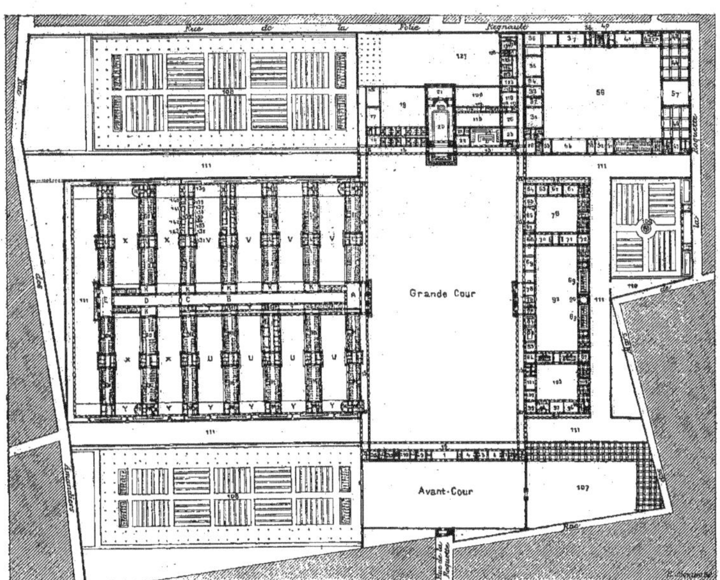

Pl. VII, fig. 8. — Plan d'un hôpital de 1,200 lits, par Poyet et Tenon.
Echelle de 0,0005 p. 1 m.

Légende du plan de Tenon et Poyet

A. Entrée de l'hôpital ; elle est commune aux femmes malades et aux femmes enceintes.
B. Galerie de trente pieds de large ; elle se répète à chaque étage, où elle établit une communication avec tous les emplois ; les fenêtres en sont grandes, afin de bien aérer.
C. Grille de fer qui sépare, dans la grande galerie, les emplois où sont logés les hommes d'avec ceux où sont logées les femmes ; on l'ouvrira au moment du service.
D. Portion de la grande galerie répondante aux emplois occupés par les hommes.
E. Entrée de la galerie à l'usage des hommes malades.
F. Quatre grands escaliers.
G. Salle des hommes, au milieu desquelles sont des

cabinets de veille, avec leurs dépendances, un siége à chauffer le linge, un poêle.

H. Salle des femmes en couches et des accouchées.

I. Salle des femmes fiévreuses et des blessées qui ne sont pas enceintes.

K. Vestibule en avant de chaque première salle, semblable à celui I, fig. 4, pl. XIII.

L. Pavillons aux commodités des malades, à celles des sœurs, un bûcher, au récuroir et à l'échangeoir; un seul est commun à deux salles.

M. Escaliers de dégagements; ils conduisent aux promenoirs et à des portes qui ouvrent sur une rue tournante, que je crois de la plus grande utilité. Ces escaliers, ces portes, serviront à retirer des salles les draps et matelas salis, corps morts, et à se sauver en cas de feu; près de ces escaliers sont deux pièces particulières; elles seront employées comme magasins.

N. Pièces demi-circulaires sur lesquelles sont des salles d'opérations.

[*Service des bains, douches et étuves*]

129. Bain des femmes.
130. Bain des hommes.
131. Pièce à chauffer l'eau.
132. Cabinet à deux baignoires pour bains domestiques, douches, etc.
133. Cabinet à deux baignoires pour bains domestiques et pour bains médicinaux.
134. Cabinet à une baignoire à l'usage des sœurs.
135. Cabinet à demi-baignoire pour demi-bain, bains d'enfants et à douches ascendantes.
136. Cabinet aux bains de cuves.
137. Etuve sèche.
138. Etuve humide.
139. Bain froid, avec une pièce qui le précède.
140. Magasin de vêtements, de linges à l'usage des bains.
141. Pièce à déshabiller, à chauffer.
142. Bûchers, charbonniers.
143. Autre pièce à chauffer, à l'usage des bains.
O. Vestibule ou entrée particulière et unique de l'hôpital des femmes enceintes.

[*Emploi des femmes enceintes*]

P. Loge de portière de l'emploi des femmes enceintes.

Q. Parloir de cet emploi.

R. Galerie de huit pieds de large; elle joint, à chaque étage, les cinq bâtiments parallèles du même emploi.

S. Salle à quatre lits pour femmes grosses ou accouchées qui seraient atteintes des maladies contagieuses; il y en a de semblables au premier étage.

T. Cours qui séparent la grande galerie de la petite.

U. Quatre promenoirs couverts, dans lesquels on descend des salles par des rampes douces.

a. Salle pour visiter les femmes grosses.

b. Chambre de la visiteuse.

c. Bureau de réception des femmes grosses.

d. Chambre de l'officière chargée de ces réceptions.

e. Lieu à déshabiller les arrivantes dans le cas de changer de vêtements.

f. Dépôt de hardes infectes; elles en seront retirées promptement et envoyées au four ou au fumigeoir.

g. Lavoir à la vaisselle.

h. Réchauffoir des aliments.

i. Magasin de hardes pour les arrivantes.

l. Escalier principal de cet emploi; il doit être large et facile pour le transport en brancard des femmes sur le point d'accoucher et des accouchées malades.

X. Promenoirs découverts à l'usage des hommes malades.

Y. Rampes en pente douce, par lesquelles on monte des promenoirs découverts aux promenoirs couverts.

Z. Promenoirs couverts des hommes, dans lesquels on descend des salles par des rampes douces.

[*Service à l'entrée de l'hôpital pour les hommes et les femmes malades*]

1. Vestibule où l'on descend à couvert.
2. Logement du portier.
3. Antichambre.
4. Salle d'attente avant la visite.
5. Salle pour visiter les malades à leur arrivée.
6. Bureau de réception des malades.
7. Caisse où l'on dépose l'argent appartenant aux malades.
8. Logement de deux commis.
9. Commodités.
10. Logement de la visiteuse des femmes.
11. Escalier.
12. Logement des chirurgiens de garde à la porte.
13. Logement du plombier.
14. Commodités.
15. Galerie sur la grande cour.

[*Service des prêtres*]

16. Antichambre.
17. Salle d'assemblée pour MM. les Administrateurs, et bureau qui en dépend.
18. Logement des prêtres.
19. Jardin des prêtres.
20. Eglise.
21. Sacristie.

Suite de la légende

88. Bûcher et charbonnier pour le service journalier de la buanderie.
89. Deux grands réservoirs d'eau peu élevés au-dessus du sol.
90. Réservoir d'eau moins élevé.
91. Dépôt de la cendre et de la soude.
92. Cour de la buanderie.

[Service de la pharmacie]

93. Galerie couverte.
94. Latrines.
95. Escalier.
96, 97. Etuves (placées ici par erreur; leur place est dans la cour de la buanderie, pour sécher le linge dans les temps humides.)
98. Préparation des remèdes journaliers.
99. Vestibule de l'apothicairerie.
100. Pharmacie ou dépôt de médicaments composés.
101. Magasin de remèdes simples.
102. Logement de l'apothicaire.
103. Bûcher.

104. Charbonnier.
105. Cour.
106. Porte charretière.
107. Chantier au bois.
108. Jardins potagers.
109. Jardin de botanique.
110. Glacière.
111. Rue de soixante pieds de large.
112. Cour à brûler les pailles, hardes ou autres objets dont il importe de se débarrasser.

Il n'entrait dans les vues des auteurs de n'élever qu'une mansarde sur le rez-de-chaussée des bâtiments de dessertes et de départements, de telle sorte que celui des malades domine tous les autres.

———

La surface du terrain occupé s'élève
à environ............ 288,000^{m2} soit 240^m
Celle des bâtiments à..... 30,000^{m2} soit 25^m
Celle des cours et jardins à. 258,000^{m2} soit 215^m } par lit

» sagacité et s'en fait des bases pour la suite de son travail ; il re-
» cherche dans le troisième mémoire quelle est la véritable étendue
» de l'Hôtel-Dieu que l'on croyait exister seulement par la maison
» située près de Notre-Dame, qui s'étend sur un terrain de quatre
» arpents ; tandis que des notions plus exactes apprennent que cet
» hôpital occupe réellement une superficie d'environ quarante arpents
» par la dispersion des différents objets relatifs à ses besoins dans
» huit maisons différentes. La description de la maison de malades
» ou du chef-lieu de l'Hôtel-Dieu est le sujet du quatrième mémoire.
» L'auteur y considère, comme dans tous les hôpitaux, cinq objets
» principaux : les bâtiments, les meubles, les malades, le service et
» les règlements. Il examine scrupuleusement ces divers objets et dé-
» termine le meilleur rapport à établir entre eux suivant les princi-
» paux caractères des maladies ; les lumières de l'anatomie, de la
» pathologie et une grande expérience, ont concouru à ce travail im-
» portant. L'auteur donne, dans autant d'articles séparés, une atten-
» tion particulière aux fiévreux, aux contagieux de toute espèce, aux
» susceptibles de guérison, aux blessés, aux femmes enceintes et
» aux convalescents. Le cinquième et dernier mémoire traite de la
» formation et de la distribution des maisons destinées à remplacer
» l'Hôtel-Dieu. Par la formation d'un hôpital, M. Tenon n'entend pas
» sa construction matérielle, mais le versement de certaines classes
» de maladies dans un hôpital plutôt que dans un autre, et, par la dis-
» tribution d'un hôpital, il entend l'arrangement méthodique des ma-
» lades, des serviteurs et des divers objets de besoin. On trouve
» dans ce mémoire une suite de conséquences d'après les faits établis
» dans les mémoires précédents. L'auteur veille également aux in-
» térêts des habitants de la ville et à ceux des pauvres malades des
» hôpitaux. Il divise l'Hôtel-Dieu en six maisons : l'une destinée aux
» départements généraux, un office placé au centre de la ville pour
» les cas urgents, et quatre grands hôpitaux, deux au-dessus de Paris
» pour les maladies qui ne peuvent répandre aucune insalubrité et
» deux au-dessous destinés aux maladies contagieuses. Ici surtout
» l'on est convaincu que les hôpitaux de fiévreux et de blessés ne
» ressemblent point à ceux de femmes enceintes, ceux-ci aux hôpi-
» taux pour les fous, et que ceux qu'on destine aux contagieux doi-
» vent différer de tous les précédents. »

Tenon ne se contentait pas de poser d'excellents principes,

8

basés sur de nombreuses observations ; il dressait encore, avec
le concours de Poyet, des plans d'hôpitaux, dont l'un, pour
1,200 malades, est reproduit ci-dessus.

La disposition de ce plan, où les pavillons sont placés perpendiculairement, à droite et à gauche d'une galerie commune,
a été appliquée dans la plupart des hôpitaux anglais, notamment à l'infirmerie de Blackburne, et, malgré ses avantages
au point de vue des facilités des communications, on ne la
trouve dans aucun hôpital français.

Elle entrera plus loin dans l'étude comparative entre les
diverses formes des plans généraux.

RAPPORTS DE L'ACADÉMIE DES SCIENCES

La Commission de l'Académie présenta trois rapports sur
la question qui lui était soumise.

Dans le premier rapport, en date du 22 novembre 1786, elle
exposait l'état déplorable de l'Hôtel-Dieu, et elle était d'accord
avec le vœu général, qui, depuis l'incendie de 1772, demandait la démolition de ce qui restait de l'établissement et la
répartition de sa population entre plusieurs hôpitaux plus petits, loin du centre de Paris, mesure qui avait rencontré les
résistances invincibles de l'administration, laquelle, au lieu
de se conformer à l'ordonnance royale de 1773, prescrivant la
translation de l'Hôtel-Dieu, avait poussé avec activité la reconstruction des bâtiments incendiés.

Dans un deuxième rapport, en date du 2 décembre 1786,
l'Académie repoussait le projet de Poyet et l'emplacement
de l'île des Cygnes, si souvent proposé, depuis que Turgot,
prévôt des marchands, l'avait adopté dès 1740.

Enfin, dans un troisième rapport, du 12 mars 1788, l'Académie complétait les avis émis dans le précédent rapport, elle

présentait un plan d'Hôtel-Dieu et indiquait les conditions principales à remplir dans les constructions.

Nous allons reproduire ces divers rapports dans leurs parties les plus essentielles.

EXAMEN DU PROJET POYET

(Extrait du Mémoire de l'Académie des sciences en date du 2 décembre 1786)

Maintenant que la nécessité de la translation de l'Hôtel-Dieu nous paraît indispensable, nous pouvons examiner le projet de M. Poyet et en rendre compte à l'Académie.

.... Les objections que l'on peut faire au projet de M. Poyet ont principalement pour objet: 1° *la position;* elle est sans doute avantageuse aux approvisionnements, mais moins salubre que les lieux élevés; 2° *la dépense* qu'exigerait l'exhaussement du sol, les pilotis sur lesquels il faudrait peut-être bâtir, les quais, le canal qui enfermerait l'hôpital du côté du nord, les ponceaux sur ce canal, la chaussée nécessaire, dépenses qui sont étrangères à la construction d'un hôpital; 3° *la distance* où serait cet hôpital de plusieurs quartiers de Paris et la difficulté du transport d'une partie des malades ; 4° *l'étendue,* la grandeur de cet hôpital qui rassemblerait un si grand nombre d'individus.

Nous allons exposer à l'Académie nos réflexions sur les secours que l'on doit donner aux pauvres; nous allons lui soumettre le plan d'un nouvel hôpital et les moyens d'y réunir tout ce qu'on peut attendre des connaissances actuelles pour la salubrité du lieu, la facilité du service, la commodité des habitants de la ville et le soulagement des pauvres.

RÉFLEXIONS SUR LES MOYENS DE SECOURIR LES PAUVRES MALADES ET SUR LA MEILLEURE DISPOSITION DES BATIMENTS DESTINÉS A LES RECEVOIR

On doit éviter de faire un seul hôpital pour 5,000 *malades.* — Un hôpital de 5,000 malades est une ville, et une ville plus peuplée que les trois quarts des villes de France. C'est déjà un grand inconvénient de resserrer tant d'habitants dans un espace disproportionné ; mais un hôpital, quelque bien tenu qu'il soit, est toujours un réceptacle de maux et de misères; c'est un tableau effrayant de considérer ces maux accumulés au nombre de 5,000; de penser qu'on charge ainsi sans cesse un même volume d'air, non-seulement des émanations de 5,000 individus, mais des miasmes et de l'infection de ces corps malades dont le lieu le plus aéré et une propreté toujours vigilante ne peuvent entièrement les dépouiller............

Il faut réunir les malades en nombre, mais non pas en nombre trop grand. — Si l'on se propose que les malades soient bien et que leur traitement ne soit pas cher, il faut les resserrer ensemble, mais non pas en nombre trop grand.....

Quatre hôpitaux de 1,200 malades chacun sont proposés. — Nous croyons donc que l'Académie doit proposer au gouvernement de partager le nouvel hôpital en quatre hôpitaux de 1,200 malades chacun et qui pourraient être placés aux quatre extrémités de la ville de Paris.

Disposition intérieure. — Nombre d'étages. —..... Nous supposons que les bâtiments de ces hôpitaux seront composés d'un rez-de-chaussée et de deux étages avec caves voûtées et greniers. Nous désirerions que les malades n'occupassent que le premier étage; mais, comme une pareille disposition produirait un grand développement et prendrait trop de terrain, nous proposons de placer les officiers au second étage, les malades au premier et au rez-de-chaussée......

Affectation du rez-de-chaussée au logement des convalescents. — Le rez-de-chaussée, suffisamment élevé au-dessus du sol, sera particulièrement réservé aux convalescents, qui sont à peu près un tiers des malades. Il n'y aura donc jamais qu'un petit nombre de malades proprement dits, dans le rez-de-chaussée, et cet arrangement facilitera aux convalescents la promenade et cet exercice de leurs premières forces en plein air.

Dispositions extérieures. — Forme du plan. — Quant à la disposition générale des bâtiments, nous croyons que la forme circulaire, adoptée par M. Poyet, n'est pas la meilleure. La forme carrée a l'inconvénient que les salles rentrent les unes dans les autres, et que les croisées des angles sont trop voisines; lorsquelles sont ouvertes, l'air infecté peut passer facilement d'une salle dans l'autre. La direction des salles en rayons est dans le même cas; les croisées sont trop voisines en approchant du centre, et la forme circulaire des galeries où elles aboutissent n'est pas la plus favorable au renouvellement de

PLAN D'UN HOPITAL.
FAIT PAR LE Sr VOYET ARCHITECTE DU ROY ET DE LA VILLE.
Suivant le Programe de MMrs les Commissaires de l'Académie des Siences. 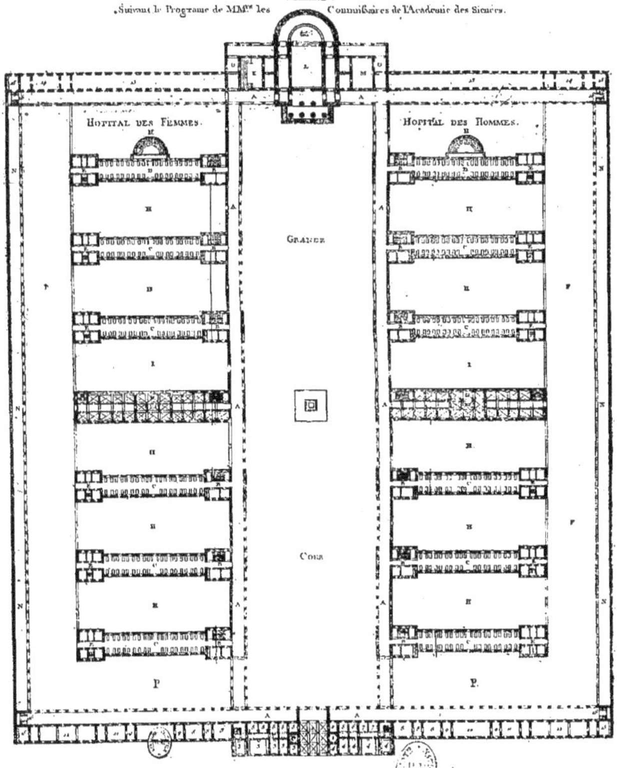
HOPITAL DES FEMMES.
HOPITAL DES HOMMES.
GRANDE
COUR
P.
P.
Pl. VIII, fig. 9.

l'air vicié. D'ailleurs ces rayons dirigés à tous les points de la boussole ont tous des expositions différentes ; or, parmi ces expositions, il y en a une meilleure qui, dans un édifice construit pour un hôpital, doit être la seule employée.

Ventilation générale. — Les salles assemblées en croix ont les mêmes inconvénients que les formes carrées ; ces salles s'enfilent et communiquent trop directement. On peut sans doute en renouveler l'air au moyen d'un dôme placé au centre, qui sert de ventilateur, comme l'a proposé M. Petit, en 1774, et rendre, comme lui, ce ventilateur plus actif par le feu ; mais, quelque utilité que puisse avoir le ventilateur, il vaut encore mieux n'en avoir pas besoin. Nous croyons que la disposition la plus salubre pour les hôpitaux serait celle où chaque salle, si cela était possible, formerait un hôpital particulier et isolé ; mais ce qui n'est pas praticable sans une grande dépense quant aux salles le devient quant aux bâtiments.

Largeur des cours entre les bâtiments. — Au lieu d'enfermer une cour par trois ou quatre corps de logis, on peut les developper, les isoler, les espacer. Nous proposons que ces bâtiments soient des parallèles, auxquelles on donnera la longueur qu'on voudra et que nous supposons ici de 110 à 120 toises. Ces parallèles seront séparées par des cours de la même longueur et larges de 20 à 30 toises, qui formeront de vastes promenoirs. Nous devons dire que l'idée de cette forme d'hôpital appartient à M. Leroy, de cette Académie, qui l'a exposée dans un manuscrit lu en 1777, non encore imprimé, et dont nous regrettons de n'avoir pas eu connaissance.

Orientation des salles. — Nous proposons de diriger ces bâtiments de l'est à l'ouest, afin que, les croisées donnant du nord au midi, le vent du nord puisse rafraîchir les salles pendant l'été, et fournir un moyen de sécher les planchers quand on les a lavés ; et que l'exposition au midi, en offrant d'autres moyens de sécher, procure aux malades un jour qui leur est toujours agréable et une chaleur qui leur est souvent nécessaire. L'excès de cette chaleur est rare dans nos climats, et il est par conséquent d'autant plus facile d'y remédier.

On ne doit mettre qu'un malade par lit. — Nous insistons pour que les malades soient à jamais couchés seuls, conformément aux principes physiques que nous avons exposés et ce qui a été décidé et arrêté par la bonté du roi.

Dimensions des lits et placement. — Nous insistons pour que les lits, chacun de trois pieds, soient séparés par des ruelles de même largeur et qu'il n'y ait jamais que deux rangs de lits. Ces salles ayant 24 pieds de large, on aura dans le milieu un passage de 12 pieds. Nous conseillons de faire les couchettes en fer, et nous insistons sur la nécessité de ne jamais vider les paillasses dans les salles, mais de les vider et d'en brûler la paille dans les cours, à une distance suffisante des bâtiments de l'hôpital.

Planchers en pierre inférieurs. — Il sera convenable que les planchers des salles soient dallés en pierre, autant que cela sera possible. Les joints dégradés des carreaux forment nécessairement des creux où se logent toutes sortes de saletés et de matières fétides qui y fermentent; ces planchers ne peuvent jamais être bien lavés. Il faut au moins qu'il y ait des dalles sous les lits, dans les ruelles, et que le reste de la salle soit carrelé en carreaux de grand échantillon.

Dallage, écoulement de l'eau. — Mais nous croyons que, sans trop charger le plancher, on pourra le carreler en entier de dalles, pourvu qu'elles n'aient que deux pouces d'épaisseur. Alors, en inclinant ces dalles vers le milieu de la salle, on y ménagera une rigole pour l'écoulement de l'eau, et pour dissiper plus facilement l'humidité après le lavage du plancher (1). Ces dalles seront simplement sciées et non polies; si elles peuvent le devenir par l'usage, on en préviendra le danger en y répandant du sable.

Planchers supérieurs. — *Défaut des solives apparentes.* — Quant au plancher supérieur, nous n'avons pas proposé des voûtes qui exigeraient des murs trop forts et une dépense trop considérable; mais il faudra plafonner ce plancher, pour que les intervalles des solives n'offrent point à l'air infecté une retraite d'où il est difficile de le chasser.

Disposition des croisées. — Les croisées monteront à la hauteur du plafond et s'ouvriront jusqu'à cette hauteur, afin que la couche supérieure de l'air, qui est toujours la plus infecte, ait une libre issue.

Escaliers principaux. — Les escaliers doivent être ouverts de manière que l'air du dehors circule librement dans toute leur hauteur.

_____

(1) Dans l'intervalle qui sépare le premier du troisième rapport, Tenon et Coulomb étaient allés en Angleterre étudier l'organisation des hôpitaux de ce pays.

Chauffage. — L'intérieur des salles sera échauffé l'hiver par les moyens ordinaires, c'est-à-dire par des poëles. On a toujours lieu de craindre le feu dans une maison où il y a beaucoup de monde, et où le service compliqué est très-actif; il convient donc de prendre d'avance des précautions pour en prévenir le danger.

Couchettes en fer. — C'est une des raisons qui nous ont portés à conseiller de faire les couchettes en fer.

Châssis de croisées en fer.— Escaliers de service.— Nous conseillons également d'employer le fer pour les châssis des croisées; de l'employer, au lieu de bois, partout où cela sera possible; d'imprégner d'une dissolution saline, telle que celle de l'alun, les bois qui entreront dans la construction; et d'avoir des issues par des escaliers suf-fisamment larges, tant au milieu qu'aux extrémités de chaque bâtiment.

Corps de bâtiments réservés aux malades contagieux. — Cette disposition en bâtiments parallèles aura cela d'avantageux qu'on pourra, selon le besoin, destiner un ou plusieurs corps de bâtiments aux maladies contagieuses. On prendra de préférence le bâtiment extérieur du côté du midi, parce qu'il sera sous le vent du nord et que ce vent est celui qui balaye le mieux le mauvais air. Ce corps de bâtiment étant spécialement destiné aux maladies contagieuses, on pourra y établir des subdivisions et les classer. Le pavillon du milieu fera une séparation entre la salle de la droite et celle de la gauche; et cette séparation existant au rez-de-chaussée, comme au premier, le bâtiment aura quatre quartiers différents dont on pourra faire l'usage convenable, c'est-à-dire celui qui sera prescrit par les médecins.

Latrines. — Les latrines et leur position sont un objet important dans la construction d'un hôpital : il serait bon qu'elles fussent isolées et éloignées des bâtiments, afin que leurs émanations n'atteignissent pas les salles des malades; mais la commodité peut engager à les placer aux extrémités des parallèles. Nous n'entreprendrons point cette discussion; nous croyons que cet objet doit être médité et combiné avec l'architecte, les plans à la main, pour se décider sur le local et en mettre à profit tous les avantages; mais il sera essentiel, lorsque le voisinage de la rivière le permettra, de pratiquer un égout souterrain où se rendront les vidanges des fosses, les immondices, et qu'on lavera en y faisant passer l'eau même de la rivière, comme M. Poyet

l'a pratiqué.dans son projet; ou du moins on nettoiera cet égout par
des eaux retenues dans un bassin, et qu'on y fera tomber et passer en
grande masse plusieurs fois dans l'année.

DESCRIPTION DE L'HÔPITAL MODÈLE PROPOSÉ PAR LES COMMISSAIRES
DE L'ACADÉMIE DES SCIENCES

(Extrait du Rapport du 12 mars 1788, complétant celui du 9 décembre 1786)

Pavillons parallèles et isolés. — Dans les Comités que nous avons
tenus au mois d'avril 1787, on a proposé de partager les parallèles
en pavillons isolés; c'est cette disposition que nous avons définive-
ment adoptée depuis le retour de nos confrères (1), et dont nous pré-
sentons à l'Académie l'ordonnance générale et les principales dispositions.

On a placé sur le front et à la façade de cet hôpital tous les bâtiments accessoires et relatifs à l'entrée et à la réception des malades.

Partage du plan en deux quartiers semblables pour les deux sexes. —
Les deux moitiés de cet hôpital sont semblables : l'une est réservée
aux hommes et l'autre aux femmes; il en est de même des bâtiments
de l'entrée, et, en décrivant l'une de ces moitiés, l'on a décrit l'autre.

Service d'entrée. — *Réception des malades.* — Dans cette façade de
l'hôpital, et également à droite comme à gauche, nous plaçons un petit
bâtiment qui contiendra : 1° la loge du portier; 2° les pièces destinées
à la réception des malades, savoir : la chambre où ils attendront quand
ils se présenteront plusieurs à la fois; puis, un bureau où se tiendra
le chirurgien de garde avec un ou deux commis, qui, après examen
du malade, lui donneront un billet d'entrée avec la désignation du
pavillon où il doit être reçu. Les commis, qui pourront être choisis
parmi les élèves en chirurgie et à tour de rôle, tiendront le registre
d'entrée et de sortie, où sera inscrit le nom, l'état, l'âge du malade, le
nom de sa paroisse, sa maladie et le nombre de jours qu'il sera resté
à l'hôpital jusqu'à sa sortie, ou par guérison ou par mort. Le malade
passera du bureau dans une seconde pièce, où il quittera ses habits
pour prendre ceux de l'hôpital. A côté de la chambre destinée à ce
service, ou dans la chambre même, il y aura des fourneaux, des chaudières et plusieurs baignoires pour baigner ou laver le malade, s'il en

a besoin; il est probable qu'il sera le plus souvent suffisant de le laver
avec des éponges. Le second corps de logis sera destiné au dépôt de
ses habits, et le troisième renfermera les vêtements de l'hôpital,
qui seront fournis au malade à son entrée et qu'il ne quittera qu'à sa
sortie. C'est dans cette salle que seront déposées les hardes du malade; elle aura autant de divisions qu'il y aura de bâtiments destinés
aux salles; les habits, dans chaque division, porteront le numéro du
bâtiment au service duquel ils appartiendront et un second numéro
qui indiquera l'individu à qui ils doivent être rendus. Un commis sera
chargé de ce dépôt avec deux ou trois aides pour changer le malade
et pour faire le service; tout ce service sera logé au-dessus du rez-
de-chaussée de ces différents bâtiments. Telles sont les dispositions
de l'entrée.

*Pavillons des malades.—Dimensions des salles.— Nombre et placement
des lits. — Disposition et dimensions des fenêtres. — Nombre et destination des étages.* — Les pavillons auront 24 pieds de large dans œuvre,
sur une longueur d'environ 28 toises; les extrémités, sur une largeur
d'environ 5 toises, seront en saillie et seront pour les dépendances
des salles; celles-ci, ayant environ 18 toises de long, contiendront
trente-six lits, sur deux rangs; la hauteur des salles, de 14 à 15 pieds,
et les fenêtres, placées au-dessus des lits, à la hauteur de 6 pieds, s'é-
lèveront jusqu'au plafond. Les pavillons auront trois rangs de salles:
l'une au rez-de-chaussée, particulièrement destinée aux convalescents,
et les deux autres dans les étages supérieurs; le troisième étage sera
employé à loger le service et à placer les magasins.

*Services annexés. — Latrines. — Lavoirs. — Tisanerie. — Surveil-
lant.* — Chaque salle sera composée de 34 à 36 lits; chaque pavillon
en contiendra, par conséquent, 102 ou 108; chaque salle sera accompagnée de latrines à l'anglaise, d'un lavoir, d'un réchauffoir pour les
aliments et les tisanes; d'une petite salle de bains, d'une pièce ou
chambre de retraite pour la sœur ou l'infirmière qui présidera à la
salle. Il sera essentiel que les sœurs et les infirmières couchent à
côté de chaque salle, afin qu'elles soient à portée de soigner sans cesse
leur département et que la veilleuse de nuit ait toujours près d'elle
les secours qui peuvent devenir nécessaires. Les trois ordres de salles
seront exactement pareils.

Logement des serviteurs et magasins. — Le troisième étage offrira les logements des serviteurs, les magasins de tous les ustensiles appartenant au pavillon et dont la directrice en chef des trois salles aura le dépôt.

Service de l'eau. — On y pratiquera, de plus, un réservoir qui fournira de l'eau à chaque salle et particulièrement aux lavoirs et aux latrines à l'anglaise (1). On aura soin même de réunir les eaux pluviales recueillies sur le toit et de les conduire dans les salles, où elles seront employées à différents usages.

Espacement entre les pavillons. — *Promenoir.* — *Séparation des convalescents et des malades de diverses maladies.* — *Galeries de communication.* — Chaque pavillon sera séparé des autres pavillons par un espace ou un jardin de 12 toises de large sur toute la longueur du bâtiment, c'est-à-dire sur 28 toises environ. Cet espace, où il n'y aura point d'arbres, sera le promenoir particulier des malades de ce bâtiment ; il sera fermé, et nul autre n'y pourra entrer. On isolera donc les convalescents des différentes maladies, comme les malades et autant qu'on le voudra. Mais ces différents bâtiments seront liés les uns aux autres par une galerie de communication, qui fera tout le tour de la cour intérieure et passera au pied de l'escalier de chaque pavillon. Elle ne s'élèvera pas au-dessus du rez-de-chaussée et n'interceptera point, par conséquent, la circulation de l'air.

Services généraux. — Les pavillons du milieu renfermeront l'apothicairerie d'un côté et la cuisine de l'autre, chacune avec leurs dépendances. Par cette disposition, elles seront le plus près possible du centre, et on satisfait à la fois et à la commodité du service et à une certaine régularité d'ordonnance.

Chapelle. — *Amphithéâtre et service mortuaire.* — La chapelle sera au fond et à l'extrémité de la cour intérieure ; elle aura d'un côté le logement des prêtres, et de l'autre l'amphithéâtre où se feront les démonstrations anatomiques ; derrière seront les chambres des morts. Quant au cimetière, nous désirons, suivant le vœu que l'Académie a toujours formé, qu'il soit éloigné de toute habitation, et par conséquent hors de l'hôpital, à une distance convenable.

(1) M. Tenon, l'un de nous, avait proposé, en 1780, de placer des réservoirs dans l'étage supérieur des hôpitaux des prisons. (Voy. *Mém. de l'Acad. des sciences*, 1780, pages 429-430.)

Galerie transversale. — La galerie offrira donc une communication
générale et à couvert, depuis l'entrée jusqu'à la chapelle, et elle fera
correspondre tous les départements de l'hôpital. Nous sentons que,
pour un service journalier, le chemin à l'entour de cette cour sera
peut-être un peu long de quelques pavillons à la cuisine et à l'apothicairerie qui doivent correspondre à tout; mais, dans une infinité de
cas, on aura la facilité de traverser à découvert la cour intérieure.
D'ailleurs on pratiquera une galerie transversale, qui coupera la cour
intérieure et la traversera pour passer du département de l'apothicairerie à celui de la cuisine ; elle unira ainsi les deux rangées de pavillons et dans leur milieu par une communication semblable à celles
qu'ils auront à leurs extrémités. Cette galerie n'est pas marquée sur
le plan, parce qu'elle n'a été d'abord que projetée ; mais le gouvernement a ordonné de l'exécuter ; elle sera bornée au rez-de-chaussée et
ouverte en arcades comme celle qui fera le tour de la cour intérieure.

Rues intérieures entourant les pavillons. — Tout cet assemblage de
pavillons et l'édifice de la chapelle seront entourés par une rue de
douze toises de long ; c'est par cette rue que l'on retirera les morts
pour les porter à la chambre du dépôt, à l'amphithéâtre, au cimetière,
sans que ces transports soient aperçus de l'hôpital.

Hangars, remises et écuries. — *Caves.* — On prendra sur la largeur
de cette rue une suite de hangars pour les remises, les écuries, les
magasins de bois, de charbon et autres accessoires de l'hôpital. Il est
bon d'observer que les bâtiments de la cuisine et de l'apothicairerie
auront seuls des eaux... Telle est la disposition de l'hôpital.

*Explication sur les différences de distribution indiquées dans les di-
vers rapports de l'Académie.* — Nous avons à prévenir le reproche
qu'on pourrait nous faire d'avoir changé de principe dans la distribution des salles; et nous devons dire les raisons qui nous y ont déterminés. Nous avons établi dans notre premier rapport que nous ne
mettions de salles qu'au rez-de-chaussée et au premier étage. Ici nous
avons trois rangs de salles, et nous plaçons les malades non-seulement
au rez-de-chaussée et au premier, mais aussi dans l'étage supérieur.
Nous avons changé en croyant faire mieux ; nous avons sacrifié le bien
à un plus grand bien encore: toutes les dispositions ont des limites
nécessaires.

Remarques sur les hôpitaux anglais. — Nos confrères ont retrouvé

dans tous les hôpitaux d'Angleterre un usage que nous désirions établir dans les nouveaux hôpitaux : c'est celui de ne mettre qu'un petit
nombre de malades, c'est-à-dire de 12 à 30, dans la même salle. Cet
usage, si opposé à celui de l'hôtel-Dieu, qui les y accumule jusqu'au
nombre de 3 ou 400, nous annonce que les résultats pour la guérison
et la salubrité doivent être également opposés.

Le nombre des lits au-dessous de 30. — Nous avons reconnu que le
premier moyen d'obtenir la salubrité dans un hôpital est de ne réunir
dans une même salle que le moindre nombre possible de malades. Nous
nous sommes proposé de le fixer à peu près à 30 ; l'expérience des
Anglais a confirmé notre principe ; on peut dire, à quelques exceptions
près, que, dans toutes les salles de leurs hôpitaux, le nombre de lits
est au-dessous de 30.

Inconvénients des murs de refend. — Ce serait s'abuser que de partager la longueur de la salle par un mur de refend, et de croire avoir
fait ainsi deux salles particulières de 25 malades chacune ; car, si quelque raison de commodité y détermine, on doit regarder ces deux salles
contiguës communiquant par une porte, et l'une donnant passage à
l'autre, comme ne faisant qu'une seule salle ; c'est le même air qui y
circule, et les émanations des corps malades se répandent et se par-
tagent également dans les deux divisions.

OBSERVATIONS GÉNÉRALES SUR LES RAPPORTS
DE L'ACADÉMIE DES SCIENCES

En comparant les deux rapports qui précèdent, on y remarque de notables différences en quelques points du programme. Dans le premier rapport, la Commission n'admettait
qu'un étage de malades, en plaçant les convalescents au rez-
de-chaussée et les officiers au second étage ; les bâtiments
n'avaient ainsi que 18 mètres, environ, de hauteur. Leur espacement devait être de 20 à 30 toises (40 à 60 mètres), soit
deux à trois fois la hauteur.

Dans le deuxième rapport, la Commission admet un étage
de malades, de plus ; la hauteur des pavillons se trouve ainsi

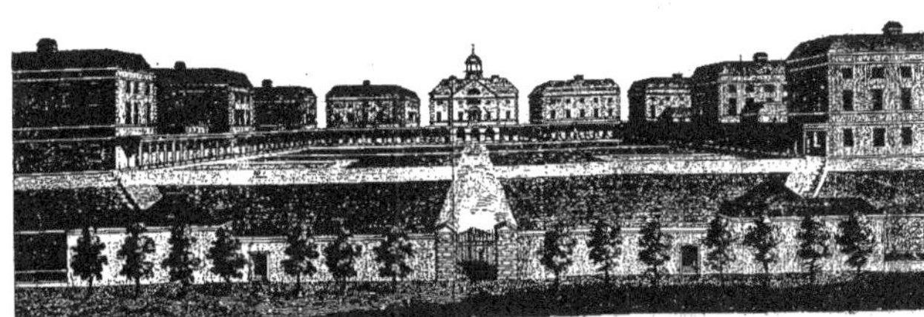

Pc. IX, fig. 10.— Hôpital de Plymouth (Angleterre), construit de 1756 à 1764, pour 1,200 marins logés dans dix pavillons contenant six salles, à raison de 120 dans chacun des trois étages et de vingt lits dans chaque salle.

1, 2, 3, 4, 5, 6, 7, 8, 9, 10. Quartiers séparés.— 11. Quartier de la petite vérole.— 12. Chambre des garde-malades. — 13. Cuisine et réfectoire. — 14. Chambre des provisions. — 15. Chapelle. — 16. Loges des domestiques et des portiers.— 17. Concierges et offices.

portée à 23 mètres environ, tandis que leur espacement est
réduit à 12 toises (24 mètres), soit à peu près égal à la hauteur.

Comme avec cet espacement, trop réduit pour la hauteur
des bâtiments, le plan de l'Académie occupe déjà une surface de $340^m \times 260^m = 88,400$ mètres, il est probable que
les commissaires ont craint de ne pas trouver une surface
plus étendue, comme celle de 121,680 mètres, qu'eût exigé
l'espacement, prévu au premier mémoire, de 40 mètres entre
les pavillons.

Il faut observer qu'à l'hôpital de Plymouth, visité par Tenon
et Coulomb, et disposé par pavillons séparés, l'espacement
des bâtiments n'étant que de 36 pieds anglais ou de 10^m80 seulement, la Commission pouvait considérer comme une grande
amélioration un espacement de plus du double, pour des bâtiments de hauteur à peu près égale.

Quoi qu'il en soit, le programme de l'Académie des sciences
constituait, en principe, un très-grand progrès pour l'époque,
en ce qu'il régularisait les conditions principales d'installation
des hôpitaux, qui avaient été laissées jusque-là à l'arbitraire
des constructeurs.

Ce programme repoussait la forme circulaire, proposée par
Poyet, ainsi que la forme carrée (c'est en croix qu'il eût fallu
dire), qui avait prévalu dans la construction des hôpitaux Saint-
Louis et de la Charité ; aux bâtiments construits sans symétrie, sans conditions d'espacement et d'orientation, et enche-
vêtrés les uns dans les autres, le programme de l'Académie
substituait le « système des pavillons séparés et parallèles, à
étages multiples et régulièrement orientés. »

Les agglomérations de plusieurs milliers de malades dans
le même établissement, et de plusieurs centaines de lits dans
une même salle, étaient réduites dans de grandes proportions,
et l'on n'admettait plus désormais qu'un seul malade par lit.

10

Si la mesure du programme n'est pas aussi large que l'exposé des motifs devait le faire prévoir et que l'Académie, elle-même, l'eût désiré, c'est qu'elle a craint, sans doute, de se heurter à des difficultés d'exécution, plus apparentes que réelles, qu'on n'eût pas manqué de lui opposer. Mais il est évident que les dimensions des salles et l'espacement des pavillons, indiqués dans le programme, n'étaient que des *minima*, et qu'une agglomération de 2,500 lits par hôpital et deux étages de malades par pavillon étaient des *maxima*, même pour Paris.

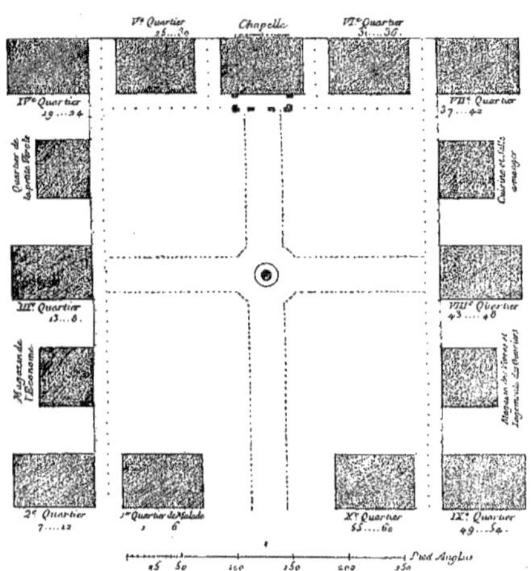

Pl. X, fig. 11. — Plan géométrique de l'hôpital royal de Plymouth.
(On a supprimé l'élévation des quartiers 9 et 10.)

En élargissant, dans l'avenir, les bases du programme de l'Académie, non-seulement on ne sera pas en contradiction avec les principes, mais on répondra à ses propres inspirations.

A la veille de la Révolution, les réformes hospitalières préparées depuis si longtemps ne purent être appliquées, et les fonds d'une souscription publique qui avait offert, en quelques jours, plus de deux millions de livres, furent employés à un autre usage; hâtons-nous de dire qu'ils furent remboursés, plus tard, au centuple, par les subventions municipales données à l'Assistance publique.

Les Mémoires de Tenon et de l'Académie des sciences vont clore dignement les études faites, au XVIIIe siècle, sur les hôpitaux; ces études ne seront reprises sérieusement qu'après trente années de luttes politiques et de guerres incessantes supportées par la nation française contre l'Europe coalisée.

Dès 1805, Clavareau, architecte de l'administration, reprenait de nouveau la question et formulait son avis dans un Mémoire imprimé dont nous extrairons les parties principales.

---

7. — Projet de Clavareau

RÉFLEXIONS RELATIVES A L'ÉTABLISSEMENT D'UN HÔPITAL SUFFISANT POUR PROCURER DES SECOURS A TOUS LES MALADES D'UNE VILLE DE PREMIER ORDRE. — MOYENS DE LE FORMER DE LA MANIÈRE LA PLUS FAVORABLE A LA SALUBRITÉ, A LA SURVEILLANCE ET A L'ÉCONOMIE.

(Extrait d'un mémoire de Clavareau, architecte de l'Administration des hospices de Paris.)

Exposé. — J'ai dit précédemment que des préventions justement conçues contre l'Hôtel-Dieu de Paris avaient fourni les motifs plausibles de tous les rapports que firent, sur cette matière, vers la fin du siè_ cle dernier, des hommes distingués par leurs talens. Les opinions néanmoins différaient. Les uns voulaient autant d'hôpitaux qu'il y avait alors de paroisses, c'est-à-dire au moins cinquante; d'autres croyaient que quatre suffisaient pour cette capitale. C'était l'opinion de l'Académie des sciences.

Je n'insisterai pas sur les inconvéniens qui résultent nécessairement de la multiplicité des hôpitaux. Le moindre serait qu'aucun ne fût régi d'après les mêmes principes, avec la même exactitude, avec la même perfection de talens administratifs ou curatifs.

Mais si, pour une ville nouvellement construite ou pour une grande cité qui n'aurait point encore d'hôpital, on me faisait l'honneur de consulter mon expérience, malgré tout ce que l'on a écrit sur l'Hôtel-Dieu de Paris, je dirais à ceux qui ne l'auraient point vu tel qu'il était il y a vingt ans, ou qui ne voudraient pas s'en souvenir, que sous les rapports d'économie, de surveillance, de moyens de guérir et d'administrer, un seul hôpital de malades est préférable à plusieurs, pourvu que son étendue corresponde au nombre d'individus qu'on veut y entretenir, et que la disposition en soit ménagée avec intelligence.

Orientation. — On regarde avec raison l'aspect de l'est comme le plus favorable à l'établissement d'un hospice de malades. En effet, il procure un air moins aigre et plus convenable à toutes sortes de maladies, parce que le vent d'est tourne plus généralement au nord qu'au midi, et que le vent du nord chasse promptement les vapeurs malsaines, au lieu que celui du sud, en facilitant l'évaporation, et par suite les émanations des corps, donne lieu à des miasmes dont les habitations voisines pourraient souffrir.

Il est donc avantageux que l'hôpital regarde l'est.

Exposition. — Il faut l'établir plutôt sur le penchant d'un côteau, où se trouvent d'abondantes sources de bonne eau, qu'au sommet ou au pied. Cette position, sans le secours d'établissemens hydrauliques, toujours infiniment coûteux, procure à l'hospice la quantité d'eau dont il a besoin.

Au sommet, l'air n'étant arrêté ni coupé par aucune élévation supérieure, l'établissement ne serait nullement abrité, et il en résulterait du danger pour beaucoup de malades (1). D'ailleurs l'eau y serait moins abondante, et il y aurait plus de difficultés à s'en pourvoir.

____

(1) La position de l'hôpital de Saint-Louis, situé au nord de Paris, convient

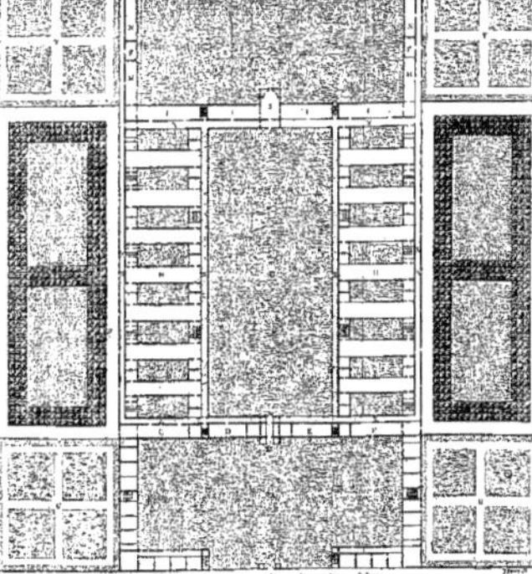

Pl. XI, fig. 12. — Plan de Clavareau, 1805. (Echelle de 0,0005 p. 1 m.)

La partie basse de la colline aurait d'autres inconvéniens : elle serait humide, les vapeurs s'y trouveraient arrêtées, elles vicieraient l'air au point de lui ôter tout son ressort. Dans les pays chauds, elle serait sujette au *Siroco* des campagnes de Rome, que l'on sait être si funeste aux malades.

L'avantage d'eaux pures et abondantes, et celui d'une position salubre obtenus, on doit tâcher de se rapprocher, le plus possible, des lieux d'inhumation, pour ne point faire traverser aux transports une grande partie de la ville. Quoique communément ils se fassent de nuit, il est bon d'éviter ce qu'ils pourraient entraîner de fâcheux, d'incommode, de malsain ou de désagréable.

Rapprochez aussi, autant que faire se peut, votre établissement des égouts et des décharges publiques, afin que les aqueducs destinés à le débarrasser des immondices et des eaux superflues soient d'un entretien moins dispendieux.

Bâtissez de préférence sur un sol sablonneux ; ses avantages consistent en ce qu'il est moins humide et, pour ainsi dire, plus vierge, en ce que l'on trouve la terre solide à une moins grande profondeur, et que, par conséquent, les fondations sont moins dispendieuses.

Préalablement à toute construction, il convient que la quantité de malades à recevoir dans l'établissement soit bien déterminée ; à cet égard, on a des données sûres d'après la population. On compte communément un malade en état d'indigence sur 150 habitants. La quotité des malades étant fixée, il faudra s'occuper de l'étendue à donner à l'emplacement, de la division et distribution des salles de tous les emplois, de leur exposition et de leur dimension.

DISPOSITION DES SALLES OU SONT REÇUS ET TRAITÉS LES MALADES

Orientation. — Autant que faire se peut, les infirmeries doivent être orientées de manière à regarder l'est et le couchant. Cette exposition, après une nuit que les douleurs d'une maladie aiguë, ou celles qui accompagnent les blessures, ont rendue pénible, procure aux malades la

parfaitement aux maladies scorbutiques et cutanées ; mais elle serait très-mauvaise pour les fiévreux. Celle de l'Hôtel-Dieu n'est propre ni au scorbut ni aux maladies de la peau. Celle de Saint-Antoine peut, sans inconvénients, recevoir des malades de tout genre.

douce et bienfaisante chaleur d'un soleil pur. Elle leur donne la facilité de jouir du même avantage avant de se mettre au lit, lorsque, dans le jour, ils ont été fatigués par des purgations ou par un pansement douloureux. D'ailleurs, l'air du levant est aussi salubre que celui du nord, sans être aussi aigre ; il est aussi propre à assainir celui des salles, lorsqu'il pourra s'y introduire par de larges croisées.

Dimensions. — Dans les pays d'une température moyenne, telle que celle de la France, on doit élever les salles le plus possible au-dessus du sol des cours et du jardin (1). Elles doivent avoir huit mètres de large (environ 24 pieds) sur les deux tiers de hauteur ; de sorte que les lits adossés aux murs laissent dans le milieu un espace suffisant, non-seulement pour y placer des poëles et des tables de distribution, mais encore pour que le passage soit libre et que le service puisse se faire avec aisance.

Éclairement. — Il convient que les croisées soient aussi rapprochées que la solidité le permet. Un espacement de 2 mètres (6 pieds) suffit entre chacune. Leur ouverture, autant que possible, sera de toute la hauteur de la salle. Elles seront construites de manière que, à volonté, on puisse en ouvrir le haut, le bas, ou le milieu. Par ce moyen, l'air que la respiration ou la transpiration auraient vicié sera facilement chassé des salles, et l'on pourra y introduire autant d'air frais et pur qu'on voudra. Chaque malade doit en avoir au moins six toises cubes à respirer.

Les dimensions que je viens d'indiquer seront à peu près les mêmes pour une infirmerie d'enfans. Si toutefois on y destinait un pavillon séparé, on pourrait les réduire aux deux tiers dans tous les sens.

Suivant l'opinion des médecins, il n'y aurait rien à désirer pour la salubrité d'un hôpital où, aux avantages énoncés ci-dessus, on réunirait celui d'avoir des salles séparées par un espace considérable, liées néanmoins tellement ensemble, que les communications fussent mé-

---

(1) On conçoit que la différence du climat et des usages doit faire varier les dimensions et la distribution des salles. Elles seront plus vastes et moins accessibles aux ardeurs du soleil dans les pays chauds. En Angleterre, où annuellement il tombe de 47 à 48 pouces d'eau, il faut leur donner plus d'élévation au-dessus du sol, et moins de hauteur intérieure. Ce doit être le contraire dans les pays du nord. La construction doit également être combinée d'après les diverses circonstances, telles que la manière de chauffer avec le charbon, la tourbe, le bois, etc.

nagées avec assez d'intelligence pour que le service n'en souffrît point. Ce plan offrirait l'image d'un camp composé d'un grand nombre de tentes.

Nombre de lits. — Dans tout hôpital bien ordonné, le maximum des lits de chaque salle ne peut excéder cinquante, et moins vaudrait mieux. Il s'ensuit de là que, pour 2,000 malades, il faut au moins 40 infirmeries, c'est-à-dire 20 pour chaque sexe. Ce n'est pas qu'il soit possible d'établir 20 classifications de maladies : motif principal néanmoins de la division des salles.

Tout hôpital devrait avoir des infirmeries de réserve, soit pour les tems d'épidémie, ou d'autres calamités publiques, soit pour suppléer les salles qu'il faut de tems en tems assainir.

Voûtes. — Il vaut mieux que la partie supérieure des salles soit terminée en voûte qu'en plafond ; et, en supposant des plafonds, il vaut mieux qu'ils soient à solives recouvertes qu'à solives apparentes, afin que les miasmes morbifiques puissent en être plus aisément détachés et chassés par le courant d'air.

Dans les salles destinées aux maladies accompagnées de fièvre chaude, on ne doit point négliger d'établir aux croisées des grilles assez hautes pour empêcher les malades de pouvoir franchir les fenêtres (1).

Dans les étages supérieurs, un plancher carrelé vaut mieux que des planches. Au rez-de-chaussée, des briques de champ offriront un plancher sain et solide.

Rien ne peut dispenser d'affecter à chaque malade un lit où il soit seul. Une distance d'un mètre de part et d'autre entre les lits paraît suffisante pour placer les chaises et ménager l'espace nécessaire au service.

Si l'hôpital est dans un pays où le fer soit commun, il y aura de l'avantage à faire les lits de ce métal. Ils seront plus solides et moins sujets à la vermine, dont on pourra les débarrasser, en passant au feu,

(1) J'ai vu à la Charité un malade qui, dans un accès de fièvre chaude, descendit sans se blesser d'une des salles du premier étage dans la cour. Il s'en est précipité aussi deux ou trois qui se sont tués ; l'un d'eux l'a fait volontairement, par excès de douleurs. A l'Hôtel-Dieu, avant le grillage des croisées, plusieurs malades, dans l'ardeur de la fièvre, s'étaient précipités des croisées dans la rivière.

une fois par an, les différentes branches dont ils sont composés ; par ce moyen, le repos des malades sera plus assuré.

La séparation des sexes est un point capital, et qui mérite une sérieuse attention. Dans l'hôpital dont je donne le plan, un côté de la cour est destiné aux hommes et l'autre aux femmes.

ACCESSOIRES INDISPENSABLES A CHAQUE SALLE DE MALADES

Latrines.— Chaque infirmerie doit avoir un cabinet de latrines qui puisse recevoir dix malades. Ce cabinet sera assez éloigné pour que l'odeur ne pénètre point dans les salles ; on doit en surveiller la propreté avec un soin extrême. On pratiquera une grande pièce intermédiaire avec des ouvertures de chaque côté, lesquelles n'auront point de vitrage. On fera en sorte qu'aux endroits qui reçoivent les matières, ainsi que dans les pièces où s'opère le lavage et le nettoyage des bassins et urinaires, l'eau arrive avec assez d'abondance pour isoler l'air de l'aqueduc de l'air extérieur. Le plancher sera fait en dalles avec beaucoup de pente.

Office.— Il faut, à côté de chaque salle, un office garni d'une cheminée, d'un fourneau et d'une pierre à laver, afin que l'on puisse y réchauffer le bouillon des malades, y laver ce qui pressera davantage, y sécher et y chauffer leur linge avant qu'ils se mettent au lit ou qu'ils en sortent. Il conviendrait même d'établir un chauffoir commun à plusieurs salles, pour y sécher les draps et matelats lorsqu'ils en auront besoin.

Chambre de surveillance. — Près de cet office et dans une position qui permettra de découvrir tout l'intérieur de la salle, on établira une chambre de surveillance pour l'infirmière en chef. C'est de cette chambre que doivent se donner les ordres aux infirmières de la salle, et qu'il faut en surveiller l'exécution.

Cabinet de veille. — Ordinairement un ou deux lits sont laissés vacans pour servir de lieu de repos aux veilleurs. Il vaudrait mieux destiner à cet usage un cabinet à part, placé à côté de la chambre de surveillance, d'où l'on entendrait aisément la moindre plainte du malade.

Salle des opérations.— Dans le voisinage de la salle des blessés, on ménagera une pièce éclairée et commode pour y faire les opérations. J'ai donné les motifs de cet emploi à l'article *Hôtel-Dieu* et *Charité*.

Une salle de bains est de nécessité indispensable. La quantité des baignoires doit y être calculée sur le nombre des malades. J'estime que, pour mille malades de chaque sexe, il faudrait quinze baignoires. Elles suffiraient pour baigner le matin un huitième des malades, et autant l'après-midi. Je fais abstraction des fous et des folles, qui doivent être séparés, et avoir en particulier tout ce qui a rapport à leur traitement.

Le fourneau de la salle des bains sera construit de manière à économiser le combustible, et à échauffer aisément et promptement. Les dimensions de la chaudière et du réservoir seront proportionnées à la capacité des baignoires.

Selon Vitruve, une salle de bains doit être exposée au midi, et toujours établie au rez-de-chaussée ; il en résulte plus de commodités et d'économie. L'eau y arrive plus aisément, et s'écoule avec plus de facilité ; dans son passage et son séjour, elle ne dégrade ni les voûtes ni les dalles.

Il faut que la salle de bains soit voûtée en pierre ; si elle avait un plancher, la vapeur de l'eau qui s'élève et s'attache à la partie supérieure le pourrirait.

A côté de la salle des bains doit se trouver celle des douches ascendantes et descendantes. On placera aussi, à proximité, celle des bains de vapeurs sèches et humides, celle des étuves, et enfin celle des immersions auxquelles on a recours pour la folie ou pour d'autres maladies.

C'est au centre de tous ces établissemens absolument indispensables dans un hôpital que doit se trouver le fourneau économique. Un artiste intelligent saura tellement le disposer, qu'il serve à plusieurs usages. Par exemple, il servira la chaudière, il chauffera le linge nécessaire aux malades après le bain ; il formera étuve pour les maladies cutanées ; il fournira au besoin des bains de vapeurs humides, ainsi que l'eau des douches, qui souvent doivent être administrées chaudes et même quelquefois être combinées avec des herbes émollientes ou douées d'autres propriétés (1).

(1) Toutes ces utilités se rencontrent à la Clinique interne de la Charité. Les bains que j'ai fait construire à l'hôpital de Saint-Louis offrent les mêmes avantages. Enfin l'Hôtel-Dieu en jouira également lors de son entier perfectionnement.

Escaliers. — Les escaliers qui conduisent aux salles doivent être bien éclairés et très-larges, afin que deux brancards puissent s'y rencontrer sans se gêner et sans gêner ceux qui y monteraient ou descendraient pour le service. Il faut aussi que ces escaliers soient faciles, c'est-à-dire que leurs marches n'ayent pas plus de quatre pouces de hauteur. On les garnira de deux bons appui-mains.

AUTRES DÉPENSES NÉCESSAIRES DANS TOUT HOPITAL DE MALADES

J'ai déjà dit de quelle importance était pour un hôpital un bureau de réception de malades. Cet emploi, l'un des principaux, doit se trouver à la porte de tout établissement de ce genre.

En effet, c'est à l'entrée qu'il doit être reconnu, d'une manière non équivoque, si celui qui se présente a droit d'être admis comme malade, et dans quelle salle il doit être classé.

Il faut, en conséquence, qu'il se trouve une grande pièce bien saine et bien chauffée pendant l'hiver, où les malades soient introduits, et attendent, ou sur des brancards, ou placés commodément, leur tour pour la visite. Cette pièce doit être contiguë au cabinet de visite, au bureau d'enregistrement, aux vestiaires et aux salles de propreté. On aura soin qu'elle avoisine le passage qui conduit aux infirmeries et le dépôt où doivent être transportés les vêtemens des malades, après avoir passé par le fumigeoire (1) pour y être purifiés.

Le cabinet de visite sera clair et commode. On le garnira d'un lit, de siéges bas et profonds; et il n'offrira, dans les détails, rien qui puisse occasionner de la répugnance ou des craintes aux malades.

Le bureau d'enregistrement, dans un hôpital destiné à recevoir 2,000 malades, doit être assez grand pour contenir cinq employés, avec leurs tables et des tablettes pour leurs cartons.

Vestiaires. — Les vestiaires seront doubles, savoir, un pour chaque sexe. Ils auront des armoires, des porte-manteaux, des chaises et des fauteuils où les malades soient commodément assis pendant qu'on les déshabillera. On y placera une grande table de dépôt munie de tout ce qui est nécessaire pour rhabiller les malades avant de les envoyer dans la salle qui leur est destinée.

(1) Je parlerai plus bas du fumigeoire.

Salle de propreté. — On ménagera, très-près du vestiaire de chaque sexe, une salle de propreté. Elle doit être pourvue de robinets qui donnent de l'eau chaude et de l'eau froide à volonté. C'est là que doivent être lavés et épongés les pieds, et même aussi quelquefois le corps des malades qui arrivent. Ces soins préalables seront comme l'annonce de ceux de tout genre que chaque malade a droit d'attendre dans l'hôpital.

Fumigeoire. — L'établissement d'un fumigeoire, à cause de son utilité bien reconnue, mérite un article particulier.

Depuis longtemps on parlait des moyens de désinfecter les vêtemens des malades attaqués de la galle, de la teigne, ou d'autres maladies contagieuses. J'avais même réparé à la Charité un four dans lequel, au moyen de la vapeur du soufre, on faisait, ou l'on croyait faire mourir jusques dans ses germes, la vermine attachée aux vêtemens. C'était assez pour cet hôpital où l'on ne reçoit que des blessés et des fiévreux; mais cela ne suffisait pas pour l'hôpital de S. Louis, où l'on admet les personnes attaquées des maladies de la peau les plus compliquées et les plus invétérées.

Il fallait donc d'autres ressources : la chimie les chercha et les trouva (1). Je me chargeai de former le local convenable pour exécuter le procédé qu'elle indiquait, et ménager au spécifique toute son action entière.

Cette construction a, dans son intérieur, deux mètres (6 pieds) en tous sens. Le plafond est formé en voûte d'arrête, surmontée d'une lanterne à quatre faces, ayant quatre croisées et s'ouvrant à volonté, pour donner issue à la vapeur infectante. Au bas est un fort ventilateur, qui chasse cette vapeur vers le haut, après qu'elle a parcouru toute la superficie de la pièce.

---

(1) Voici en quoi consiste le procédé. On dispose sur le carreau un petit fourneau sur lequel on place un bain de sable; on pose sur le bain une capsule de verre ou de grès contenant 30 grammes (à peu près une once) de muriate de soude (de sel marin) que l'on a légèrement humecté. On ferme les croisées des murs; on suspend, à des porte-manteaux de bois et non de fer, les vêtemens que l'on veut désinfecter; on les étale le mieux possible; on allume le feu. Lorsque le vase est échauffé, on verse sur le sel marin 15 grammes (à peu près une demi-once) d'acide sulfurique bien concentré. On se retire promptement et l'on ferme la porte. Douze heures après, on peut, sans danger, retirer les vêtemens qui alors sont parfaitement purifiés.

Dépôt des vêtemens. — Le fumigeoire doit être placé près du dépôt général des vêtemens. Il faut que la salle destinée à ce dépôt soit assez grande pour contenir une quantité de paquets d'un tiers en sus du nombre des malades qui peuvent être reçus dans l'hôpital. Elle doit être garnie de cases, avoir un côté affecté aux vêtemens de chaque sexe, et une grande table de dépôt au milieu.

Cuisine. — Une cuisine destinée à préparer des alimens pour 2,000 malades, et pour les personnnes employées à les soigner, doit être vaste. Il faut que ses communications avec les infirmeries soient faciles et commodes, que l'eau y arrive en abondance; que son élévation égale sa largeur. On la construira en pierre, et on la voûtera.

Chaudières. — Pour 2,000 malades et les personnes destinées à les servir, il faut cinq chaudières, savoir : deux pour la viande, deux pour le maigre, et une pour l'eau chaude. Cette dernière aura des conduits et des robinets pour la faire communiquer avec le lavoir des vaisselles.

Au moyen de cinq chaudières, on n'aura besoin que d'un médiocre foyer et d'un fourneau potager, garni d'environ douze réchauds grands et petits. Afin d'épargner le combustible, on adaptera aux chaudières et aux réchauds les procédés indiqués par Maker, et renouvellés depuis quelques années. Ils consistent à ne rien perdre du calorique, et à le tourner tout entier au profit de l'opération que l'on a en vue (1).

Salle de distribution des alimens. — Près de la cuisine sera établie la salle de distribution des alimens et de la boisson; elle servira aussi de dépôt aux viandes crues et cuites.

Réfectoires. — Le réfectoire des employés sera tellement disposé, qu'on puisse y communiquer de la cuisine à couvert.

Celui des infirmiers et gens de peine des deux sexes doit également être contigu à la cuisine, d'où l'on a souvent occasion de réclamer leurs services.

L'exposition au plein nord est la seule qui convienne parfaitement à la cuisine et au dépôt des alimens cuits et crus.

Pharmacie. — La pharmacie tient un des principaux rangs dans les

(1) Tous ceux que j'ai fait construire depuis dix ans à la cuisine et à la salle des bains de l'Hôtel-Dieu, à l'hôpital Saint-Louis, à Baujon, à la Charité, à l'hôpital Saint-Antoine, à la Maison de Santé, etc., l'ont été d'après ces principes.

dépendances d'un hôpital. Elle doit être placée de manière à rendre le service aussi commode qu'il est possible, c'est-à-dire qu'il faut que la distribution des médicamens dans toutes les salles puisse se faire avec promptitude et à couvert. On y construira un vaste laboratoire pour la préparation des médecines, tisanes, potions, etc., et une pièce attenante pour la distribution de ces mêmes médicamens, qui doivent y être classés avec assez d'exactitude et de précision pour ne donner lieu à aucune méprise.

On croit inutile de répéter que les fourneaux de ce laboratoire doivent être construits d'après les principes exposés ci-dessus, pour l'économie du combustible. Cela doit s'entendre de tous les fourneaux sans distinction, à quelque usage qu'ils soient destinés (1).

Le laboratoire et les pièces attenantes seront voûtés et fournis d'eau en abondance. Sur le sol soigneusement recouvert de dalles ou tablettes de pierres bien jointes, on ménagera des conduites d'eau avec de fortes pentes, afin que le résidu des bassins ou des vases où les médecines auront été préparées soit entraîné facilement par des courans d'eau.

Un cabinet à part, mais contigu, sera destiné à renfermer les produits chimiques que le pharmacien en chef, ou ses aides, auront préparés. On doit aussi ménager, à proximité, des magasins et des caveaux propres à resserrer les plantes fraîches ou sèches, indigènes ou étrangères, les légumes, les fruits, les graines, les écorces, les poudres qui doivent entrer dans la composition des médicamens.

On placera dans le voisinage de la pharmacie les logemens des élèves et des gens de peine, et même celui du pharmacien en chef, à qui il appartient de les surveiller.

La pharmacie aura la même exposition que la cuisine et n'en sera pas éloignée.

Lingerie. — La lingerie forme aussi une dépendance importante d'un hôpital de premier ordre. On doit autant que possible la placer au centre, à cause de ses rapports avec tout le service et du besoin que les employés ont d'y recourir à chaque instant.

Elle doit être composée de plusieurs pièces. La première renfermera le linge non ouvré, destiné à remplacer annuellement celui qui

____

(1) Voir ceux que j'ai fait construire à la Pharmacie centrale des hôpitaux de Paris.

est hors de service : cette pièce sera vaste et planchéyée. On ménagera des croisées aux extrémités; de vastes armoires en occuperont la longueur. D'autres pièces placées à côté de celle-là, mais moins grandes, renfermeront le linge confectionné. On doit trouver à la suite la salle de travail munie de ses tables pour couper et appareiller, et une chambre pour la confection des bandes, du linge à pansement, de la charpie, etc. Toutes ces pièces seront plutôt parquetées et carrelées, ou du moins auront un bon plancher en chêne. Le logement de la lingère et des personnes qui travaillent sous sa direction sera contigu. La proximité des objets qui ont des rapports communs contribue beaucoup à la promptitude et à la régularité du service.

Je répéterai pour les escaliers de la lingerie ce que j'ai dit en général pour les escaliers. Ceux-ci sur-tout doivent être aisés, commodes, coupés par des palliers et munis de bons appui-mains, à cause des lourds fardeaux que portent ceux qui les montent et qui les descendent.

Buanderie. — Les détails d'une buanderie bien organisée sont nombreux et difficiles à rassembler, sur-tout à rapprocher. Il faut tendre à ce but autant que le permet le local. Il est sur-tout à désirer que la buanderie ne soit point éloignée de la lingerie.

Elle doit être au rez-de-chaussée et exposée au midi. Elle sera composée : 1° d'une grande pièce munie de plusieurs vastes lavoirs en pierre, dans lesquels l'eau viendra à volonté, pour y faire tremper le linge. Dans le pourtour seront ménagées des galeries où les blanchisseuses savonneront et battront le linge après qu'il aura passé par la lessive ; 2° d'une coulerie ou pièce garnie de baquets, cuves, etc., avec un fourneau pour chauffer la grande chaudière à lessive. Cette chaudière doit être accompagnée d'une pompe qui aspirera la lessive coulée, et la reconduira ensuite par des tuyaux dans la chaudière, où elle sera réchauffée pour être versée de nouveau sur les cuves qui contiennent le linge à nettoyer. Ces deux pièces doivent être d'une construction très-solide.

A côté et immédiatement, si faire se peut, on doit trouver des étendoirs, les uns couverts pour les tems de pluie, les autres découverts. On établira aussi pour l'hiver des séchoirs où l'on introduira, par des bouches ou conduits, la chaleur d'un fourneau ou foyer, afin de favoriser et de hâter le séchage du linge qu'on aura soin d'y suspendre.

Une autre pièce contiendra des presses destinées à exprimer l'humidité qui serait restée dans le linge, et à le réduire sous un moindre volume.

Dans quelque endroit à côté de la buanderie, il faut ménager un lavoir à part pour les emplâtres. Tout cet établissement, comme je l'ai déjà dit, sera au rez-de-chaussée.

Salle des morts. — Les corps de ceux qui ont succombé à leurs souffrances ne pouvant être inhumés qu'après un intervalle de tems convenable, un hôpital ne peut se passer d'un dépositoire ou salle des morts. Cette salle sera pratiquée dans le voisinage des infirmeries, construite solidement et exposée au nord. Elle doit être inaccessible à tous les regards, excepté à ceux des surveillans préposés à la garde de ces tristes restes.

Promenoirs. — Un exercice modéré étant un des moyens qu'employe la médecine pour opérer les guérisons ou hâter la convalescence, un hôpital doit avoir de vastes promenoirs, soit découverts pour les beaux jours, soit abrités pour les tems froids et humides. Un architecte intelligent ne négligera point une partie si essentielle. Il pratiquera donc, à côté de la salle des convalescens, de longues galeries et de belles allées d'arbres, où les malades iront prendre l'air et se fortifier par de salutaires promenades.

Chapelle. — La chapelle doit être toujours disposée de manière que les convalescens puissent y aller à couvert, de leur infirmerie, et qu'étant au centre de leur établissement, ceux qui ne peuvent quitter leur lit de douleur puissent, par des rappels convenus, se joindre d'intention aux prières que les ministres du culte adressent à Dieu en leur faveur.

Foux et folles. — Si l'hôpital est destiné à recevoir de foux et des folles, leur habitation et leurs promenoirs seront séparés. Il faut même disposer ceux-ci autrement que ceux des malades ordinaires. On y ménagera des terres propres à la culture, et l'on tâchera d'inspirer aux maniaques ou foux le goût de ce genre de travail. Rien ne peut leur être plus utile que cet exercice, recommandé par des médecins expérimentés. En occupant ainsi et en récréant leur imagination, on les détournera de leurs manies. Rien n'est plus propre à calmer le désordre de l'esprit que l'aspect d'un beau ciel, la verdure, un travail assidu, et sur-tout la réussite de ce travail.

Boulangerie, Boucherie, Écuries. — La boulangerie, la boucherie, les écuries, les cours de chariots et autres dépendances du même genre, doivent être éloignées des infirmeries et autres lieux destinés aux malades, afin qu'ils n'en soient pas incommodés.

Quant au logement des employés, soit en chef, soit en sous-ordre, leur situation doit être telle que ni les malades, ni eux, n'en éprouvent d'inconvéniens. Ces logemens seront placés d'une manière à favoriser le plus possible la surveillance, et à empêcher les abus en tout genre. Il n'est pas moins essentiel que chaque employé soit rapproché, autant que faire se peut, du lieu où il a des fonctions à exercer. Ainsi l'amphithéâtre anatomique se trouvera dans le voisinage des officiers de santé ; le caissier sera logé à proximité de la caisse ; l'économe, de ses magasins ; le sommelier, de ses caves ; les caves elles-mêmes seront plutôt pratiquées sous les bâtimens des divers offices que sous les salles.

Il est à peu près démontré qu'au moins à Paris, il n'y aurait pas grande économie à avoir des jardins potagers, fruitiers, ou même botaniques. Néanmoins, comme il est gracieux et commode d'avoir sous la main des légumes frais, des fruits de toutes saisons et les plantes dont on peut avoir besoin, il convient de ne point se priver d'une ressource agréable aux malades et utile à l'instruction des élèves en médecine ou en pharmacie. Je conseille donc de ne point négliger de pareils établissements.

Je bornerai aux articles mentionnés ci-dessus la description que je me suis proposé de faire d'un hôpital de malades tel que, seul, il puisse suffire à une grande cité.

A son mémoire, Clavareau joignait le plan ci-après, expliqué par une légende et qui différait principalement de celui de l'Académie par une plus grande agglomération de malades et par un moindre espacement entre le pavillon, deux défauts essentiels que ne rachetaient pas certaines améliorations de détails qui seront indiquées plus loin dans l'étude d'un programme récapitulatif.

8. — Projet Duchanoy

En 1812, M. Duchanoy, médecin de la Faculté de Paris et l'un des membres les plus distingués de la Commission administrative des hôpitaux et hospices civils qu'il avait concouru à organiser en 1802, présenta au Conseil général un mémoire tendant à la réorganisation de ces établissements, ainsi que le plan d'un hôpital, calqué sur celui de l'Académie des sciences, mais pour 600 malades au lieu de 1000, avec un nombre de pavillons égal à celui de l'hôpital Lariboisière, construit depuis.

L'auteur de mémoire, persuadé, comme Tenon, « qu'il ne » suffit pas, pour assurer la supériorité d'un établissement hos- » pitalier, de le construire suivant les règles de la bonne archi- » tecture ; il faut encore, disait-il en principe, qu'il réunisse » dans son ordonnance extérieure, et même dans quelques- » uns de ses accessoires extérieurs, toutes les dispositions, » toutes les facilités convenables à sa destination. »

M. Duchanoy établit la division entre les diverses catégories de malades, division qui, à son point de vue, devait permettre aux médecins de donner aux individus confiés à leurs soins une attention plus constante et surtout plus spéciale, chacun n'ayant à traiter que des affections de même nature. En outre, les malades isolés devaient être préservés des influences qui, dans une agglomération d'individus atteints de maux très-différents et souvent contagieux, peuvent compliquer et terminer même, d'une manière funeste, une affection simple à son début.

« *Respirer, c'est vivre* », dit M. Duchanoy. Aussi les parties qui se rattachent à la ventilation, si généralement négligée dans les hôpitaux jusqu'à cette époque, tiennent-elles une large place dans son projet.

« L'air, si on ne lui rend pas incessamment sa pureté, de-
» venant une cause de maladies au lieu d'être un moyen
» puissant de leur résister ou de les combattre, il faut, conti-
» nue-t-il, qu'il soit possible de le renouveler pour ainsi dire à
» volonté ; et pour cela, dans chaque salle, il y a cinq portes,
» non compris l'entrée par l'antisalle, les croisées qui mon-
» tent jusqu'au plafond et les ouvertures d'en bas près du
» plancher. »

Les ventilateurs, destinés à créer une force expulsive et des courants capables de chasser au dehors les mauvaises odeurs, se composent de deux ouvertures latérales, près de l'entrée des salles, recevant l'air de deux cours. Ces cours se terminent en cul-de-sac et donnent aux vents qui s'y portent une si grande force, qu'ils enfilent aisément l'entonnoir des ventilateurs.

Les courants, parfois trop actifs, sont modérés au moyen d'ajoutoirs garnis d'éponges ou bouchés à volonté. Ces éponges ont encore d'autres usages dont on peut tirer parti dans certaines circonstances, soit en les mouillant d'eau ou de vinaigre simple ou camphré, soit en les chargeant d'aromates et de parfums.

Un autre ventilateur apporte l'air des couloirs et des cours intérieures.

Les baies par où les courants doivent s'échapper sont aussi nombreuses que les croisées, et c'est la partie cintrée de ces dernières qui sert à cet usage. *Les malades sont préservés du contact trop immédiat de l'air à l'aide de rideaux.*

Tout ce qui concerne le service de propreté est également prévu : balayage, lavage et nettoyage journalier des salles, des cours et de toute la maison ; enlèvement des immondices ;

isolement des latrines; établissement de cabinets de propreté et de conduits pour les eaux, etc., etc.

Ventilateur. — Une cheminée-ventilateur règne de bas en haut, entre la muraille et les latrines, pour porter la mauvaise odeur jusqu'au-dessus des toits.

La tenue de la lingerie, de la buanderie et des bains, est aussi l'objet d'une étude spéciale.

Ensemble du plan. — L'édifice se compose d'un rez-de-chaussée surmonté de deux étages.

Un grand corridor, qui règne d'un bout de l'hôpital à l'autre et qui est coupé par trois petits corridors transversaux, traverse tout le premier étage, comprenant les antisalles, les salles des malades, les salles des appareils et leurs dépendances, la lingerie, les bureaux et les salles destinées aux opérations chirurgicales.

Un balcon, destiné à faire prendre l'air aux malades qui ne peuvent descendre dans les promenoirs, fait partie de cet étage.

Le second étage est affecté spécialement aux malades de la médecine et reproduit exactement les dispositions du premier.

Les greniers, situés au-dessus, sont plafonnés pour servir de salles de rechange et de promenoirs.

La hauteur des salles est d'environ 6 mètres. — Un trottoir, élevé de quelques centimètres seulement et de 0ᵐ66 de largeur, règne tout le long des murailles, intérieurement; au dehors, un balcon fait le tour des salles, sur les cours et les promenoirs. Des portes s'ouvrent sur les balcons et des ouvertures sont pratiquées au-dessous des croisées pour le service de propreté.

Les antisalles constituent un point central d'où l'œil se

dirige aisément sur toutes les parties du service; elles servent aussi de promenoirs d'hiver.

Les promenoirs extérieurs sont ménagés de manière à pré senter un abri en cas de mauvais temps et situés dans la meilleure exposition possible pour le bien-être des convalescents.

En 1831, à la première annonce de l'apparition du choléra à Londres, M. le comte de Bondy, alors préfet de la Seine, avait posé au Conseil général des hospices plusieurs questions que celui-ci s'était empressé de renvoyer à l'examen de deux commissions: l'une administrative, composée de MM. le comte Chaptal, le baron Camet de la Bonardière et Cochin ; l'autre sanitaire, dont MM. le baron Portal, Antoine Dubois, Lisfranc, Chomel, Cruveilhier, Parent-Duchâtelet et Guéneau de Mussy furent nommés membres (1).

9. — Projet Gau

En 1832, M. Gau, architecte de l'administration, chargé de revoir les divers projets de l'Hôtel-Dieu, entrait résolument dans la voie des désencombrements, en proposant de

(1) Ces questions, extraites de la lettre précitée, se réduisent aux points suivants :

1° Quels sont les caractères de la maladie et quel est le mode de traitement à y opposer?

2° Quelles dispositions particulières seraient à prendre dans les établissements de l'administration où se trouvent constamment réunis un grand nombre de personnes ?

3° Dans le cas où les hôpitaux deviendraient insuffisants, comment assurer ailleurs aux malades les soins dont ils auraient besoin?

4° Quelles sont les précautions à observer dans les usages habituels de la vie, afin de se soustraire à la contagion?

réduire le nombre de lits à 200 et de transporter l'établissement principal dans le bâtiment du grenier de réserve, où
l'on venait déjà d'établir un hôpital temporaire de 600 lits.

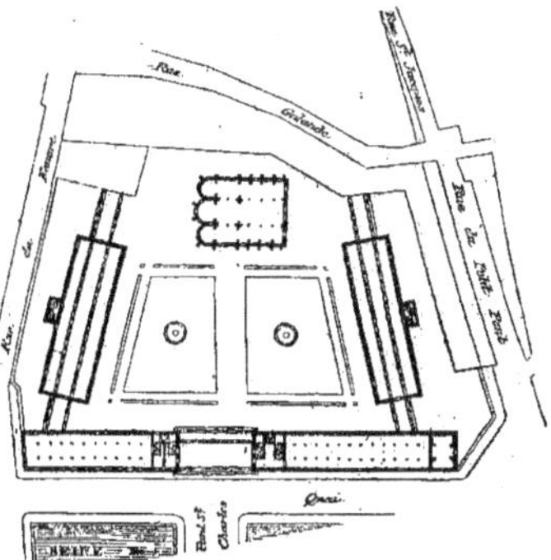

Pl. XII, fig. 13. — Infirmerie centrale. — Projet Gau.
Échelle de 0,0005 p. 1 m.

L'infirmerie Gau se composait de deux bâtiments, avec pé-
ristyle au centre, qui s'élevaient, en façade, sur le prolonge-
ment projeté du quai St-Michel, entre le Petit-Pont et le
Pont-aux-Doubles, projet réalisé, quelques années plus tard,
au moyen du dédoublement des bâtiments St-Charles.

Deux autres pavillons, reliés aux premiers par des galeries
formant terrasse en dessus et englobant la rue de la Bûcherie et la rue St-Julien-le-Pauvre, suivaient obliquement, par
rapport au quai, les deux rues du Fouarre et du Petit-Pont,
dégageant, à l'extrémité d'un jardin suffisamment vaste, la
façade latérale de la petite église de St-Julien-le-Pauvre, qui
dessert l'hôpital et que le Conseil tenait à restaurer et à con-

server comme le dernier vestige contemporain de l'antique
Hôtel-Dieu.

---

10. — Programme pour la construction de l'hôpital
Lariboisière

Le 11 décembre 1839, la Commission médicale chargée
d'examiner le projet d'hôpital qui fut, depuis, celui de
Lariboisière, exprimait l'avis que la longueur des salles fût
augmentée de 5 mètres, afin d'élever à 52 mètres le cube d'air
qui, d'après le projet, n'était que de 46 mètres par malade;
elle demandait aussi que les trumeaux fussent élargis pour y
placer deux lits. On verra, par la suite, les hygiénistes se
préoccuper de plus en plus d'accroître les espaces superficiels
et cubiques des salles.

La même Commission aurait voulu ventiler les salles et
égayer les malades par un foyer à feu visible, placé dans chaque salle; mais les procédés de ventilation artificielle, très-
préconisés à cette époque, furent préférés.

De son côté, M. Sanson Davillier, un membre du Conseil
général des hôpitaux, s'inspirant des vues exprimées cinquante années auparavant par l'Académie des sciences, pré-
conisait les petites salles, de dix lits au plus, les promenoirs
à air libre pour la belle saison et les galeries de communication closes. Il recommandait aussi, dans son rapport, de placer la chapelle, la cuisine et les bains, au centre de l'établissement, et de séparer ceux-ci, pour les deux sexes, en leur
donnant un accès couvert.

Ce rapport considérait, avec raison, comme absolument
contraires aux règles de l'hygiène les salles accédant à des

corridors et ne prenant jour et air que d'un seul côté, telles
que celles de l'Hôtel-Dieu de Paris, de King's College Hospital, l'un des hôpitaux modèles de l'Angleterre, et celles de
l'hôpital Netley, dispositions combattues déjà par Miss Nightingale, en ces termes :

« Toutes les salles de malades ont leur ventilation réunie
» par un corridor qui court d'un bout à l'autre du bâtiment.
» Il semble qu'on ait voulu empêcher la ventilation naturelle,
» se priver de lumière et assurer dans toutes les salles l'é-
» gale diffusion d'une atmosphère viciée. »

En définitive, le programme de l'Académie fut appliqué in-
tégralement.

11. — Programme Anglais (1855)

Pendant que les projets de l'hôpital Lariboisière s'élabo-
raient péniblement et que ceux relatifs à l'Hôtel-Dieu res-
taient en suspens, plusieurs villes, comme Orléans, Bordeaux,
reconstituaient leurs hôpitaux, en reproduisant plus ou moins
fidèlement les plans de l'Académie.

Dans la plupart des grandes villes européennes, on étudiait
aussi, depuis quelques années, les moyens d'améliorer les conditions sanitaires des hôpitaux. Les plus importantes de ces
études furent faites par la Commission anglaise chargée, en
1855, de visiter les hôpitaux militaires et les casernes de la
Grande-Bretagne et des colonies.

En ce qui concerne les hôpitaux, la Commission anglaise,
présidée par lord Munk et composée de MM. Sidney Herbert,
secrétaire au département de la guerre; des docteurs Suther-

land et Burrel; du capitaine du génie Donglus Dalton (1), recommandait « un bon emplacement, le drainage du sol, la cul-
» ture en jardins du pourtour des bâtiments, l'espacement de
» ces derniers à deux fois au moins leur hauteur, la réduction
» des étages à deux au plus, l'élévation des parquets au-dessus
» du sol, au moyen de soubassements voûtés peu élevés et
» bien ventilés ; des escaliers en forme de puits surmontés d'un
» lanterneau vitré, la simplicité dans les constructions, beau-
» coup d'eau et de lumière, l'application d'un enduit en ciment
» blanc verni sur les murs et les plafonds, afin qu'on puisse
» les savonner; l'emploi pour les parquets de bois durs, tels
» que le chêne ou le teak, de préférence au sapin, etc.

» Les salles doivent se ventiler au moyen de fenêtres pra-
» tiquées en grand nombre et de tuyaux placés dans les murs.
» Elles peuvent être chauffées par des cheminées ventilatri-
» ces. L'eau doit être livrée partout, mais il faut éviter de
» placer des citernes sous les toits de l'hôpital. Les égouts ne
» doivent jamais traverser l'emplacement des bâtiments, et il
» faut les ventiler (2). »

Le rapport (*Blue Book*) de la Commission anglaise renferme, en outre, d'excellents conseils pour les détails d'installation des water-closets, urinoirs, cuisines, ascenseurs, buan-
deries et services mortuaires.

En 1862, dans un important ouvrage ayant pour titre :
Etude sur les hôpitaux, M. Husson, directeur de l'Assistance publique de Paris, posait, en ce qui concerne les hôpitaux à créer, les questions suivantes :

(1) A cette Commission furent adjoints, pour les Indes, sir Richard
Airey, le docteur Logan, le colonel sir Proby Cautley, le capitaine
Belfied, sir Ranald Martin et M. Rawlinson.

(2) *General Report of the Commission appointed for improving the sa-
nitary condition of barracks and Hospital.*

1° Quelles sont les considérations qui doivent déterminer le choix des emplacements destinés à la construction des hôpitaux ?

2° Y a-t-il lieu d'adopter le système des grands ou des petits hôpitaux ? Quel est, dans les cas òrdinaires, le nombre maximum de lits qu'ils doivent contenir ?

3° Comment doivent être disposés les bâtiments ? Doit-on, lorsque la configuration de l'emplacement le permet, employer exclusivement soit le système des bâtiments continus, soit celui des pavillons isolés ?

4° Quel est le nombre maximum des étages à ménager dans les bâtiments de malades ?

5° Quelle dimension convient-il de donner aux salles ? Quel est le nombre maximum de malades à réunir dans chacune d'elles ? Quel est le cube d'air à déterminer pour chaque malade ?

6° Quelles dépenses y a-t-il lieu de ménager pour l'usage spécial des malades ? Y a-t-il lieu de former, soit en contiguïté des salles, soit pour tout ou partie de chaque bâtiment, une pièce commune destinée à l'usage de réfectoire et de lieu de réunion, ainsi qu'un cabinet pour les soins de la toilette et de la propreté ?

7° Comment doivent être disposées les fenêtres ? Quelle largeur faut-il donner aux trumeaux et quel est le meilleur mode de placement des lits ?

8° Quel est le système le plus convenable à adopter pour la peinture des murs des salles des malades ?

9° Quel est le meilleur mode d'entretien et de nettoyage des parquets ?

10° Quels moyens ou quels systèmes convient-il d'appliquer pour le chauffage et la ventilation des salles de malades ?

11° Quelle serait la meilleure installation des cabinets d'aisances ?

12° Y a-t-il lieu d'avoir, dans les hôpitaux, des salles spéciales pour les opérés, pour les maladies contagieuses et pour les convalescents ?

13° Convient-il de ménager dans les hôpitaux nouveaux, et, autant que possible, dans les anciens hôpitaux, une ou plusieurs salles de rechange, pouvant faciliter l'évacuation des salles trop longtemps occupées ou mises en réparation, et former ressource en cas d'épidémie ?

14° Dans quelles limites y a-t-il lieu d'appliquer aux anciens hôpitaux les dispositions qui auront été reconnues les meilleures en ce qui touche les hôpitaux à créer ?

15° Faut-il, là où il existe de grandes salles, en réduire les dimensions par des séparations destinées à diminuer le nombre des malades réunis?

16° Quelles dépendances utiles aux malades pourraient être ménagées à l'intérieur ou aux bords des salles, sans réduire trop sensiblement le nombre de lits?

Traitement externe

17° Y a-t-il lieu de réorganiser sur de nouvelles bases le traitement externe institué près des hôpitaux?

<hr>

12. — Discussions de la Société de chirurgie de Paris

En 1864, la Société de chirurgie de Paris ouvrait les discussions les plus intéressantes sur l'hygiène et la salubrité des hôpitaux, conformément aux propositions de M. Trélat, qui venait de publier un mémoire ayant pour titre : *Étude critique sur la reconstruction de l'Hôtel-Dieu de Paris.*

En reproduisant ces discussions, nous en ferons ressortir les parties essentielles :

(Séance du 5 octobre 1864)

M. TRÉLAT. — Les questions relatives à l'hygiène des hôpitaux sont extrêmement vastes et complexes. Que si l'on se préoccupe des moyens généraux de répartir ou de diminuer le nombre des malades qui fréquentent les hôpitaux, on touche à l'assistance publique et on est forcément conduit aux problèmes les plus élevés du paupérisme et de l'économie sociale. D'autre part, quand on recherche les meilleurs procédés à suivre pour remplir des indications spéciales, on arrive à l'étude technique de machines et d'appareils.

Bien que ces deux ordres de faits, les uns très-généraux, les autres très-particuliers, se rattachent d'une manière étroite aux notions de la salubrité hospitalière et présentent un haut intérêt, je ne me propose pas de les traiter ici, parce que les premiers me paraissent en dehors du cercle de nos travaux habituels et que les seconds sont moins importants, moins influents que les données fondamentales d'espace, de nombre de malades agglomérés, de situation générale, de rapports des bâtiments entre eux.

Ce sont ces données que je désire indiquer à votre attention ; c'est sur elles que je voudrais surtout voir porter la discussion, à cause de leur importance d'abord, ensuite parce qu'elles me semblent négligées, mal comprises ou mal interprétées dans nos constructions hospitalières, et qu'il est urgent de les faire valoir au moment où on semble les laisser dans le plus complet oubli en reconstruisant l'Hôtel-Dieu.

S'il est un point sur lequel tout le monde semble d'accord, c'est que « l'atmosphère d'un hôpital doit être aussi pure que possible ; c'est » qu'il doit être largement et librement exposé à l'aération. »

A ce propos, M. Trélat rappelle les remarquables résultats observés, en 1814, dans nos abattoirs à peine clos, les résultats non moins remarquables, répétés et persistants, signalés par M. Michel Lévy pour les hôpitaux sous tente, établis lors de la guerre d'Orient.

Il faut ajouter que cette puissance d'une atmosphère pure a paru si grande à la Commission sanitaire anglaise pour les hôpitaux militaires, qu'à un nouvel hôpital de Woolwich on a pris des dispositions pour placer à l'extérieur jour et nuit les malades blessés ou amputés, ou exposés d'une façon quelconque à l'infection nosocomiale. « Ne sa- » vons-nous pas, dit Trélat, que les lésions ou opérations chirurgicales » guérissent chez les habitants des campagnes avec une merveilleuse » simplicité ? Ce n'est pas le bien-être de l'habitation, c'est encore » moins l'alimentation, souvent mauvaise, qui produisent ce résultat : » qu'est-ce donc alors, sinon le bénéfice d'une atmosphère de verdure » et de soleil ? »

« Tant vaut l'air d'une localité, disait M. Michel Lévy à l'Académie » de médecine, d'une ville, d'un quartier, d'une rue, tant vaut l'aéra- » tion d'une salle, fût-elle assurée dans la plus généreuse mesure et » au moyen des appareils les plus perfectionnés. »

Remarquons en passant combien les procédés de ventilation artificielle laissent à désirer jusqu'ici ; coûteux, irréguliers dans leur marche, généralement insuffisants, même les plus parfaits, à remplir leur but, ils ne peuvent inspirer qu'une confiance médiocre.

Au reste, les hôpitaux Lariboisière et Beaujon nous en fournissent une preuve convaincante.

Il faut encore autre chose. Je l'ai déjà dit, mais j'insiste à nouveau, « il faut un milieu atmosphérique pur ; il faut encore que tout soit » disposé pour la libre et abondante circulation de l'air ; il faut que » les vents puissent balayer facilement les surfaces de construction, » qu'ils ne rencontrent ni angles ni parties rentrantes, que le soleil » puisse baigner la totalité des bâtiments ; il faut enfin que ces bâti- » ments, largement espacés et complétement séparés les uns des au- » tres, ne constituent pas des foyers d'infection réciproque dont la » puissance croît avec le nombre.

» Dans ma pensée, un bon hôpital, bien situé, consisterait en un » bâtiment unique ou des bâtiments peu nombreux, séparés par des » espaces de 80 à 100 mètres, exposés sans obstacles au vent, à la » pluie et au soleil, et se développant en lignes droites et paral- » lèles. »

Cette donnée n'est assurément pas compliquée, mais deux condi-tions fondamentales sont nécessaires à son exécution. « Il faut de l'es- » pace et un nombre restreint de malades. »

« Cette condition d'espace est de premier ordre : avec des hauteurs » et des largeurs de salles déterminées, un nombre limité d'étages, » une seule quantité reste variable, c'est l'intervalle des bâtiments ; » or celui-ci dépendra uniquement de l'étendue du terrain par rapport » au nombre des malades, ou, d'une manière plus simple, de la super- » ficie allouée à chaque malade. » Cette superficie n'a jamais été fixée que de sentiment. Elle varie beaucoup : souvent restreinte, parce qu'on a subi le terrain au lieu de le choisir, et parce qu'on a multiplié les constructions après coup, elle est quelquefois large, comme à l'hôpi-tal Saint-Louis, œuvre remarquable, je dirais volontiers la plus remar-quable en ce genre qu'on puisse voir à Paris, non comme type d'hô-pital à copier, mais comme admirable réalisation d'un programme très-particulier.

J'ai cherché à déterminer quel espace superficiel correspondait à une bonne disposition. Pour cela, j'ai étudié comparativement la su-perficie totale, la distribution des bâtiments et les résultats définitifs, c'est-à-dire la mortalité. Choisissant entre ces deux termes, j'ai dit qu'«il ne paraissait pas possible de disposer convenablement un hôpital, » à moins que chaque lit ne représentât au moins 50 mètres carrés de » terrain. » Dans mon opinion, « c'est une mesure très-étroite, la plus

étroite possible », mesure qu'il est désirable de voir dépasser largement. J'ai été contredit par l'administration. On m'a répondu que ce
genre d'évaluation n'avait pas de portée et que ces conditions d'espace
pouvaient varier suivant les cas sans grands inconvénients.

Sans insister davantage sur ce cas particulier, je crois qu'un grand
espace est une condition nécessaire à laquelle rien au monde ne peut
suppléer, et que jamais, sans nuire gravement à la salubrité d'un hôpital un peu nombreux, on ne devrait descendre au-dessous du chiffre
que j'ai indiqué.

« Avec un grand espace proportionnel, il faut encore que le nom-
» bre des malades soit assez restreint.

450 ou 480 malades est un chiffre extrême que je ne voudrais pas voir
franchir.

C'est que pour assurer le service de ces vastes édifices, pour pourvoir à leurs fonctions, il faut des installations très-coûteuses, des dispositions en rapport avec leur étendue et le nombre des malades, et
les quelques économies que l'on fait sur la toiture et les murailles se
fondent bien vite dans des services généraux très-dispendieux.

Vous voyez donc, Messieurs, que « des hôpitaux restreints, spa-
» cieux, aérés, illuminés de soleil, loin d'être un rêve impossible à
» réaliser, joindraient à tous ces avantages celui non moins grand
» d'une réelle économie. »

M. VERNEUIL. — La discussion doit conserver un caractère entièrement scientifique, sans s'inquiéter des convenances de l'administration
d'hier, d'aujourd'hui ou de demain. Nous devons, dit-il, ne nous préoccuper que d'une chose, réunir et discuter froidement les meilleures
conditions d'un hôpital salubre, d'un hôpital dans lequel il nous soit possible de soigner et de guérir nos malades et nos opérés, d'un hôpital
où les opérations, même les plus simples, ne soient pas constamment
suivies d'érysipèle.

Si après cela l'administration juge convenable de tenir compte de
nos observations et de nos vœux, tant mieux pour les malades. Si, au
contraire, nos travaux n'ont pas cet heureux résultat, nous aurons du
moins la conscience d'avoir fait notre devoir, et il ne sera pas dit plus
tard qu'à la fin du dix-neuvième siècle, les chirurgiens et les médecins
n'ont pas protesté contre un esprit de routine digne du seizième
siècle.

M. LARREY pense aussi que la discussion doit rouler purement et
simplement sur la question d'hygiène et de salubrité des hôpitaux en-

visagée d'une manière générale, tout en cherchant à appliquer ces données à la construction du futur Hôtel-Dieu.

(Séance du 19 octobre)

M. Léon Le Fort.—Nous devons éclairer par nos discussions, guider par nos conseils, qu'on les accepte ou non, ceux qui pourraient croire que le pouvoir de faire donne la science de bien faire, défendre la vie de nos malades mise en péril par des projets témérairement conçus, empêcher que nos nouveaux hôpitaux soient aussi meurtriers que les anciens, éviter le retour de ces funèbres statistiques où, sur 35 amputés de la cuisse, nous trouvons 26 morts. Responsables devant la science, responsables devant notre conscience de la vie de nos malades, notre abstention ne saurait être justifiée. Rappelons-nous qu'au-dessus de l'autorité supérieure, à quelque hauteur qu'elle se place, il y a la vie du pauvre à protéger, l'erreur à combattre, la vérité à défendre. Suivons chacun le précepte : « Fais ce que dois! » et, si nous avons à prononcer sans être entendus et écoutés le : *Caveant consules,* nous aurons du moins fait notre devoir.

« Lorsqu'il s'agit de la création d'un nouvel hôpital, la question de » la dimension du futur établissement, celle du chiffre de la population » qu'il devra abriter, doivent autant que possible être résolues tout » d'abord. Un hôpital ne doit pas être construit pour occuper ou rem- » plir un espace choisi de terrain, c'est au contraire l'emplacement » qui doit être choisi suivant le plan adopté pour l'hôpital. » Ce n'est qu'après avoir discuté et décidé cette question que l'on doit aborder celle du choix de l'emplacement, ou l'on s'expose à sacrifier dans la construction bien des règles hygiéniques incompatibles avec l'étendue du terrain primitivement choisi. Si telle me paraît devoir être dans la pratique la marche à suivre, telle elle n'est pas forcément dans un débat scientifique, et j'examinerai tout d'abord la question de l'emplacement des hôpitaux.

M. Le Fort dit que les établissements hospitaliers doivent être placés vers la circonférence, ou mieux encore en dehors des villes; il donne, d'après le *Blue Book* présenté au Parlement anglais, la statistique de la mortalité après les imputations faites pendant ces derniè- res années dans les hôpitaux de Londres, dans ceux des grandes villes d'Angleterre, et enfin dans ceux des petites villes, établissements aux-

quels ils donnent le nom d'hôpitaux ruraux. Ce tableau se résume de
la manière suivante :

MORTALITÉ POUR CENT OPÉRÉS

	Amputation de la cuisse	Amputation de la jambe	Amputation du bras	Amputation de l'av.-bras
Hôpitaux de Londres....	36	30.6	22.9	13 1
— provinciaux	34 5	21	26.3	7.6
— ruraux.....	24	16.9	17.7	8 5

La différence, déjà si grande, eût été plus marquée encore si les
rapporteurs avaient classé les hôpitaux suivant qu'ils sont à l'extérieur ou à l'intérieur des villes.

En ce qui concerne Londres, Birmingham, Bristol, Leeds, Liverpool,
Sheffield, Edinburgh, Glasgow et Dublin, M. Le Fort arrive aux résultats suivants :

Hôpitaux situés au centre de la ville, 39,1 pour 100 de mortalité ;
hôpitaux situés à la circonférence ou au dehors de la ville, 24,2 pour
100 de mortalité.

La situation exceptionnelle de Saint-Georges, à Londres, l'a fait
placer dans la seconde classe.

A ces avantages déjà si grands d'un air plus pur, d'une situation
plus salubre, s'en joint un autre dont il me faut bien parler : *le prix
des terrains*. Ce n'est pas là, croyez-le bien, Messieurs, une question
étrangère au sujet. Cette raison d'économie a sans nul doute concouru,
avec les raisons d'hygiène, pour engager les médecins et les administrateurs de presque toutes les villes d'Europe à placer les hôpitaux
vers la circonférence ou en dehors des villes.

Elle serait sans réplique, Messieurs, si tous les malades qui viennent réclamer les secours hospitaliers se trouvaient dans les conditions d'un malheureux victime d'un accident imprévu, atteint d'une
fracture compliquée, d'une plaie grave, d'une hémorrhagie sérieuse,
d'une inflammation aiguë de la poitrine ou des viscères abdominaux.
Il y aurait de graves inconvénients et il y aurait inhumanité, il y aurait même quelquefois danger pour sa vie à faire parcourir à ce malade un long trajet avant de lui ouvrir l'asile qui doit le recevoir.
Celui-là, nous devons le soigner, et, si nous pouvons, le guérir, malgré
les conditions fâcheuses que crée pour lui le voisinage des aggloméra-

tions urbaines, où les habitations, comme le dit le projet administratif, se disputent l'air et la lumière.

Mais tous les malades se trouvent-ils dans ces conditions?

Non, Messieurs; et vous, du moins, vous savez quels sont, à cet égard, les besoins réels de la population ouvrière. C'est à peine si un dixième de ceux auxquels les hôpitaux donnent asile se trouve dans ces conditions d'urgence. Sans doute, en chirurgie, l'urgence est quelquefois absolue; mais c'est aussi en chirurgie que cette absence d'urgence dans les secours se montre le plus souvent et au plus haut degré.

M. LE FORT a fait une enquête de laquelle il résulte que, sur 72 malades couchés dans la salle Sainte-Jeanne de l'Hôtel-Dieu, le 17 août, plus de la moitié appartenaient à des arrondissements éloignés.

Après avoir réfuté l'objection relative aux déplacements imposés aux médecins ou élèves pour se rendre dans les hôpitaux situés hors des grandes villes, en montrant l'exemple des principales capitales d'Europe, M. Le Fort résume ainsi son opinion :

« Les villes où la population n'excède pas cent mille habitants doi-
» vent construire leurs hôpitaux loin du centre des habitations.

» Les capitales ou les villes occupant une large superficie de ter-
» rain doivent avoir :

» 1° Des hôpitaux de secours destinés aux malades d'urgence et ré-
» partis suivant les centres d'agglomérations ouvrières, consistant,
» pour les malades, en un bâtiment unique et isolé sur toutes ses faces,
» renfermant, sans exception, un maximum de cent lits, desservi par
» un ou plusieurs médecins non résidants, des internes résidants et
» des élèves libres, ayant un service de consultation et un traitement
» interne;

» 2° Des hôpitaux de 350, 400 ou même 450 lits, placés hors de la
» ville, formés de bâtiments très-espacés les uns des autres, divisés
» en hôpital d'hiver et hôpital d'été, desservis par des médecins rési-
» dants et non résidants, par des internes logés dans l'établissement;

» 3° Un hôpital d'instruction, spécialement destiné à l'enseigne-
» ment clinique des diverses branches des sciences médicales et chi-
» rurgicales.

» Tout malade atteint d'une affection nécessitant les secours de la
» médecine ou de la chirurgie, pouvant être soulagé, amélioré ou guéri
» par des soins journaliers, mais ne pouvant trouver chez lui les con-
» ditions matérielles indispensables à sa guérison, doit trouver asile

» dans les hôpitaux : telle est la loi d'humanité que nous impose notre
» organisation sociale. Le malade seul doit y trouver accès : telle est
» aussi la loi de l'hygiène et d'une bonne administration. »

M. Le Fort ajoute :

Théoriquement et pratiquement, la question de l'emplacement des
hôpitaux se rattache intimement à celle des dimensions qu'il doit
avoir, de la population qu'il doit abriter. Il ne faut plus que notre siècle voie s'élever de ces hôpitaux de 1,000 à 1,200 malades, à moins
qu'on ne puisse, comme à Saint-Pétersbourg, isoler à tel point les différents services que l'hôpital occupe une superficie de plusieurs kilomètres.

Cette condition d'isolement peut seule justifier des hôpitaux de 500
à 600 malades ; mais elle entraîne la nécessité de tels emplacements
qu'on ne peut guère les trouver qu'à l'extérieur des villes et au prix
de grands sacrifices pécuniaires. L'étendue du terrain choisi doit s'accroître, en effet, non proportionnellement, mais suivant une progression que j'exprimerai par les chiffres 1, 3, 6, 10, 15, 21, 28, 36, ce qui
donnerait comme minimum de superficie, pour un hôpital de :

100 malades,	2,500	mètres.
200 —	7,500	—
300 —	15,000	—
400 —	20,000	—
500 —	37,500	—
600 —	52,500	—
700 ·	70,000	—
800 —	100,000	—

M. Le Fort montre, d'après les statistiques anglaises, la mortalité
des malades et opérés croissant en raison de l'agglomération des malades, et s'élevant de 6,6 pour 100 dans les hôpitaux de 100 malades, à
35,9 pour 100 dans ceux de 400 malades et plus.

Il termine en indiquant les conditions topographiques d'un bon emplacement :

« Lieu découvert, vers le haut des collines plutôt qu'en plaine, dans
» les plaines plutôt que dans les vallées ; se rapprocher des fleuves
» à eau courante et limpide ; s'éloigner des rivières aux eaux profon-
» des et presque stagnantes.

» Rechercher les terrains granitiques, siliceux ou calcaires; éviter les
» terrains marécageux, bas, humides, les terrains d'alluvion...; abri-
» ter l'hôpital des vents du nord, l'exposer à la bienfaisante influence
» du sud, chercher pour lui l'aération, mais le mettre à l'abri des cou-
» rants d'air violents. »

M. GIRALDÈS. — Dans une entreprise aussi complexe, on se conduit
souvent comme s'il s'agissait de faire le plan d'un grand hôtel, et on
élimine trop facilement un des termes les plus importants de l'équation
à résoudre, le malade. On oublie encore des points tellement élémentaires que, ainsi que l'a dit avec beaucoup de raison M. Trélat, ils sont
presque une banalité. Or ces trois points élémentaires dans le plan de
l'Hôtel-Dieu donnent prise à de sérieuses objections. Ces trois points
sont : la *position*, la *configuration*, la *capacité de l'édifice*.

La position. — Outre la nature du sol, l'orientation d'un hôpital demande une sérieuse attention. « La position d'un hôpital doit être telle
» que, dans toute saison, il soit le plus possible baigné par le soleil et
» balayé par le vent et la pluie. »

Iberti insistait beaucoup, en 1788, sur cette condition : l'importance,
la nécessité d'une bonne et complète ventilation. Pringle considérait
le mauvais air des salles d'un hôpital comme une cause de maladie et
de mort. Il donnait le conseil, lors des épidémies, de placer les malades
dans les églises, dans les maisons en démolition.

Brockeleby, en 1758, partage les mêmes idées. Se trouvant dans
l'impossibilité de se procurer des maisons pour ses malades, il proposa
d'élever des cabanes près de la forêt, couvertes de chaume, assez
spacieuses pour loger 120 malades, et, quoique le temps fût vif et froid,
les malades guérirent plus vite que ceux qui étaient dans les hôpitaux
et même dans les châteaux.

Les diverses dispositions d'un hôpital sont en rapport avec le chiffre
de la population qu'il doit contenir; ainsi, si l'on veut élever dans un
espace donné un bâtiment pour contenir le plus de monde possible, on
est obligé d'avoir recours à des artifices d'architecture, multiplier les
ailes, accumuler étage sur étage et donner à l'édifice une configuration qui, par la nature de ses dispositions, empêche la libre circulation
de l'air et l'accès facile des rayons solaires.

Toutes les dispositions doivent être conçues dans le but d'isoler les
malades, d'éviter l'encombrement de très-grandes salles, afin de permettre à l'air et à la lumière un accès facile.

Une salle de malades n'est pas un dortoir. Elle exige une capacité plus grande, des dispositions différentes. Le percement doit être soigneusement étudié et combiné de façon qu'il puisse favoriser la ventilation et fournir une aération complète des salles.

Si l'on examine l'espacement nécessaire à chaque lit et les diverses servitudes, on est obligé de convenir que, pour échapper aux reproches énergiquement formulés par Pringle, Soutean et Blisard, et éviter les inconvénients si judicieusement indiqués par Deschanoy, on est forcé d'abandonner les 700 ou 800 lits, et on est conduit à adopter le chiffre de 350 à 400, comme permettant de mieux réaliser toutes les conditions hygiéniques indispensables à un hôpital. Pourquoi cette limite, minime en apparence? Depuis Pringle, il est démontré que l'air des salles d'hôpital est un élément très-nuisible aux malades, un élément toxique. L'air des salles constitue un milieu particulier, désigné par Roberton sous le nom d'atmosphère d'hôpital, et que je crois, pour en mieux faire apprécier les inconvénients, pouvoir appeler *malaria nosocomiale*.

Pour se débarrasser de ce miasme, de cette malaria, on procède exactement comme si l'on voulait ventiler une salle de théâtre. Le chiffre d'acide carbonique fourni par l'expiration d'un homme adulte, dans un temps donné, est comme étalon, comme point de départ. On calcule ensuite combien il faut d'air pour l'excès d'acide carbonique de l'atmosphère de la salle au chiffre normal; et, après avoir trouvé 1,500 ou 2,000 pieds cubes par heure et par malade, — on ajoute généreusement 400 ou 500 pieds cubes en plus, — on affirme que la ventilation est parfaite, on se donne un brevet de satisfaction et on croit avoir tout fait. Malheureusement les choses ne sont pas aussi simples.

Dans le but d'arriver à la ventilation des salles, ventilation qu'on paraît confondre avec aération, on aura recours à des appareils ventilateurs.

(Séance du 26 octobre)

M. Trélat. — Quel est le Parisien qui peut dire : Je respire un air qui n'a pas déjà été respiré par une, — que dis-je ! — par cent autres personnes?

Que veut-on que soit l'air d'un hôpital placé dans une atmosphère pestilentielle semblable? (Le mot n'est pas de moi, mais de M. Pidoux.)

Tout édifice construit pour être le centre d'un encombrement quelconque devrait être placé loin des villes. Les chemins de fer permettent aujourd'hui ce qui eût été impossible jadis, sans nuire à l'économie, au service nosocomial et au devoir humanitaire à remplir ; non-seulement ils le permettent, mais ils rendent tout cela facile, économique, agréable et certain.

Je crois remplir un devoir en vous écrivant ce que je pense ; ma conviction est profonde ; j'ose donc espérer que vous voudrez bien accepter mes observations.

M. VERNEUIL. — Tout démontre que le *maximum de population ne doit pas atteindre* 400.

La distance ne nous fait rien ; nous irons là où vous nous mettrez, et les malades aussi. Faites-nous des pavillons à un seul étage, séparez complétement le rez-de-chaussée du premier, construisez en plâtre et en fer ; chauffez-nous suffisamment en hiver, rafraîchissez-nous en été : des poêles et des fenêtres ouvertes, c'est tout ce qu'il nous faut.

Construisez des salles petites ; mais, là où vous mettiez 15 lits, mettez-en 6 seulement ; que l'hôpital ne renferme pas plus de 200 lits. Ne nous accordez rien de superflu, rien que le strict nécessaire, et voyons ensemble ; la statistique, attentivement interrogée, ne tardera pas à répondre.

Voilà le seul langage que nous pouvons tenir. Il ne renferme ni reproche, ni agression. Le bon sens et l'envie de faire bien nous les dictent.

(Séance du 2 novembre)

M. BOINET voudrait, pour satisfaire à toutes les indications de l'hygiène, avoir des hôpitaux vastes, aérés, pourvus de jardins, avec des salles de 15 à 20 lits, des pavillons séparés pour les opérés ; il voudrait qu'on ne conservât, au centre de Paris, que des hôpitaux d'enseignement de 250 à 300 lits, et qu'on transportât peu à peu tous les autres convalescents de la salle, en restreignant leur capacité de 150 à 200 malades. Il faudrait alors multiplier les établissements, ce qui permettrait de les placer mieux à la portée des malades.

M. LEGOUEST décrit l'hôpital du Val-de-Grâce, et expose les statistiques de cet hôpital comparées à celles des hôpitaux du Gros-Caillou et de Vincennes, et il en tire les conclusions suivantes :

1° Les hôpitaux situés en dehors des villes sont plus salubres que les hôpitaux urbains;

2° Les hôpitaux dont les bâtiments destinés aux malades sont construits sur une seule ligne et perdus au milieu de vastes jardins, comme au Val-de-Grâce, sont dans les meilleures conditions;

3° Que si ces conditions sont irréalisables, on peut y suppléer, jusqu'à un certain point, par la construction de salles de rechange, comme on l'a fait au Gros-Caillou, en élevant le bâtiment neuf;

4° La mortalité, dans les hôpitaux, est en rapport relatif avec le nombre des malades, c'est-à-dire qu'un hôpital recevant 300 malades en perdra relativement moins qu'un hôpital en recevant 600; si le premier perd 2 pour 100, le second perdra plus de 4 pour 100.

M. Giraldès conclut, de l'exposé de M. Legouest, que la mortalité d'un hôpital serait le résultat exclusif des conditions de salubrité qu'il présente.

M. Trélat dit qu'elle en est le résultat pour une certaine part appréciable.

(*Séance du 9 novembre*)

M. Verneuil. — Les connaissances relatives à l'hygiène hospitalière se sont largement accrues depuis le commencement du siècle, et je me permets de supposer que l'administration peut trouver ici quelque lumière. Nous avons d'ailleurs à dégager notre responsabilité devant la science. Il ne faut pas que l'on puisse dire dans l'avenir que la Société de chirurgie a approuvé la construction d'un mauvais hôpital parce qu'elle a gardé le silence. Comme on voudrait établir, d'un autre côté, que la Commission dont font partie quelques-uns de nos collègues ici présents approuve le projet, le futur Hôtel-Dieu pourrait passer pour l'œuvre des chirurgiens du XIXe siècle.

M. Brocca. — L'expérience, qui est la science, n'a démontré jusqu'ici que deux choses : en premier lieu, il faut « éviter l'encombre- » ment; » en second lieu, il faut « rejeter, comme défectueuses, tou- » tes les dispositions qui font obstacle à l'aération et à l'insolation. » Voilà deux points sur lesquels tous les témoignages, toutes les opinions, sont unanimes. La Commission, écartant les vues théoriques et hypothétiques, et les questions encore en litige, s'est attachée exclusivement à faire triompher ces deux principes.

M. Gosselin prononce un discours qui est la négation de tout ce qui a été dit jusque-là à la Société. « Si les petits hôpitaux, situés en » pleine campagne, donnent de meilleurs résultats que les grands hô- » pitaux des villes, il ne lui est pas démontré que cela tienne à leur » salubrité. » Il est refuté par MM. Giraldès, Trélat et Verneuil.

M. Verneuil. — En hygiène, Dieu merci, tout n'est pas incertain, et nous possédons des bases et des documents consacrés par l'expérience. Certes, nous savons bien qu'un hôpital, étant une agglomération d'individus, implique déjà par le fait un certain degré d'insalubrité. Mais il nous reste la possibilité et le devoir de réduire à leur minimum les chances mauvaises. L'agglomération étant inévitable, il s'agit d'en atténuer autant que possible les inconvénients; pour cela, que faut-il faire?

Le bon sens l'indique : « s'éloigner le plus possible des conditions » où la concentration devient désastreuse, se rapprocher, autant que » faire se peut, de la dissémination de la campagne ou au moins de la » pratique privée.

(Séance du 23 novembre)

M. Larrey. — 1° Il faut prévenir à tout prix l'encombrement, qui doit être considéré comme le fléau du régime hospitalier.

On évitera l'accumulation des malades et on leur assurera le plus d'espace possible, aux dépens, si l'on veut, de l'élégance, des embellissements et du luxe inutiles aux établissements hospitaliers.

2° La situation de certains hôpitaux dans l'intérieur les expose aux funestes effets de l'encombrement.

3° Le principe d'établir les hôpitaux *extra muros* est rationnel, surtout pour des hôpitaux d'accouchement; mais ce principe n'est pas facilement applicable aux villes fortifiées ou d'une très-grande étendue.

Les lieux bas et humides, entourés d'eaux stagnantes, sont tout à fait contraires à l'emplacement d'un hôpital. Évaluée à 15 ou 20 pour 100, la superficie totale du terrain d'emplacement doit avoir ses proportions d'après l'étendue et non d'après l'élévation du bâtiment; on est bien d'accord aujourd'hui sur ce premier point.

Il n'en est pas ainsi de la forme de construction en elle-même, qui varie singulièrement selon le goût des architectes et des ingénieurs, et qui devrait cependant s'adapter avant tout à la santé des malades.

La forme rectangulaire d'un seul bâtiment, susceptible de s'étendre plus ou moins, me semble le système le meilleur, parce qu'il assure l'espace, l'air et la lumière de toutes parts ; tandis que les autres formes, en croix, par exemple, comme dans beaucoup d'hôpitaux d'Italie et même de France ; en T, en fer à cheval et surtout en carré fermé, constituent plus ou moins des obstacles aux bienfaits de l'aération.

J'en dirais autant des pavillons séparés, si, n'étant point placés sur la même ligne, ils se trouvent trop rapprochés les uns des autres, ou placés les uns devant les autres, se faisant ombre ainsi mutuellement et se privant en partie, les uns par les autres, des avantages mêmes que l'on cherche à leur assurer.

C'est pourquoi aussi l'orientation de l'hôpital n'est pas indifférente, comme on l'a supposé. La meilleure paraît être de l'est à l'ouest, à l'instar, par exemple, du palais des Tuileries et du palais de Versailles, préservés ainsi, en été, de la chaleur du soleil, et, en hiver, des vents du Nord. Il serait donc désirable que cette exposition fût substituée pour l'Hôtel-Dieu à l'orientation projetée, toute contraire à celle-là.

L'élévation de l'édifice constitue un des points essentiels de la construction. Bailly et Tenon, les premiers, ont insisté judicieusement sur l'avantage des bâtiments à un seul étage, en accordant qu'il convient quelquefois d'en admettre deux, mais jamais trois.

Les inconvénients de plusieurs étages superposés, s'infectant de bas en haut, ont été assez prouvés depuis, pour que nous n'ayons pas à y revenir aujourd'hui. Ce vice de construction tend à s'aggraver, d'ailleurs, d'autant plus dans les bâtiments à quatre faces fermées de toutes parts, comme les cloîtres, celui du Val-de-Grâce, par exemple. Il en est de même, par analogie, pour les hautes casernes complétement closes. Nous ne saurions trop réclamer, à cet égard, la sollicitude de l'autorité, afin de prévenir la décision d'une installation aussi défectueuse pour tout hôpital et spécialement pour l'Hôtel-Dieu.

Dans la distribution intérieure des locaux, les sous-sols, que l'on a raison de réprouver absolument pour y loger des malades, ne seraient pas sans avantage pour isoler le rez-de-chaussée d'un terrain humide, en assurant à l'édifice les conditions d'assainissement d'une construction sur pilotis.

Au rez-de-chaussée, du reste exhaussé, seraient répartis les différents services de l'administration, la communauté des sœurs et les dépendances de l'hôpital (pharmacie, cuisine, salle de garde, etc.). L'étage inférieur appartiendrait exclusivement aux malades, et à la rigueur

un second étage, laissé à peu près vide ou en réserve, servirait à dis
séminer les convalescents ou à isoler les malades graves.

Un double escalier au milieu séparerait nécessairement le service
des hommes de celui des femmes et des enfants, que l'on doit admettre
aussi à l'Hôtel-Dieu, mais à part.

Quant à l'aspect extérieur de l'édifice, il doit être simple, sévère et
digne de sa destination, sans comporter d'ornements superflus d'architecture. C'est à dessein que je me permets cette remarque pour
prévenir tout excédant de dépense inutile, alors qu'il faudrait, au contraire, viser à la plus intelligente économie de construction pour édifier, s'il était possible, deux hôpitaux plutôt qu'un seul.

Hors ces dispositions bien entendues, tout hôpital menacé d'encombrement serait plus insalubre en temps d'épidémie que les tentes et les
baraques militaires ne le sont en campagne.

Il y a même, dans l'armée, un hôpital entièrement baraqué, celui
du Dey, à Alger, construit en 1830, comme hôpital provisoire, et resté
assez sain jusqu'à présent pour que sa vétusté seule le fasse remplacer
aujourd'hui par un hôpital définitif.

La condition d'espace en largeur est donc la plus essentielle pour
répandre sur un hôpital l'air, la lumière et la chaleur dont il a besoin,
car l'espace en hauteur seulement deviendrait plus nuisible qu'utile,
comme je m'en suis assuré en Italie, lorsque quelques églises ont été
provisoirement ouvertes à nos blessés.

Les moyens d'aération naturelle me semblent aussi de beaucoup préférables, en principe, aux systèmes les plus ingénieux de ventilation
artificielle. Ceux-ci cependant ne doivent pas être négligés, pour se-
conder provisoirement ceux-là, plutôt que pour les remplacer définiti-
vement, à moins de conditions exceptionnelles.

L'installation des salles a une telle importance, que l'on ne saurait
trop y insister. Elles ne doivent pas contenir, en général, plus de vingt
à trente lits; mais trop petites cependant elles multiplient les angles
rentrants, moins favorables aux malades que l'espace vide tout autour
d'eux : c'est ainsi qu'une chambre de quatre lits, fût-elle grande, s'in-
fecterait plus vite qu'une galerie ouverte où seraient couchées dix,
vingt ou même trente personnes.

L'accès des salles doit être facilité par de vastes paliers à doubles
portes, avec des escaliers doux à monter. On pourrait, selon le besoin
et à volonté, agrandir, rétrécir ou diviser une salle par le moyen de
cloisons mobiles. C'est ce que j'ai vu, par exemple, à l'hôpital mili-

taire de Bayonne, que je considère comme un modèle à peu près complet des établissements hospitaliers.

La construction en avait été confiée autrefois à un officier du génie, qui s'était entouré à cet effet de toutes les lumières, de toutes les opinions utiles, et qui est devenu aujourd'hui le maréchal Niel.

Les salles de rechange, dont l'institution toute militaire remonte à une proposition du Conseil de santé des armées, vers la fin du dernier siècle, paraissent adoptées aujourd'hui dans les hôpitaux civils, et doivent être soigneusement réservées pour l'Hôtel-Dieu.

J'exprimerais le vœu d'y joindre une salle de convalescence, comme je l'avais établie au Val-de-Grâce, lorsque j'en étais le médecin en chef, si cette proposition n'entraînait pour un hôpital civil l'inconvénient des abus et peut-être l'insuffisance de la discipline.

Les fenêtres à ouvertures élevées plutôt que basses, comme dans les hôpitaux anglais dont a parlé M. Giraldès, offrent le double avantage d'assurer mieux l'aération de la salle, sans exposer les malades à l'action directe de l'air.

Le parquet, préférable au dallage, doit être frotté avec soin plutôt que lavé à grande eau, comme on le fait trop souvent encore, même dans les hôpitaux du Midi, où cette coutume paraît moins nuisible.

Sans m'arrêter aux détails de la literie, je dirai seulement qu'il faut se contenter, dans chaque salle, de deux rangées de lits, également espacés les uns des autres, selon un cubage d'air invariable, au lieu d'une paillasse, et proportionnellement disponibles pour assurer à quelques malades graves un lit de rechange en même temps qu'une plus grande aération. Les lits de femmes conserveraient seuls des rideaux, mais habituellement ouverts.

Il suffirait d'affecter au nouvel Hôtel-Dieu 300 à 400 lits, comme grand hôpital, sinon 100 ou 200 seulement comme petit hôpital, à condition de reporter 400 ou 500 lits sur un autre établissement à édifier ailleurs. La solution de la difficulté me paraît satisfaisante, à cet égard, dans le remarquable écrit de M. Trélat.

Le point essentiel, après une juste fixation arrêtée, ce sera de ne dépasser jamais la contenance réglementaire des lits dans aucune salle, sous peine de provoquer les dangers de l'encombrement.

Il est inutile d'ajouter qu'à chaque salle seraient annexés deux cabinets à part pour les maladies les plus graves, ou provisoires pour les affections contagieuses, ou bien encore pour les grandes opérations chirurgicales.

Une propreté minutieuse et bien réglée, des soins de charité intelligents, comme ceux que miss Nightingale a si bien exposés, l'installation la plus favorable des latrines et l'application des water-closets de l'hôpital Saint-Louis ou de tout autre système reconnu aussi avantageux, compléteraient pour l'Hôtel-Dieu les conditions d'hygiène les plus désirables.

Nous n'avons pas à examiner ici la question cependant si importante du régime alimentaire, dont l'amélioration progressive occupe encore l'administration des hôpitaux civils comme celle des hôpitaux militaires.

Mais il faut espérer que la reconstitution de l'Hôtel-Dieu procurera aux malades, avec le bienfait d'une aération salutaire, le privilège dont manquent la plupart des hôpitaux de Londres, l'exercice au grand air dans un promenoir qui deviendra le square de l'hôpital.

Attendons aussi de l'autorité municipale le soin d'assurer aux malades le repos et le bien-être si nécessaires à leur guérison, en les préservant le plus possible des bruits du voisinage et des émanations nuisibles des établissements insalubres.

Le choix et la répartition bien entendus des malades sont en définitive d'une grande importance pour maintenir dans les hôpitaux les conditions de salubrité nécessaire et pour prévenir surtout le développement sur place des affections nosocomiales, soit sporadiques, soit épidémiques, et à plus forte raison contagieuses, dont les conséquences deviennent surtout si funestes à la chirurgie.

Il suffit de nommer l'érysipèle, la phlébite, l'infection purulente, la pourriture d'hôpital et par-dessus tout le typhus, pour démontrer une fois de plus combien cette question seule devient capitale pour l'Hôtel-Dieu.

Elle a été soulevée avec beaucoup de raison par M. Verneuil ; elle mériterait d'être reprise complétement, au point de vue surtout des appréciations les plus autorisées de la Société de chirurgie.

La mortalité dans les hôpitaux a été si souvent le sujet de recherches importantes, que je ne crois pas nécessaire d'y revenir en ce moment. Elle a été comparée dans les grands et les petits hôpitaux, dans les hôpitaux de la garnison de Paris et de Vincennes.

1° Propositions générales :

Constituer et agrandir la Commission médicale des hospices en Conseil d'hygiène des hôpitaux civils.

Le Conseil serait composé du directeur de l'Assistance publique, président; de quatre chirurgiens honoraires des hôpitaux, dont deux appartiendraient à l'enseignement clinique; d'un pharmacien honoraire, membre de l'Académie; d'un ingénieur et d'un architecte de la ville.

Chaque hôpital aurait un Conseil d'administration et non pas seulement un directeur seul responsable.

Une inspection médicale des hôpitaux serait confiée aux membres de ce Conseil, mais dans les attributions spéciales et exclusives de chacun d'eux.

Une inspection complète de tous les hôpitaux actuels en apprécierait l'utilité, d'après l'emplacement, la construction, l'emploi et les transformations ou perfectionnements nécessaires, en examinant ensuite la question des hôpitaux futurs à créer, selon les besoins de la ville de Paris.

2° Propositions spéciales relativement à l'Hôtel-Dieu :

Reconstruire l'Hôtel-Dieu de 300 à 400 lits au plus, non dans la Cité, où sa place n'a plus de raison d'être et entraînerait sans nécessités des frais immenses, mais sur l'emplacement actuel de l'annexe, c'est-à-dire sur la rive gauche, avec toutes les conditions de l'hygiène hospitalière.

Ou bien, si l'emplacement de la Cité devient inévitable par des considérations étrangères ou supérieures à notre appréciation, il conviendrait au moins d'y réserver le plus grand espace possible pour un petit hôpital de 100 à 200 lits seulement.

Ce petit hôpital serait exclusivement destiné à des malades graves, hors d'état d'être transportés ou secourus ailleurs. Il pourrait, en conservant la dénomination d'Hôtel-Dieu, servir de type ou de modèle aux maisons de secours, dont l'installation sera plus tard, sans doute, reconnue nécessaire au centre de chaque arrondissement.

Il sera indispensable en même temps de construire un nouvel hôpital de 400 à 500 lits vers le nord-est de Paris, dans le quartier Popincourt, où prédomine aujourd'hui la classe ouvrière, en ménageant d'avance à cet établissement hospitalier un vaste terrain d'acquisition, mais en différant jusque-là la démolition de l'ancien Hôtel-Dieu.

(Séance du 7 décembre)

M. Guérin demande que des chambres soient disposées pour isoler les individus qui subissent des opérations et qui sont exposés à l'infection purulente, qui est le plus fréquemment transmissible d'un malade à un autre par l'intermédiaire de l'air.

Dans cette même séance, la Société clôt les discussions en votant les conditions suivantes :

CONCLUSIONS

La Société de chirurgie de Paris, voulant contribuer dans la mesure de ses efforts à soustraire la pratique de l'art à la funeste influence des complications nosocomiales et à dégager, pour l'avenir, la responsabilité de la science, a jugé opportun, à propos de la reconstruction de l'Hôtel-Dieu, de rappeler ou d'établir les principes suivants :

I. — Un hôpital doit être situé dans un lieu découvert, sur un sol sec et sur un terrain déclive. Ce terrain doit être vaste. Un espace superficiel de 50 mètres carrés par malade représente un minimum qui devra, autant que possible, être dépassé, et qui d'ailleurs doit croître progressivement avec le nombre des malades.

II. — L'atmosphère d'un hôpital sera d'autant plus pure qu'il sera plus éloigné des agglomérations populeuses. On ne devrait conserver au centre des villes que des hôpitaux d'enseignement. Cette mesure de salubrité serait en même temps une mesure d'économie et permettrait aux grandes villes comme Paris d'installer leurs hôpitaux sur de vastes terrains peu coûteux.

III. — De bonnes dispositions hygiéniques sont faciles à obtenir dans des hôpitaux de 200 à 250 malades. Elles deviennent à peu près impossibles à réaliser dans les grandes villes, si l'on dépasse le double de ce chiffre. Dans ces limites de nombre, les dépenses de toute nature ne sont pas plus élevées que pour des hôpitaux plus populeux.

IV. — Les éléments de l'atmosphère se mélangeant surtout dans le sens horizontal, il faut combattre par l'espacement les effets de contact et de proximité qui constituent l'encombrement et qui se produisent de malade à malade, de salle à salle, de bâtiment à bâtiment.

V. — Ce n'est pas seulement en augmentant l'espace cubique alloué à chaque malade, mais encore et surtout en augmentant l'espace superficiel, aujourd'hui insuffisant dans nos hôpitaux civils, qu'on luttera efficacement contre les influences contagieuses. Pour des motifs de même ordre, il est indiqué de ne pas multiplier les étages, chacun de ceux-ci engendrant une couche atmosphérique plus ou moins viciée. Au point de vue rigoureux de l'hygiène, on ne devrait jamais superposer plus de deux rangées de malades.

VI. — Ce serait une illusion de croire qu'un large cube d'air à l'intérieur des salles remplace le manque d'espace et d'aération extérieure, de croire qu'une abondante ventilation artificielle supplée à l'une ou à l'autre des conditions précédentes. Rien ne supplée à l'insuffisance ou au défaut de l'aération naturelle.

VII. — Les bâtiments complétement isolés, ayant tous la même orientation, exposés sans aucun obstacle aux rayons du soleil, à l'action de la pluie et des vents, seront disposés sur une seule ligne ou en lignes parallèles, à larges intervalles de 80 à 100 mètres, de manière à obtenir une séparation efficace et une libre et facile aération extérieure.

VIII. — De petites salles de 15 à 20 lits sont faciles à surveiller au point de vue des soins ; la gêne réciproque des malades y est moins grande ; les chances de contagion directe moindre aussi ; l'enlèvement de toutes les impuretés plus rapide. Elles doivent être préférées pour les services ordinaires, sans préjudice de dispositions spéciales à adopter pour certaines catégories de malades qui réclament un plus large espacement et l'isolement dans des chambres séparées.

IX. — Le mobilier des salles ne doit apporter aucun obstacle à la circulation de l'air. Il est nécessaire que les chefs de service aient le droit de faire supprimer les rideaux des lits lorsqu'ils le jugent convenable.

X. — Les salles seront séparées par les paliers et les pièces de service commun. Il serait avantageux que l'une d'elles pût recevoir, pendant le jour et pour les repas, les malades qui se lèvent ; ce serait une évacuation incomplète, mais quotidienne de la salle.

XI. — L'évacuation périodique et régulière des salles, et leur repos pendant un temps de plusieurs mois, donnent, dans les hôpitaux militaires français et dans les hôpitaux étrangers, des résultats qui indiquent l'adoption générale de cette mesure, particulièrement impérieuse en temps d'épidémie.

XII. — Tout sera disposé pour que les matières odorantes et infectantes (déjections, objets de pansement, eaux de lavage, etc.) puissent être rapidement détruites ou enlevées, qu'elles ne séjournent jamais à l'intérieur ou à proximité des pièces occupées par les malades et ne donnent lieu à aucune émanation appréciable.

XIII. — L'institution, près l'administration centrale des hôpitaux, d'un Comité consultatif d'hygiène et de salubrité permanent et ayant des séances périodiques, Comité composé de médecins, de chirurgiens, d'administrateurs, d'ingénieurs et d'architectes, et pouvant éventuellement appeler dans son sein, avec voix délibérative, tous les chefs de service ne faisant pas partie de ce Comité ; l'institution d'assemblées périodiques de médecins, chirurgiens et administrateurs de chaque hôpital, fourniraient à l'administration des lumières et un contrôle qui lui permettraient de marcher plus sûrement dans la voie des progrès qu'elle poursuit.

---

13. — Programme du Comité de santé des armées françaises (1872)

SYSTÈME TOLLET

Les importantes discussions de la Société de médecine publique, en rappelant des questions trop délaissées depuis Tenon, ouvrirent les voies à des études plus développées et qui étaient demeurées dans le domaine étroit de quelques administrations.

Les mémoires sur l'hygiène hospitalière se multiplièrent pendant trente ans. Certains détails importants de construction, laissés jusque-là à l'arbitraire des architectes, furent discutés ; les principes déjà émis par Tenon furent posés de nouveau sous des formes nouvelles ; des axiomes furent formulés sur l'influence des milieux pour la guérison des malades.

« Tel air, tel sang », avait dit Romazzani.

De son côté, Michel Lévy démontrait avec une grande énergie la supériorité des constructions hospitalières simples et
temporaires sur les hôpitaux monuments. Tous les hygiénistes
étaient à peu près d'accord sur ce point.

On n'avait à opposer encore que les constructions appelées
improprement *système américain*, consistant dans d'affreu-
ses baraques en planches, accessibles à toutes les variations
de température, aux rongeurs, à la vermine, inflammables et
pourrissantes, qui furent improvisées pendant la guerre de
sécession et qui durent leurs qualités sanitaires indéniables à
leur peu de durée. Elles furent, en effet, détruites après une
courte occupation et avant que les matériaux poreux qui les
composaient fussent saturés de miasmes.

Les anciens errements étaient donc conservés ; on conti-
nuait, dans les concours, à préférer les plans les mieux dessi-
nés et les dispositions architecturales les plus séduisantes,
sans se préoccuper beaucoup de leur valeur sanitaire, et on
persistait à édifier des hôpitaux coûtant 10,000 à 20,000 francs
par lit dans lesquels de belles façades masquaient l'insalubrité intérieure. Toutefois, de grands perfectionnements furent réalisés en Angleterre dans les détails de la ventilation naturelle et des services particuliers, trop négligés chez
nous.

Je cherchai moi-même, après avoir servi pendant la guerre
de 1870 en qualité d'officier du génie, à améliorer les conditions sanitaires des casernes et des hôpitaux militaires. Après
bien des recherches et des essais, je parvins à établir et à
expérimenter le nouveau système de construction auquel mon
nom a été attaché.

Le Conseil supérieur de la guerre, qui fut malheureusement
supprimé depuis, accueillit très-bienveillamment mes propositions, car elles répondaient à son très-sincère désir de réforme.

M. le baron Larrey, à l'Institut(1), M. le docteur Hillairet (2),
à l'Académie de médecine, rendirent un compte favorable de
mes travaux. Une approbation unanime leur fut donnée à l'é-
tranger comme en France (voir appendice n° 1).

Les Congrès internationaux d'hygiène qui se succédèrent
depuis vingt ans dans les diverses capitales, sur l'initiative de
la France, et les Sociétés d'hygiène qui se fondèrent à l'exemple de Paris, constatèrent les avantages du nouveau système
(voir appendice n° 2), et, lorsque de puissantes oppositions com-
battirent son extension, comme elles s'attaquaient à toutes

(1) « Le problème à résoudre étant de construire des édifices plus
salubres, plus économiques et aussi durables que les casernes, M. l'ingénieur Tollet a reconnu que les conditions exigibles à cet effet multiple se montrent réunies dans la forme de la construction et dans le
choix des matériaux incombustibles et solides, quoique légers, offrant
des surfaces dures et lisses, non susceptibles de se salpêtrer, de se
fendre et de pourrir, comme on le voit ailleurs.

» C'est surtout aux hôpitaux de l'armée que le système de M. Tollet
semble convenir plus spécialement, et je pourrais en exposer les avantages, si j'avais à résumer ici les observations d'une longue expérience sur les inconvénients des hôpitaux à plusieurs étages ; mais,
craignant de dépasser les limites de cette communication, je me con-
tenterai de faire quelques remarques sur le sujet qui nous occupe.

» Ces considérations me paraissent suffisantes pour faire recon-
naître que l'auteur de ce type de logements et d'hôpitaux militaires
semble avoir résolu le problème multiple déjà posé, c'est-à-dire l'in-
combustibilité, la solidité, l'économie et surtout la salubrité. » (Baron
Larrey, Communication d'un travail inédit de M. C. Tollet, ingénieur
civil, sur un système d'hôpitaux. Séance de l'Académie des sciences
du 13 avril 1874.)

(2) « Donner à l'armée, dans des constructions en pleine campagne
comme à proximité des villes, des logements incombustibles plus
commodes, plus salubres et plus économiques que les casernes actuelles, tel est le problème posé par M. Tollet et qu'il me paraît avoir
complétement résolu. Son système réalise aussi un progrès marqué
dans l'hygiène hospitalière. » (Rapport à l'Académie de médecine par
le docteur Hillairet, médecin de l'hôpital Saint-Louis. Séance du
16 mars 1875.)

innovations, le Parlement intervint pour me soutenir dans une lutte trop inégale (voir appendice n° 3).

Je ne dois pas m'étendre ici sur les travaux qui me sont personnels ; je me bornerai à les indiquer pour ceux qui voudraient s'y reporter (1). Le programme que j'ai formulé pour la construction de l'hôpital de Montpellier en résume, d'ailleurs, les parties principales.

D'excellents traités, parus dans ces derniers temps, ont contribué pour beaucoup à vulgariser les questions d'hygiène hospitalière. Je citerai, parmi les plus instructifs sur ce sujet spécial, les ouvrages de Fonssagrives et d'Arnould, en France, de Parkes, en Angleterre.

On trouve aussi d'utiles renseignements dans le livre ayant pour titre : *des Progrès de l'hygiène en France*, publié en 1882 par MM. Napias et A.-J. Martin, sous les auspices du professeur Brouardel, et dans l'ouvrage du docteur Amédée Chassagne, traitant des hôpitaux à pavillons isolés et sans étages.

Afin de compléter les documents officiels relatifs à la construction des hôpitaux, je résumerai les instructions, datant de 1873, du Comité de santé des armées, présidé par le baron Larrey, pour la construction d'un hôpital au camp de Châlons, et dont je pris connaissance alors que j'eus à rédiger le projet, de concert avec les officiers du génie.

Puis je reproduirai *in-extenso* le programme formulé, en

___

(1) 1871. — Mémoire à M. Thiers, président de la République, sur les casernes et les camps permanents, avec plans.

1871-1878. — Mémoires sur les hôpitaux, accompagnés de 15 planches.

1876. — *Les Logements collectifs ;* in-f°, avec 10 planches.

1876. — *Les Bains-Douches dans l'armée ;* in-8°, avec planches.

1876. — Communication à l'Académie des sciences sur les principes qui doivent présider à la construction des logements collectifs.

1878. — Mémoires au Congrès international d'hygiène de Paris, etc.

1883, par la Société de médecine publique et d'hygiène professionnelle.

ANALYSE DES INSTRUCTIONS DONNÉES, EN 1873, PAR LE CONSEIL DE SANTÉ DES ARMÉES, POUR LA CONSTRUCTION D'UN HÔPITAL AU CAMP DE CHALONS.

Emplacement. — A portée de la population à laquelle il doit servir, mais pas trop près d'une agglomération quelconque, ni des établissements insalubres.

Terrain. — En un lieu élevé, exposé à tous les vents, avec sous-sol perméable ou pouvant être drainé. Pas trop sec, afin de favoriser la végétation. Promenades ombragées pour les convalecents.

Orientation. — A l'est, au nord-sud, avec galeries.

Superficie nécessaire. — 50^{m2} au moins par tête pour un hôpital de 600 malades.

$$
\begin{array}{lll}
2,500^{m2} & \text{pour} & 100 \text{ lits.} \\
7,500 & — & 200 — \\
15,000 & — & 300 — \\
25,000 & — & 400 — \\
37,000 & — & 500 — \\
52,000 & — & 600 —
\end{array}
$$

Aération, ventilation, chauffage. — Éviter les appareils coûteux de ventilation artificielle, qui paraissent condamnés à Lariboisière, Necker et Beaujon. Faire concourir, autant que possible, le chauffage et la ventilation.

Les appareils de chauffage devront remplir les conditions suivantes : 1° Elévation suffisante de température; 2° absence d'altération de l'air; 3° économie.

Plan à adopter. — Le plan doit être disposé pour la libre circulation de l'air. Il faut que les vents puissent balayer facilement les surfaces de construction ; qu'ils ne rencontrent ni angles, ni parties rentrantes; que le soleil puisse baigner la totalité des bâtiments. Il faut enfin que ces bâtiments, largement exposés et complétement séparés les uns des autres, ne constituent pas de foyers d'infection réciproque.

Rejeter les plans en H, en croix, en équerre, et employer de préférence la forme triangulaire.

Des bâtiments n'ayant qu'un rez-de-chaussée élevé de 1 m. 20 au-dessus du sol, suffisamment distants les uns des autres, et orientés de façon à ce qu'ils ne puissent se priver simultanément des rayons du soleil, ni déverser leur atmosphère de l'un et de l'autre, sous l'influence des vents régnants, réaliseraient les meilleures conditions.

Les baraques permanentes seront préférables aux types américains et allemands et aux constructions massives.

Elles devront être reliées entre elles et avec les services généraux par des passages couverts, munis de volets en partie vitrés, se relevant l'été pour former portique.

Le rez-de-chaussée des baraques servira de chambre de chauffe ; le sol sera durci et à surface lisse ; on pourrait le paver ou le bitumer.

Les parois seront percées de larges barres vitrées, aussi bien dans le soubassement qu'au-dessus.

La salle sera de la contenance de 30 lits, disposés en deux rangées, un par trumeau.

Elle aura 30 à 33 m. de longueur, 19 m. de largeur et une élévation de 4 m. au moins, depuis le plancher jusqu'à la naissance du plafond. Celui-ci, incliné suivant la pente du toit, aboutira dans sa partie la plus haute à une lanterne munie de nombreuses ouvertures et occupant toute la longueur de la salle, à environ un tiers de sa largeur, pour l'évacuation de l'air vicié.

Placer, à l'une des extrémités de la salle, deux cabinets accessoires de 2 à 3 m. de longueur, espacés par un passage et contenant des lavabos pour les malades. Des cabinets pour le lavage de la vaisselle et le linge sale.

Dans les espaces compris entre deux files de baraques et ne devant recevoir aucune construction, on pourrait établir une baraque-réfectoire pour les malades convalescents. Il y en aurait deux pour tout l'hôpital, et elles serviraient pendant les mauvais temps de salles de récréation.

Des galeries-balcons assez larges (2 m. 50 à 3 m.) pour y placer des lits perpendiculairement au mur et laisser un passage en avant seraient une adjonction utile sur les deux côtés de la baraque. L'extrémité de ces galeries pourrait se conserver pour des cabinets accessoires, dont l'un servirait de latrines.

Les portes-fenêtres seront au moins de quinze par face, vitrées assez bas pour que les malades puissent jouir, de leur lit, de la vue de la campagne ; elles seront munies de stores du côté du midi. Les deux extrémités de la baraque seront percées de deux portes d'environ 2 m. de largeur.

Les baraques seront construites en bois de sapin imprégné de créosote ou de sulfate de fer. Des dés en pierre supporteront les montant.

Parois latérales doubles, emprisonnant un matelas d'air d'au moins 0 m. 25 ; revêtement extérieur en briques de champ. Enduits lisses et imperméables sur les deux parois (peinture à l'huile).

Lambris en briques, jusqu'à hauteur d'homme, au bas de la paroi interne. La partie supérieure sera continuée jusqu'au plafond par une tenture en toile collée des deux côtés et peinte à l'huile, ou par un papier collé sur toile de tapisserie.

On pourra adopter des doubles fenêtres pour continuer le matelas d'air.

Couverture en tuiles ou en ardoises bien jointives, pour éviter la perte du calorique.

Deux poêles en fonte dans chaque salle, avec sortie des tuyaux au centre, pour augmenter la surface de chauffe.

Ventilation par les portes-croisées et la lanterne.

Mêmes dispositions pour les pavillons d'officiers, sauf les distributions intérieures par chambres d'un ou deux lits, water-closets et urinoirs, salle à manger, avec salon et salle de lecture.

Les water-closets seront surmontés d'une barre transversale pour forcer les malades à s'y asseoir.

Latrines avec système diviseur.

Chemin de fer du système le plus simple.

Groupement des services accessoires. — Au centre, on devra grouper : 1° les bureaux des entrées et des sorties ; 2° la chambre du médecin de garde ; 3° le vestiaire ; 4° le cabinet du médecin en chef, la bibliothèque et la salle des conférences ; 5° la cuisine ; 6° la pharmacie et la tisanerie ; 7° les bains.

Sur le rayon, on disposera : 1° la chapelle ; 2° la salle des morts ; 3° l'amphithéâtre ; 4° la lingerie ; 5° les magasins de linge de mobilier, etc.; 6° la buanderie.

Réserver deux entrées à la chapelle, pour dissimuler les enterrements de la vue des malades.

Salle d'autopsie séparée de celle des morts, mais à proximité, très-éclairée et munie de six tables tournantes en marbre, de réservoirs d'eau avec robinets, tubes en cuir et lance.

Buanderie éloignée des salles de malades.

Salle d'opération bien éclairée d'en haut et du côté nord.

Bains en communication d'eau avec la buanderie; bains de vapeur et douches.

Du côté opposé à celui de la cuisine, et dans la même partie du bâtiment central, on pourrait établir la tisanerie et le laboratoire de pharmacie, avec ses fourneaux et son réservoir d'eau, qui serait en communication avec les réservoirs d'eau de la cuisine, froide ou chaude, pour éviter double consommation de combustible. Une autre partie du bâtiment central serait destinée à la salle des conférences ou des réunions officielles, à la bibliothèque, au cabinet du médecin en chef et à l'arsenal chirurgical. Le bâtiment central pourrait, d'ailleurs, être élevé d'un étage, qui serait divisé, suivant les besoins, pour servir de logement aux infirmiers, de magasins, etc., etc.

Enfin, les espaces qui séparent les groupes de baraques et tous les terrains non occupés par les bâtiments seront transformés en promenades plantées d'arbustes et semées de gazon, en jardin d'agrément, dans lesquels on aménagerait des jets d'eau, si cela était possible.

On remarquera que ce programme est le premier document officiel qui s'intéresse à un point sur lequel j'avais insisté dans mes Mémoires: la forme des salles suivant leur coupe, et qu'il entre dans d'autres détails importants qui n'avaient pas été appréciés avant lui.

SOCIÉTÉ DE MÉDECINE PUBLIQUE ET D'HYGIÈNE
PROFESSIONNELLE

PROGRAMME POUR LA CONSTRUCTION D'UN HÔPITAL DE 500 LITS DESTINÉ A
UNE VILLE DE 60,000 A 80,000 HABITANTS
M. ROCHARD, *rapporteur*.

(Séances des 24 janvier, 11 avril, 27 juin et 11 juillet 1883.)

HÔPITAUX. — 1° *Situation*. — Les hôpitaux doivent toujours être
situés en dehors de l'enceinte des villes, dans leur intérêt propre,
comme dans l'intérêt de celles-ci ; toutefois, il ne faut pas qu'ils en
soient trop éloignés : une distance exagérée est une source de dépense et de gêne : de dépense, par l'augmentation des frais de transport; de gêne, pour les malades qui ont à s'y rendre et pour les médecins qui y font le service. On trouve généralement, dans les faubourgs, des emplacements assez vastes et assez dégagés pour remplir
le but qu'on se propose. Le terrain y coûte moins cher que dans l'intérieur; on peut s'y étendre plus à l'aise, et les champs environnants,
livrés la plupart du temps à la culture maraîchère, ne sont pas d'un
voisinage dangereux.

Dans les villes de premier ordre et notamment à Paris, la création
d'hôpitaux excentriques présenterait plus de difficultés. Cependant,
on pourrait remédier à l'inconvénient de la distance à l'aide d'un système de voitures construites *ad hoc* par l'Assistance publique et reliant les hôpitaux du dehors avec les bureaux d'admission du centre
et avec les petits hôpitaux de secours répartis dans les différents
quartiers, n'ayant pas plus de cent lits et destinés à recevoir les cas
urgents et les malades non transportables. Si Paris n'avait pas ses
grands hôpitaux intérieurs, si tout était à créer, ce système prévau-
drait sans doute. Il joindrait les avantages de l'économie à ceux de
l'hygiène.

Autant que faire se peut, il faut choisir un coteau un peu élevé et
placer l'hôpital sur l'une des pentes; mais cette condition est difficile
à remplir dans les pays de plaine et n'est pas de premier ordre. En général, il est prudent de s'éloigner des rivières. Elles donnent toujours

de l'humidité. Ce qui est indispensable, c'est de ne jamais accepter, comme emplacement, le fond d'une vallée ni une plaine déclive, où les eaux peuvent séjourner; de fuir le voisinage des étangs, des mares, des rivières et des marécages. Il vaut mieux faire venir l'eau des réservoirs de la ville, ou d'une source captée pour les besoins même de l'hôpital, que de puiser dans un ruisseau; et il vaut mieux conduire au loin les déjections par un égout bien clos, que de les déverser directement dans un cours d'eau passant à ciel ouvert devant l'hôpital. Les terrains granitiques, siliceux ou calcaires, sont préférables aux terrains d'alluvion et en général à tous ceux dont le sous-sol est imperméable.

On évitera avec soin le voisinage des casernes, des lycées, des ateliers, des usines. L'idéal de la salubrité serait réalisé par un hôpital s'élevant au milieu des champs.

2° *Orientation*. — L'orientation a moins d'importance. Dans les régions septentrionales, on doit se mettre à l'abri des vents du nord, des bourrasques, de la pluie et de la neige qui viennent de ce côté. Aussi est-il de règle, dans le Nord, de bâtir les hôpitaux sur le penchant d'un coteau tourné au midi, ou de les mettre à l'abri d'un pli de terrain, d'un bois, d'un bouquet d'arbres faisant écran du côté du nord. Sous ces latitudes, il faut que les bâtiments destinés aux malades exposent au soleil leur plus large surface, et c'est pour cela qu'on préfère diriger leur grand axe de l'est à l'ouest. Dans le Midi, c'est contre le soleil qu'on doit se prémunir. Il faut éviter qu'il donne directement dans les salles des malades, aux heures les plus chaudes de la journée. L'orientation nord et sud du grand axe des pavillons est préférable à la précédente. Dans les régions tempérées, la question n'a pas d'intérêt, et, en réalité, on n'en tient aucun compte, sauf, bien entendu, pour ce qui concerne la direction des vents régnants.

3° *Superficie*. — La superficie d'un hôpital doit être aussi grande que possible. Jamais on n'a trop de terrain, à la condition, toutefois, de ne pas disséminer les bâtiments sur une trop grande surface, ce qui aurait pour effet de rendre le service aussi difficile que dispendieux; mais, sous cette réserve, plus on aura de jardins, de pelouses, de bois autour des constructions, et mieux cela vaudra. C'est la dimension minimum du terrain qu'il s'agit de fixer. Autrefois, on serrait les bâtiments les uns contre les autres, et on empilait les étages avec la même insouciance; aujourd'hui, quelques hygiénistes me semblent donner dans un excès opposé. On paraît raisonner comme si l'hôpital devait toujours s'élever au sein d'une ville populeuse, et comme si tous les malades qu'il est destiné à contenir étaient de véritables foyers d'infection. Je ferai remarquer qu'un hôpital construit à la campagne bénéficie de toute la zone salubre au milieu de laquelle il est situé, et que, dans un grand établissement de ce genre, il n'y a pas un dixième des malades qui soient susceptibles de vicier l'atmosphère à un degré plus prononcé que ne le ferait un même nombre de gens bien portants. Je reviendrai sur ce sujet à l'occasion des dimensions des salles.

La Société de chirurgie, dans la discussion de 1864 (1), s'est préoccupée de cette question et s'est efforcée de la résoudre par des chiffres. M. U. Trélat demandait 50 mètres carrés de superficie par malade, ce qui n'exige qu'un hectare de terrain pour 200 malades et permet d'élever un hôpital de 400 lits sur un terrain de deux hectares. M. U. Trélat ne s'est certainement pas montré trop exigeant, au contraire; d'autres ont demandé un hectare par 100 malades; enfin M. Le Fort a émis l'avis que la superficie d'un hôpital devait s'accroître d'une manière progressive par les chiffres suivants : 1, 3, 10, 15, 21, 36, 48, soit 2,500 mètres pour 100 malades; 40,000 mètres pour 400; 100,000 mètres pour 800. Il me semble que ces chiffres sont trop absolus, que la superficie totale d'un hôpital un peu considérable ne peut pas être fixée *à priori* sans tenir compte de l'altitude, de la situation du terrain, de la nature des malades qu'il s'agit de recevoir; et je crois qu'une superficie d'un hectare par 100 malades suffit dans la majorité des cas.

4° *Dimensions.* — La supériorité des petits hôpitaux sur les grands est démontrée par toutes les statistiques et reconnue par tout le monde. Il n'est plus permis de construire aujourd'hui des hôpitaux de plusieurs milliers de lits, comme celui que Poyet proposait, en 1786, d'élever dans l'île des Cygnes pour remplacer l'Hôtel-Dieu, et qui devait avoir 5,000 lits. On en trouve encore, à l'étranger, quelques-uns qui présentent des dimensions exagérées : le grand hôpital de Vienne, l'hôpital maritime de Cronstadt, par exemple. Il est admis, aujourd'hui, qu'il ne faut pas dépasser le chiffre de 500 lits.

(1) Deuxième série, t. V, *pàssim*, de 463 à 633. — Conclusions, p. 635 du *Bulletin de la Société de chirurgie*.

5° *Dispositions générales* (fig. 1). — Tout hôpital, quelles que soient ses dimensions, se compose de trois parties principales : les salles de

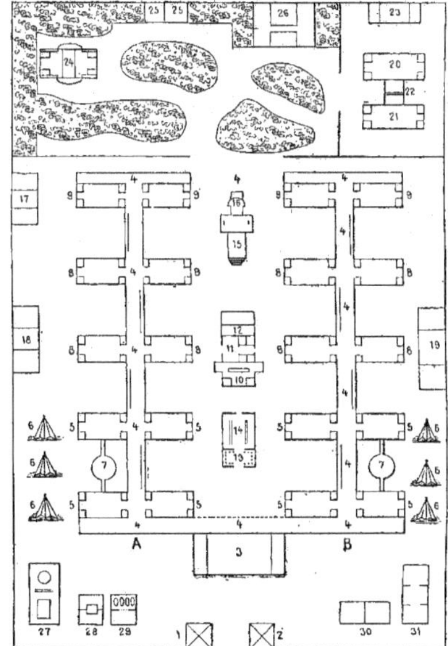

PL. XIII, fig. 14. — Plan schématique d'un établissement hospitalier.

Légende

A. — Division des hommes.
B. — Division des femmes.
1. Concierge.
2. Vestiaires pour les médecins.
3. Bâtiment d'administration.
4. Galerie vitrée faisant communiquer les différentes parties. Réfectoires.
5. Pavillons pour blessés.
6. Tentes.
7. Salles d'opération.
8. Fiévreux.

 9. Vénériens, maladies de peau à
    droite, enfants à gauche.
10. Cuisines.
11. Pharmacie et dépendances.
12. Hydrothérapie, salles de bains.
13. Parloir.
14. Bibliothèque.
15. Chapelle.
16. Sacristie.
17. Logement de l'aumônier.
18. Infirmiers.
19. Infirmières.
20. Maladies éruptives (hommes).

21. Maladies éruptives (femmes).
22. Galerie intermédiaire.
23. Appentis du pavillon d'isolement.
24. Maternité.
25. Aliénés.
26. Pavillon mortuaire.
27. Buanderie.
28. Etuve à désinfection.
29. Vestiaire des malades et salles
    de bains pour le traitement
    externe.
30. Remises, écuries, etc.
31. Ateliers, matelasserie, etc.

malades, les bâtiments de l'administration et les annexes. Dans les anciens hôpitaux, tous ces éléments étaient réunis et confondus dans des constructions massives, disposées en carré ou en rectangle, contenant plusieurs étages et resserrées dans le plus petit espace possible, pour la plus grande facilité du service et des communications. Aujourd'hui, tout le monde reconnaît que ces différentes parties d'un même établissement doivent être séparées les unes des autres, et que les salles des malades elles-mêmes ne doivent pas être réunies dans un même bâtiment. C'est en un mot le système des pavillons isolés qui a prévalu, et cela depuis près d'un demi-siècle; mais on est devenu beaucoup plus rigoureux, dans ces dernières années, en ce qui concerne la dimension des pavillons et le nombre de lits qu'ils doivent contenir. A l'époque des discussions que j'ai rappelées et qui remontent à dix-huit ans, la crainte de l'infection était elle, qu'on s'est demandé s'il ne fallait pas abandonner les hôpitaux en pierre, pour traiter les malades sous des baraques, sauf à brûler ou à détruire celles-ci lorsqu'elles seraient infectées; ou sous des tentes, ce qui aurait encore simplifié la question. On est revenu de ces exagérations. Il est bien certain que tentes et baraques valent mieux que de vieux hôpitaux insalubres et encombrés; mais, quand il s'agit d'en construire de nouveaux, il serait insensé de les bâtir avec l'arrière-pensée de les jeter par terre au bout de quelque temps. Les Américains n'ont détruit leurs hôpitaux temporaires que lorsqu'ils n'en ont plus eu besoin. On comprendrait encore cette idée si les hôpitaux s'infectaient lentement et qu'il s'agit de faire un sacrifice tous les dix ou vingt ans; mais il est des salles qui ne s'infectent pas plus que des habitations ordinaires, tandis que d'autres deviennent mortelles pour les malades au bout de quelques mois. Il suffit pour cela de quel-

ques cas d'infection purulente, de pourriture d'hôpital, de fièvre puerpérale ou de variole. Sacrifiera-t-on une baraque, toutes les fois
qu'une de ces maladies y aura passé ? Ce ne serait véritablement pas
pratique ; mieux vaut construire les pavillons de manière à pouvoir
les désinfecter et en avoir de rechange.

La dimension des pavillons est déterminée par le nombre de lits
qu'on veut y faire entrer et le cube d'air qu'on veut à chacun. Il est
de principe, aujourd'hui, de ne pas superposer deux étages de salles
de malades l'un à l'autre. Les pavillons ne doivent être composés que
d'un rez-de-chaussée surélevé et bâti sur caves, si faire se peut. Il ne
doit contenir qu'une seule salle de 20 à 30 lits, suivant qu'il s'agit de
blessés ou de fiévreux. Quant aux vénériens, aux hommes atteints
d'affections cutanées, on peut en réunir un plus grand nombre et se
moins préoccuper du cube d'air et de la ventilation.

D'après ce mode de distribution, les dimensions qui conviennent le
mieux aux pavillons sont les suivantes :

Longueur : 30 mètres ;

Largeur : 9 mètres ;

Hauteur : 5 mètres ;

Total : 1,350 mètres ; soit, à raison de 20 lits, 67 mètres cubes d'air,
et, à raison de 30 lits, 45 mètres cubes par lit.

Une distance de 25 mètres entre les pavillons est suffisante, en raison de leur peu d'élévation.

Chaque pavillon (fig. 2) doit contenir quatre petits cabinets, un à
chacun de ses angles. Les deux plus rapprochés de la porte sont destinés, l'un au médecin, l'autre à l'infirmière ; le premier renferme
des armoires où le petit mobilier de la salle est contenu ; il est pourvu
d'un lit et peut servir au besoin à isoler un malade bruyant ou agité,
à pratiquer des explorations, etc. ; le second renferme des armoires
où le petit mobilier de la salle est contenu. Les deux autres sont placés au fond. Le premier renferme les cabinets à l'anglaise. Ceux-ci
doivent être clairs, bien aérés, séparés de la salle par un petit couloir
muni de deux fenêtres opposées. Les sièges ne doivent être ni en
pierre, ni en ciment, ni en fonte, mais en bois verni ou ciré, et constitués uniquement par un anneau de 5 à 6 centimètres de largeur,
appliqué immédiatement sur le bord supérieur de la cuvette. La forme
en sera ovale ; les dimensions, y compris la largeur de l'anneau de
bois, seront de 40 centimètres de long sur 33 centimètres de large.
La hauteur du siége sera de 30 à 40 centimètres au-dessus du sol, et

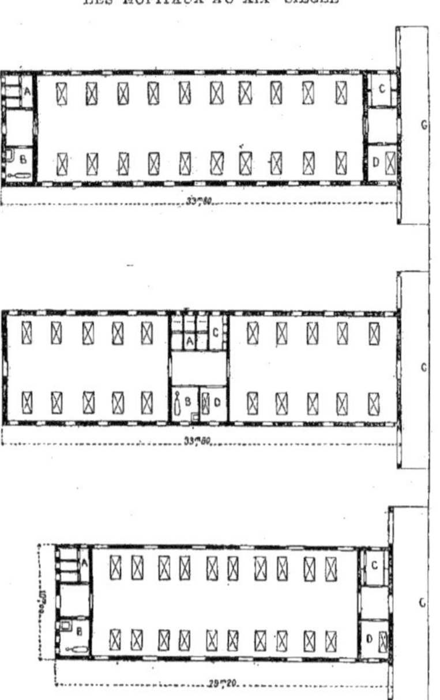

PL. XIV, fig. 15. — Dispositions des lits dans les salles
d'un établissement hospitalier.

Légende

A. — Cabinets d'aisance.
B. — Tisaneries, Bains.
C. — Infirmeries.
D. — Cabinets du médecin.
G. — Galerie extérieure.

En haut, un lit par trumeau et
annexes aux extrémités.
Au milieu, un lit par trumeau
et annexes au centre.
En bas, deux lits par trumeau et
annexes aux extrémités.

sa direction légèrement oblique d'arrière en avant et de haut en bas. La paroi postérieure de la cuvette sera verticale. Elle sera munie d'un appareil obturateur hydraulique (siphon). A côté de chaque cabinet, dans la partie de l'hôpital réservée aux hommes, on installera deux urinoirs en faïence, avec effet d'eau et tuyau d'écoulement siphoïde.

Quel que soit le système de vidange, les matières ne doivent pas séjourner dans l'hôpital. Le second cabinet sert de débarras et contient un petit réchaud à gaz sur lequel on peut faire chauffer la tisane des malades, l'eau nécessaire aux lotions, aux pédiluves. Il renferme également une baignoire mobile. C'est dans cette pièce qu'on lave la vaisselle.

Les fenêtres des pavillons sont placées des deux côtés et se font opposition. Quand la salle est disposée de façon à contenir deux lits par trumeau, elles sont larges de 1^{m}20. Elles n'ont qu'un mètre de largeur, lorsque chaque trumeau ne reçoit qu'un lit, et alors ce trumeau lui-même n'a que 1^{m}60 de largeur. Dans tous les cas, les fenêtres sont percées à un mètre du sol et montent jusqu'à la corniche. La partie supérieure s'ouvre isolément; en se rabattant, elle permet d'aérer la salle sans refroidir les malades dans leurs lits. Des ouvertures pratiquées dans le haut et dans le bas des murs complètent la ventilation.

La construction des pavillons doit être calculée de telle façon que les salles ne soient pas trop chaudes dans l'hiver et trop froides dans l'été. Les murs seront enduits et peints à l'huile ou stuckés. Ils devront être lavés à des intervalles rapprochés(1). Les planchers seront de préférence en bois dur, scellé à bain de bitume.

Nous avons déjà dit que les lits pouvaient être disposés de deux façons : qu'on pourrait faire entrer deux lits dans chaque trumeau, ou n'en mettre qu'un seul. Dans les deux cas, ces lits auront 2 mètres de long et 80 centimètres de large. Ils seront en fer, garnis d'un sommier métallique à lames ou à spirales, d'un matelas épais ou de deux matelas minces. Les sommiers sont de beaucoup supérieurs aux paillasses ; ils durent plus longtemps sans réparations, sont faciles à tenir

(1) Quelques membres de la Commission ont proposé un contre-mur en briques. Cette disposition aurait été adoptée si la Commission n'avait pas craint un surcroît de dépenses, disproportionné avec l'utilité hygiénique.

propres, n'emmagasinent pas de miasmes et réalisent une économie au bout de quelques années, parce qu'ils ne demandent pas d'entretien.

6ᵉ *Dispositions générales.* — Dans les hôpitaux destinés à recevoir des malades des deux sexes, un côté doit être réservé aux hommes et l'autre côté aux femmes. Quand on désire isoler les enfants, on leur affecte un ou deux des pavillons de la division des femmes, qui sont généralement moins nombreuses.

Nous avons donné la même forme et les mêmes dimensions à tous les pavillons, abstraction faite de leur destination, afin de ne pas nuire à la symétrie des constructions ; mais ils doivent, cependant, avoir des dispositions différentes suivant la catégorie des malades qu'ils abritent.

Les blessés sont habituellement placés près de l'entrée du bâtiment d'administration. Dans un hôpital de 500 lits, on peut leur consacrer quatre pavillons dont chacun n'aura que 20 lits. L'un d'entre eux sera divisé en deux parties par une cloison médiane ; l'une de ces parties sera elle-même divisée en cabinets destinés à isoler des blessés. L'une des salles restera vide et servira de salle de rechange. Il faut, dans un pareil service, pouvoir évacuer une salle sur-le-champ, quand les complications des plaies y apparaissent. Il faut, de plus, réserver dans les squares placés entre ces pavillons et le mur d'enceinte un espace suffisant pour y dresser des tentes et pouvoir y traiter un certain nombre de blessés graves ou d'opérés. Ces tentes, qui sont d'une grande ressource dans l'été, peuvent également être occupées dans l'hiver. Il suffit d'y mettre un petit poêle, d'en surélever et d'en bitumer le sol. Deux des pavillons de blessés doivent être reliés entre eux par une petite galerie au centre de laquelle s'élève un amphithéâtre circulaire ou octogone éclairé de haut par des fenêtres verticales disposées en ceinture. Il est destiné aux opérations, et contient dans des armoires latérales tout le matériel qu'elles nécessitent.

Les salles de fiévreux peuvent contenir 25 lits. Il faut également une salle de rechange ; cela suffit pour les évacuations périodiques et le nettoyage à fond qu'il faut faire chaque année, en profitant de la belle saison, époque à laquelle il y a moins de malades et où la ventilation est plus facile. La réparation des salles consiste d'abord à y brûler 30 grammes de soufre par mètre cube, les baies étant hermétiquement closes, puis à les vider de tout le matériel, à donner une

couche aux plafonds, à laver à l'eau seconde les murs peints à l'huile,
à laver les planchers avec une lessive légère et à chaud, et à laisser
les fenêtres ouvertes pendant dix ou quinze jours, au bout desquels
on replace le mobilier nettoyé et réparé ; puis on y met des malades.
Les pavillons pour vénériens et maladies de peau peuvent, au besoin,
recevoir des lits supplémentaires.

7° *Galerie.* — L'adoption des pavillons réparés entraîne dans nos
climats la nécessité d'une galerie commune pour les relier entre eux
et les faire communiquer avec le bâtiment central et les annexes ;
cette galerie, largement éclairée et aérée, mais couverte en ardoise,
doit avoir 6 mètres de largeur minimum. Elle sert de promenoir aux
malades lorsqu'il fait mauvais temps, et de réfectoire en toute saison.
À cet effet, on dispose entre les pavillons et sur le côté, pour ne pas
gêner la circulation, de longues tables semblables à celles qui sont
en usage dans la marine. Les côtés peuvent se rabattre et diminuer
des deux tiers l'espace occupé. Les bancs se rangent en dessous dans
l'intervalle des repas.

8° *Bâtiment d'administration.* — Le bâtiment d'administration doit
renfermer les bureaux, la chambre de garde, les chambres des internes et le logement du personnel administratif. La construction doit
être faite de façon à satisfaire l'hygiène, sans dépenses inutiles ni dispositions somptueuses. Il faut que la chambre de garde et le bureau
des entrées soient au rez-de-chaussé et ouvrent directement au dehors.

Il faut prévoir, dans la construction, une salle d'attente à côté du
bureau des entrées.

9° *Annexes.* — Les annexes d'un hôpital qui peut avoir 500 lits sont
assez considérables et doivent être groupés de façon à rendre le service facile. Un pavillon peut comprendre la cuisine, la pharmacie et
les salles de bains. Il y a avantage à réunir ces trois éléments importants du service qui doivent être à peu près à égale distance de toutes
les salles qu'ils doivent desservir.

Le bâtiment qui les renferme ne doit avoir qu'un rez-de-chaussée
et des caves suffisantes pour renfermer les provisions. Des trois parties qui le composent, la cuisine est la plus rapprochée de l'entrée ; la
pharmacie est au milieu, la salle des bains à l'extrémité. Ces trois

parties, bien que placées sous le même toit, sont absolument indépendantes (1).

10° *Cuisine.* — La cuisine doit être vaste. Il faut qu'on puisse circuler facilement autour du grand fourneau central. Elle doit avoir une cheminée pour la préparation de certains mets, des rôtis, par exemple. Les fenêtres sont très-grandes, avec des vasistas et une lanterne pour faire échapper la fumée et les vapeurs ; indépendamment des fenêtres, il y a des guichets pour la distribution des aliments, les infirmiers ne devant pas entrer dans la cuisine.

Les dépendances doivent également être grandes, très-claires, très-accessibles. Elles comprennent : 1° une pièce dans laquelle se fait le lavage de la vaisselle et dont le sol, dallé ou cimenté, est incliné de façon à rendre l'écoulement des eaux et le nettoyage faciles ; 2° un office avec des armoires pour le matériel et les provisions de petit volume ; 3° la panneterie. Dans le sous-sol se trouvent la cave proprement dite ainsi qu'une pièce destinée à renfermer les provisions qu'il faut tenir au frais pendant l'été ; le soupirail en est fermé par une toile métallique.

11° *Pharmacie.* — La pharmacie comprend : 1° la pièce principale où se préparent les médicaments avec des étagères pour les contenir ; 2° un laboratoire avec un fourneau pour les préparations qui doivent se faire à chaud ; 3° un cabinet pour le pharmacien, dans lequel il tient sa comptabilité et où il peut faire les analyses nécessaires. C'est là que se trouve l'armoire contenant les poisons. Il faut également une petite pièce pour renfermer l'approvisionnement de drogues simples (bois, racines, feuilles, fleurs) ; quant aux liquides de provision, ils sont contenus dans la cave que nous avons dit exister sous tout le bâtiment.

12° *Salles de bains.* — Elles doivent contenir des cabinets pour bains ordinaires, des cabinets pour bains médicamenteux, pour bains de vapeur, avec lit de repos et une salle d'hydrothérapie. Cette dernière, ainsi que les cabinets pour bains de vapeur, peut être commune, parce qu'on peut assigner aux deux sexes des heures différentes pour les fréquenter et que leur installation est coûteuse. Les cabinets

(1) Dans le cas où l'hôpital comporte un service externe, il y a de l'avantage à placer les salles de bains près de l'entrée, avec la buanderie.

pour bains ordinaires et pour bains médicamenteux doivent être disposés en deux séries, complétement isolés et placés de chaque côté du bâtiment. Les murs doivent être revêtus de carreaux de faïence jusqu'à une hauteur convenable. Les baignoires sont séparées par des cloisons peu élevées ou par des rideaux. A une des extrémités se trouvent les chaudières pour l'eau et pour la vapeur. Si la juxtaposition de la cuisine et des salles de bain pouvait permettre de réaliser une économie sur le combustible, il n'y aurait aucun inconvénient à placer la pharmacie à l'une des extrémités.

La salle d'hydrothérapie doit comporter deux douches ascendantes, une douche en cercle, une douche écossaise et des jets directs de force et de dimensions graduées. Les mêmes dispositions se retrouveront dans l'organisation du service externe, quand il en existera un.

13° et 14° *Parloir et Bibliothèque.* — Le plus près possible de l'entrée, communiquant entre eux. Il suffit que ces deux pièces soient éclairées et chauffées pendant l'hiver. On pourra élever au-dessus deux étages pouvant servir soit à la lingerie soit au logement des effets neufs.

15° *Chapelle.* — S'il entre dans les plans de l'administration d'élever une chapelle dans l'hôpital, elle devra se trouver au fond, ne pas être trop élevée au-dessus du sol pour ne pas forcer les blessés à gravir un perron ; il faudra de plus qu'elle soit chauffée pendant l'hiver, que les fenêtres ferment bien, que les portes soient garnies de tambours, que le sol soit parqueté ou couvert de nattes.

16° *Logement du personnel en santé.* — Indépendamment du personnel administratif et médical, qui peut habiter le bâtiment principal, il faut des logements pour les autres employés, et il y a avantage à ce qu'ils soient rapprochés des salles de malades et construits le long du mur d'enceinte.

17° *Partie réservée.* — Il nous reste à parler de la partie de l'hôpital réservée aux malades dont le voisinage peut être incommode ou dangereux, aux maladies infectieuses et aux pavillon mortuaires. C'est toujours l'endroit le plus reculé de l'établissement qu'on assigne à ces dépendances. Cette partie doit communiquer avec l'extérieur par des ouvertures spéciales ; elle occupe environ le quart de la superficie du terrain.

Des bosquets, des bouquets d'arbres en isolent et en séparent les différentes constructions. Celles-ci comprennent :

Les pavillons d'isolement destinés aux maladies contagieuses, c'est-à-dire aux fièvres éruptives, à la coqueluche et à la diphtérie, qui doivent toutes être séparées.

Ces pavillons sont au nombre de cinq. Chaque maladie contagieuse doit avoir son pavillon spécial, avec des salles distinctes pour les hommes et pour les femmes. Chaque salle ne doit pas avoir plus de quatre lits. Chaque pavillon a ses dépendances pour son matériel et pour son personnel, qui doit toujours être isolé.

18° *Femmes en couches.* — Un pavillon pour huit femmes en couches est également indispensable. Il doit être situé dans la partie réservée, le plus loin possible des maladies contagieuses, et se composer de chambres sans communication entre elles, ouvrant à l'extérieur, et d'une salle d'accouchements, le tout conforme au dernier plan proposé par M. Tarnier et aux principes adoptés par la Société et tels qu'il sont exposés dans le rapport sur les Maternités fait, en son nom, par M. le docteur Thévenot.

19° *Aliénés.* — Dans les hôpitaux mixtes, comme celui dont nous traçons le plan, on ne traite pas les aliénés; mais il faut cependant qu'on puisse les y admettre en passage et les conserver jusqu'à ce que leur transfèrement ait été décidé régulièrement. Il suffira de deux cellules semblables à celles qui servent aux malades agités dans les établissements spéciaux, avec un cabinet pour la surveillance.

20° *Pavillon mortuaire.* — Le pavillon mortuaire doit être relégué dans le coin le plus reculé de l'hôpital; adossé contre le mur du fond et communiquant avec l'extérieur par une porte percée dans ce mur, afin que les inhumations puissent se faire à l'insu des malades. Enfin il faut avoir soin de le dérober aux regards par des bosquets, pour qu'on ne puisse qu'en soupçonner la présence.

Le pavillon mortuaire comprend :

1° Une salle de dépôt, où les sujets sont transportés après le décès et lorsqu'ils ont passé dans la salle le temps prescrit par les règlements;

2° Une salle mortuaire tendue de noir, convenablement disposée, avec d'épais rideaux aux fenêtres et des sièges; c'est là que le corps est transporté lorsque les familles demandent à le voir;

3° Une pièce pour les autopsies, les dissections, les examens. Celle-ci doit être éclairée par le haut, pourvue de deux tables à dissection, avec un système d'irrigation commode placé au-dessus de la table, et un écoulement facile pour les eaux à l'aide d'un tuyau à inflexion siphoïde. Ce cabinet est muni d'étagères pour les instruments de chirurgie, d'une vasque de pierre avec son robinet pour laver à grande eau les pièces anatomiques, et d'un lavabo pour les médecins;

4° Un appentis pour renfermer les bières, la sciure de bois, les liquides désinfectants, etc.

Ces quatre pièces se développent autour d'une cour qui communique avec l'extérieur par la porte du fond et d'où partent les enterrements.

21° *Accessoires.* — Dans la plupart des hôpitaux, on tient à blanchir le linge dans l'établissement même. Il faut par conséquent y installer une *buanderie.* Elle doit être à l'écart, à distance des malades et près de la porte d'entrée. C'est pour cela que nous l'avons placée dans le grand espace vide qui se trouve entre le mur d'enceinte, le bâtiment d'administration et les salles. Près d'elle nous avons mis l'*étuve à désinfection,* le *vestiaire des malades* et les *salles de bains pour le traitement externe,* dans le cas où l'établissement doit comporter ce genre de service.

De l'autre côté de la porte d'entrée et dans une situation symétrique, nous avons placé les écuries, les remises, les ateliers de réparation, la matelasserie, etc.

22° *Ventilation.* — Tout système de ventilation compliqué doit être écarté dans les hôpitaux.

L'usage d'orifices d'aération directe est, en principe, ce qu'il faut regarder comme le meilleur mode de ventilation. On doit même recourir, autant que la saison le permet, et chaque jour, à l'ouverture en grand des fenêtres.

Enfin des entrées d'air près du sol, munies de registres et grillagées avec soin, doivent permettre d'envelopper les malades d'air pur, tout en évitant les courants nuisibles.

Cette dernière indication théorique est réalisable, même en hiver, si l'on dispose d'un système de chauffage rationnel, consistant tout d'abord et surtout à chauffer les murs, ou plutôt à faire l'équivalent au moyen de surfaces de chauffe rayonnantes, réparties tout autour des salles au bas des parois froides. C'est là une donnée importante qui, mieux qu'aucune autre, est favorable à l'aération directe et au renouvellement d'air constant de la région occupée par les malades.

Les ouvertures sur l'extérieur, pratiquées près de chaque lit, permettent en effet, sans difficulté, d'échauffer légèrement, au contact des surfaces de chauffe voisines, l'air introduit de manière à lui assurer seulement une température très-modérée ; d'autre part, la disposition proposée pour l'installation des surfaces de chauffe combat efficacement les courants descendants froids et viciés qui se produisent naturellement près des murs et vitres.

Une sorte de ceinture de chaleur doit donc envelopper chaque salle, avec introduction d'air pur près des malades. Un mouvement général ascensionnel en résulte, auquel mouvement participent les produits de la respiration et aussi les produits de l'éclairage. Enfin des voies d'évacuation d'air vicié, toujours ouvertes, doivent partir du plafond et déboucher au-dessus des toits.

Ces dispositions rationnelles se prêtent, sans le gêner, au fonctionnement simultané des ouvertures d'aération naturelle, et méritent encore à cet égard une faveur toute particulière. Exceptionnellement, pour les salles de malades atteints d'affections comme la scarlatine, et la rougeole, au sujet desquels on craint l'aération directe, l'évacuation de l'air vicié doit se faire exclusivement au travers d'un foyer toujours entretenu (ce qui a en outre l'avantage de faciliter la destruction des contages de l'air évacué); et, d'autre part, l'introduction de l'air extérieur nécessaire pour l'alimentation du foyer, ainsi que pour la respiration des malades, doit être effectuée loin de ces dernières.

Mais, sauf dans ce cas particulier, il est préférable de faire arriver l'air pur le plus tôt possible près des intéressés.

Également au point de vue de la pureté de l'air qui atteint les malades, des murs épais et en matériaux mauvais conducteurs de la chaleur fournissent aussi un concours utile, en ce sens qu'ils provoquent *au minimum* les condensations de vapeur sur les parois, ainsi que la formation de courants descendants froids et viciés pendant la saison d'hiver. On peut ici rappeler d'autre part combien des murs de ce genre sont favorables au maintien dans les salles d'un bon état thermométrique en toutes saisons.

Pour ce qui est de la dimension des orifices d'aération naturelle qu'il convient de disposer en contre-haut des fenêtres, et dont on doit se servir le plus possible, on ne peut que recommander l'usage de grandes sections, susceptibles pourtant d'être graduées, et étudiées de manière à éviter la formation de veines épaisses tombant dans les salles, en hiver, à l'état de douches glaciales. A ce point de vue, des lames de verre mobiles et superposées comme dans certains volets de persiennes, mais avec joues latérales pleines, peuvent souvent être employées avec profit.

Quant aux prises d'air près du sol, à raison d'une par trumeau ou par bas de fenêtre, leur section ne doit pas être inférieure à un décimètre et demi par lit. La même donnée convient pour le calcul des orifices d'évacuation, au plafond. Le mieux est, d'autre part, que ces derniers correspondent à une seule cheminée de sortie d'air vicié par local ; et, dans le cas ordinaire d'un foyer apparent dans la salle, le tuyau de fumée de ce foyer doit s'élever dans le coffre même de la cheminée d'évacuation d'air vicié.

23° *Chauffage.* — D'après ce qui a été précédemment établi, la ligne d'axe d'une salle d'hôpital ne doit pas être choisie, en principe, pour l'installation des appareils de chauffage ; sauf exception pour des cheminées à feu apparent, qui ne sont d'ailleurs pas, à vrai dire, des appareils de chauffage, mais dont la flamme vive et brillante égaye les malades. Dans les petites salles particulières où le malade peut profiter directement de la flamme d'un foyer, on peut même supprimer tout autre appareil. Les foyers ouverts permettent encore de détruire sur-le-champ, en les jetant dans le brasier, la charpie, les pièces de pansement et les morceaux de linge qui ne peuvent plus servir. Ces derniers motifs rendent les cheminées précieuses dans les salles de blessés ; mais le chauffage proprement dit des salles réclame, comme on l'a vu précédemment, l'installation de surfaces de chauffe au bas et tout le long des parois froides.

Le chauffage par circulation de vapeur répond le mieux à cette condition, et présente de grands avantages. Une seule chaufferie suffit pour tous les pavillons, et peut se combiner avec les autres services exigeant l'emploi de la vapeur. Une conduite distributrice commune aux divers pavillons les desservirait ainsi, en réservant l'indépendance de chaque salle, et la possibilité de répondre à toutes les exigences particulières.

Quand, exceptionnellement, on se trouvera obligé de recourir à des poêles, les précautions recommandées pour avoir des murs aussi réfractaires que possible au refroidissement seront beaucoup plus né-

cessaires qu'avec les surfaces rayonnantes à vapeur. Et quant aux
parties vitrées elles-mêmes, on fera bien, non pas d'employer des fenêtres doubles, mais au moins des châssis à doubles verres, avec interposition d'air emprisonné.

Ces précautions sont nécessaires, surtout dans les climats froids.

Enfin, et surtout encore dans les mêmes régions froides, on ne doit
pas négliger d'établir dans chaque salle des vases d'évaporation pour
maintenir l'atmosphère dans un état hygrométrique convenable.

24° *Éclairage.* — L'électricité est vraisemblablement appelée à se
substituer un jour au gaz pour l'éclairage de tous les monuments et
de tous les lieux publics. Lorsque l'industrie en sera là, il y aura économie et avantage à l'appliquer aux hôpitaux. La lumière électrique
ne consomme pas d'oxygène et ne dégage pas d'acide carbonique; elle
n'altère pas l'atmosphère des salles et ne l'échauffe guère; elle n'expose ni aux explosions ni aux fuites, et, avec les appareils aujour-
d'hui connus, on peut donner aux malades une lumière aussi douce,
aussi constante que possible. Mais il y a peu de villes qui soient en
possession de l'outillage nécessaire pour entretenir et faire fonction-
ner un système semblable, tandis que toutes celles qui sont en mesure
de dépenser un ou deux millions pour construire un hôpital sont déjà
éclairées au gaz et peuvent sans peine étendre leur canalisation à l'é-
tablissement projeté. Lorsque les villes ont les moyens nécessaires pour
appliquer l'un et l'autre système, il faut étudier la question au point
de vue de la dépense. C'est là ce que j'ai répondu, lorsque j'ai été con-
sulté il y a un an pour l'éclairage de l'hôpital de Cherbourg. Lorsqu'on
se sert du gaz, il faut éclairer, avec des becs ordinaires, les cours, les
escaliers et les couloirs; mais pour les salles il faut des becs de très-
petite dimension, enveloppés dans des globes en verre dépoli et faisant descendre sur les lits des malades une lueur douce et faible qui
ne peut pas les empêcher de dormir. Au-dessus de chaque bec de gaz,
il faut placer une petite hotte destinée à emporter au dehors les produits de la combustion.

M. U. TRÉLAT. — J'ai entendu avec une secrète satisfaction que,
sous bien des rapports, votre jeune et laborieuse Société confirmait
les conclusions auxquelles avait abouti la longue discussion soute-
nue en 1864, au sein de la Société de chirurgie.

Vous nous avez suivis, ou mieux, confirmés, pour ce qui touche au
chiffre total des malades dans un hôpital, au chiffre des malades par

salle, à l'aération naturelle, si supérieure à tous les systèmes de ventilation artificielle.

Votre rapport conclut au chauffage des salles par la circulation de vapeur d'eau. C'est sans doute une bonne combinaison avec l'aération constante que vous prescrivez. Je demande cependant la permission de dire que c'est un système délicat; il y a des fuites, des sifflements, des chantonnements désagréables. J'en parle par expérience. Mon amphithéâtre d'opération est ainsi chauffé par une circulation de vapeur. Il y a presque constamment des fuites, et chaque année, quelquefois chaque six mois, il faut faire venir les ouvriers. Bref, il y a de bons et de mauvais côtés; je souhaite que vous ne trouviez que les bons.

Vous louez avec juste raison les hôpitaux excentriques, et il y a bien longtemps que, pour ma part, je propose de résoudre les difficultés de l'hospitalisation parisienne par la création d'hôpitaux-hospices, ou d'hospices temporaires placés au loin, au voisinage des chemins de fer, dans la grande banlieue de Paris. Cela se fera, parce qu'il n'y pas moyen de faire autrement. Mais cela se ferait bien mieux si l'on n'avait pas fait un Hôtel-Dieu de cinquante-deux millions, qui a ruiné l'Assistance publique et l'a mise sous la dépendance absolue, beaucoup trop absolue, du service municipal.

Respectant la division habituelle des hôpitaux en *côté des hommes* et *côté des femmes*, vous faites deux amphithéâtres d'opérations, un pour chaque sexe. A les traiter comme on l'a fait jusqu'ici, je comprends cela; mais, pour les disposer comme on devrait le faire, ce serait double et lourde dépense! Il vaut beaucoup mieux ne faire qu'un seul amphithéâtre, bien installé et bien outillé, et s'arranger de manière à ce que les malades de chirurgie, hommes et femmes, y aient un accès également facile.

Et puisque je viens de parler d'amphithéâtre d'opérations, permettez-moi, après avoir remarqué qu'il n'y en a pas un seul dans nos hôpitaux de Paris qui approche de la convenance, de vous indiquer les grosses essentielles nécessités auxquelles l'architecte devra donner satisfaction.

L'amphithéâtre doit être éclairé, au nord, par une très-large baie et par son toit; il n'y aura donc au-dessus de lui aucun étage. Le sol de la partie où s'exécutent les opérations devra être formé de matériaux imperméables, — carreaux durs, mosaïque, — faciles à laver à grande eau. Cette eau de lavage pourra être facilement évacuée par un conduit à fleur du sol. Il y aura, au moins, un robinet d'eau chaude et un robinet d'eau froide ; un bassin placé au-dessous de ces robinets recevra et laissera échapper tous les liquides de lavage. Les gradins destinés aux élèves seront disposés en pente très-abrupte et pourvus de rampes de fer leur permettant de se pencher en avant et de surplomber, pour ainsi dire, l'opérateur et l'opéré. Ces derniers, faisant face au jour, occuperont le milieu et le fond de la salle, et les gradins seront disposés sur les côtés, de façon que les élèves, tournant de trois quarts le dos à la lumière, voient l'opéré parfaitement éclairé. Dans nos amphithéâtres actuels, le chirurgien est éclairé par derrière, les élèves sont devant lui, l'opéré entre les deux ; le chirurgien opère du côté du jour, de telle sorte que les élèves ne voient absolument rien, ou du moins, ne voient que les gestes du chirurgien, et non son action. La salle d'opération devra communiquer facilement avec une petite pièce claire où seront conservés les instruments et appareils de tout genre. Je répète, en terminant, que ces conditions ne sont réalisées nulle part à Paris, ni à la Charité, ni à l'Hôtel-Dieu, — surtout à l'Hôtel-Dieu, — ni ailleurs.

M. U. Trélat termine en rappelant qu'il a demandé une surface d'au moins 50 mètres carrés de terrain par malade, soit 2,500 mètres carrés pour 500 malades ; au-dessous de ce chiffre, un hôpital devient défectueux, les bâtiments trop denses, les espaces extérieurs sans aération, les étages trop nombreux, etc.

En ce qui concerne les latrines, les siéges cirés où l'on peut s'asseoir lui paraissent préférables à la couronne étroite.

Les *planchers* deviennent raboteux par le fait des lavages. Des poussières dangereuses s'accumulent dans les interstices. Le bitume est rugueux et irrégulier. Le ciment s'égrène en poussière et se fend lorsqu'il est employé par grande surface.

Les carreaux céramiques, rouges, polis, non poreux, commodes à nettoyer, bien jointifs, paraissent préférables.

L'unité d'étage présente des avantages ; mais ce n'est pas une loi d'hygiène hospitalière.

M. Tollet. — Après avoir étudié le programme formulé par M. le docteur Rochard, pour la construction des hôpitaux, permettez-moi de vous soumettre quelques observations sur des points de détails :

1° *Zone sanitaire à réserver.* — En supposant que le terrain choisi pour la construction d'un hôpital de traitement soit isolé de toutes parts, — condition qui n'est pas toujours observée, car on voit des hôpitaux modernes en mitoyenneté avec des propriétés bâties, — il faudrait, dans la surface de terrain à acquérir, prévoir un chemin de ceinture extérieur d'au moins 15 mètres de largeur ; ce chemin, planté de plusieurs rangées d'arbres, formerait une zone sanitaire entre l'hôpital et les habitations qui viennent toujours se grouper autour d'un établissement public et qui finissent par l'enserrer, au grand détriment de la salubrité de l'hôpital et des populations voisines.

Lors de la création d'un établissement hospitalier, on obtient des terrains à bon marché ; plus tard, on hésite à faire des expropriations qui décuplent la dépense afférente aux dégagements.

L'application de cette mesure sanitaire a été faite pour les hôpitaux dont l'exécution m'a été confiée, et pour ceux dont les projets ont été établis avec ma participation.

Les frais d'acquisition du terrain supplémentaire n'ont rien d'excessif ; ainsi, pour un hôpital de 600 lits, maximum d'agglomération à admettre, le périmètre étant de 1,200 mètres environ, la surface de la zone sanitaire serait de $1,200 \times 15 = 18,000$ mètres.

Dans les faubourgs des villes secondaires, on peut généralement obtenir le terrain au prix de 1 franc à 3 francs le mètre carré, et la dépense afférente à la zone sanitaire serait de 18,000 à 54,000 francs, soit environ du centième au cinquantième du prix de la surface totale.

La dépense d'entretien, sinon celle d'acquisition du chemin de ceinture extérieur, pourrait être remboursée par les municipalités.

2° *Surface progressive du terrain.* — Après avoir rappelé les intéressantes discussions qui ont eu lieu en 1864, à la Société de chirurgie, à propos du projet du nouvel Hôtel-Dieu de Paris, discussions dans lesquelles des hygiénistes comme les Larrey, les Léon Le Fort, les Trélat, les Verneuil, sont intervenus avec l'autorité de leur expérience et l'ardeur qu'on aime à voir au service de l'humanité, le rapport considère avec raison comme suffisante, dans la majorité des cas, une surface de 100 mètres par malade.

Le docteur Léon Le Fort voulait faire croître la surface du terrain progressivement avec le nombre des malades.

Le Conseil de santé des armées, dans ses instructions de 1872 sur les conditions à remplir pour la construction d'un hôpital militaire au camp de Châlons, était aussi de cet avis.

Cela est très-rationnel, car, en augmentant les surfaces libres, on

compense, dans une certaine mesure, les inconvénients de l'agglomération.

Je propose donc de fixer les surfaces minima à 100 mètres par lit,
pour un hôpital de 100 lits, et à 150 mètres par lit pour un hôpital de
600 lits.

En prenant des moyennes différentielles entre 100 et 150, on aura
la surface du terrain à affecter aux hôpitaux de diverses importances.

Ainsi, supposons qu'il s'agisse de fixer les superficies du terrain pour
des hôpitaux de 150, 200, 250, 300, 350, 400, 450, 500, 550 lits.

On inscrira neuf moyennes différentielles entre 10,000, surface pour
100 lits, et 90,000, surface pour 600 lits.

La raison sera $\frac{90.000 - 10.000}{9 + 1} = 8,000$. Et on pourra former le tableau suivant :

NOMBRE DE LITS D'UN HOPITAL	SUPERFICIE DE TERRAIN	
	Par lit.	Totale.
100	100	10.000
150	120	18.000
200	130	26.000
250	136	34.000
300	140	42.000
350	143	50.000
400	145	58.000
450	147	66.000
500	148	74.000
550	149	82.000
600	150	90.000

3° *Convalescents.* — La Commission de l'Académie des sciences,
chargée en 1786 d'étudier les conditions d'établissement des hôpitaux,
était d'avis qu'un hôpital où l'on se propose de guérir doit soigner ses
convalescents ; elle ajoutait : « Le rez-de-chaussée, suffisamment élevé
» au-dessus du sol, sera particulièrement réservé aux convalescents,
» qui sont à peu près du 1/3 des malades. — Cet arrangement facili-
» tera aux convalescents l'exercice de leurs premières forces et leur
» promenade en plein air. »

Tenon était également d'avis « que les salles de convalescents sont
» indispensables, surtout dans un grand hôpital ; il demandait qu'elles
» fussent placées au rez-de-chaussée et de plain-pied avec des prome-

» noirs de deux espèces: les uns en plein air, les autres fermés pour
» les jours pluvieux et froids. »

Le Conseil général des hospices s'est occupé, de son côté, des
moyens de soustraire les convalescents à l'action pernicieuse des miasmes morbifiques qui chargent souvent l'air des salles.

L'arrêté du 23 février 1802, qui n'a jamais reçu d'ailleurs une complète exécution, insistait également pour l'application de cette mesure.

Dans son important Mémoire de 1862 sur les hôpitaux, M. Husson,
après avoir exposé le pour et le contre dans cette question des convalescents, terminait cette partie de son étude par un point d'inter-
rogation.

Michel Lévy a préconisé aussi les hôpitaux de convalescents dans
les grandes cités, des salles spéciales de convalescents dans les hôpitaux des petites villes, « qui hâteraient l'entier rétablissement des
malades, les mettraient à l'abri des rechutes et des accidents qui les
font péricliter après leur guérison, les garantiraient des causes d'infection et de contagion qui sont inhérentes à toute réunion de malades. »

A ces avantages on peut ajouter ceux d'exonérer les convalescents
de la vue attristante des malades, et de permettre au même médecin
qui les a guéris de leur continuer ces soins.

Avec les anciens hôpitaux agglomérés au centre des villes, la question du logement, des convalescents, ne pouvait être résolue que par
la création très-coûteuse d'asiles spéciaux, à la campagne, et on conçoit que la question de dépense ait joué un rôle prédominant dans
l'ajournement d'une solution qui serait le complément indispensable
d'un hôpital bien organisé. Mais dans des hôpitaux en pleine campagne, avec des pavillons peu élevés et très-disséminés au milieu de
jardins, la question du logement séparé des convalescents peut être
résolue aussi simplement qu'économiquement.

Pour cela, je propose d'élever à 4 mètres au-dessus du sol naturel
l'unique étage des salles de malades, et d'utiliser une petite partie
du rez-de-chaussée à loger les convalescents, de plain-pied avec un
réfectoire et un promenoir couvert, élevé de trois marches au-dessus
du sol naturel, sur un massif hydraulique de scories de forge, de béton
et de ciment. On pourrait aussi en loger une partie au rez-de-chaussée
de la galerie de communication, dans la partie la mieux aérée de l'hôpital. Il est entendu que ces rez-de-chaussée seraient garantis contre

l'humidité par un parquet en chêne posé sur bitume, complétant le massif hydrofuge déjà prévu.

Cette surélévation est la partie la moins coûteuse de la construction, car toutes les autres parties restent les mêmes; il s'agit seulement de quelques assises de matériaux en plus. Le prix moyen par lit de l'hôpital s'en trouverait diminué; ces soubassements donneraient, en outre, des promenoirs couverts et des espaces pour installer les calorifères.

J'ajouterai qu'il existe depuis longtemps des salles spéciales pour convalescents en Italie et en Angleterre. Quant aux promenoirs, ils engagent les convalescents à prendre de l'exercice; ils permettent, pendant que ceux-ci s'y trouvent, de faire les lits, de nettoyer les salles et d'y pratiquer des chasses d'air.

Des logements spéciaux pour convalescents, utiles partout, sont indispensables pour les pavillons de contagieux, et, comme ces pavillons spéciaux doivent être généralement au rez-de-chaussée et contenir 20 lits au plus, il suffira de leur annexer en appentis deux petites salles pour six convalescents.

4° *Dispositions des salles et de leurs annexes.* — Je demande: 1° Que les annexes des salles soient reportées dans les côtés, afin de dégager les pignons et de permettre la ventilation longitudinale de la salle collective par deux larges baies à pratiquer dans les pignons;

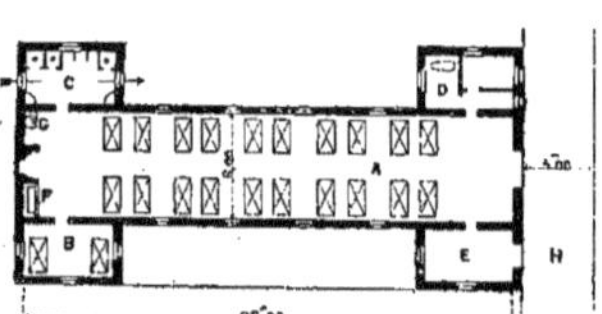

PL. XV, fig. 16. — Salle de malades à deux rangées de lits, avec annexes sur les côtés, d'après M. Tollet.

Légende

A. Salle collective.
B. Lits séparés.
C. Water-closet, urinoirs pour hommes, toilettes pour femmes.
D. Tisanerie, bains.
E. Cabinet du médecin.
F. Ventilateur.
G. Trémie au linge sale.
H. Galerie.

2° A reporter en dehors du bâtiment principal, en les séparant par un courant d'air, les cabinets d'aisances, la tisanerie et les bains, susceptibles de dégager des odeurs nuisibles. Toutes les autres dispositions étant conservées, on aurait le plan modifié ci-contre (*fig.* 16) pour des pavillons de 24 lits de malades, dont 20 dans la salle collective et 2 dans une salle séparée. Dans le type de pavillon à 9 mètres de largeur et 20 mètres de longueur et 262^{m}80 de surface, soit 13^{m}10 par lit, la salle collective a 22 mètres de longueur, 9 mètres de largeur et 19^{m}80 de surface, soit 9^{m}90 par lit. Je préférerais réduire la largeur de la salle à 8 mètres, ce qui est suffisant, puisque, en écartant les lits de 0^{m}25 des façades latérales, il resterait encore un passage central de 3^{m}50 de largeur; j'allongerais la salle de 27^{m}50 pour avoir vers son extrémité postérieure, au voisinage d'un large foyer ouvert, une sorte de refuge où les malades qui peuvent descendre de leur lit aiment à se réunir, sans gêner personne, en attendant qu'ils soient classés parmi les convalescents.

La surface de la salle se trouverait ainsi portée à 261 mètres, soit 10^{m}80 par lit, mais la longueur du bâtiment se réduirait à celle de la salle collective.

Je pense qu'une salle ainsi disposée doit vous donner satisfaction; cependant, pour moi, l'idéal d'une bonne salle serait celle qui ne présenterait qu'un seul rang de lits, car elle augmenterait la dissémination des malades, et chacun d'eux n'aurait plus la vue attristante d'un vis-à-vis, quelquefois moribond. Je crois donc devoir reproduire ici, à titre de renseignement, le type (*fig.* 17) que j'ai présenté au Con-

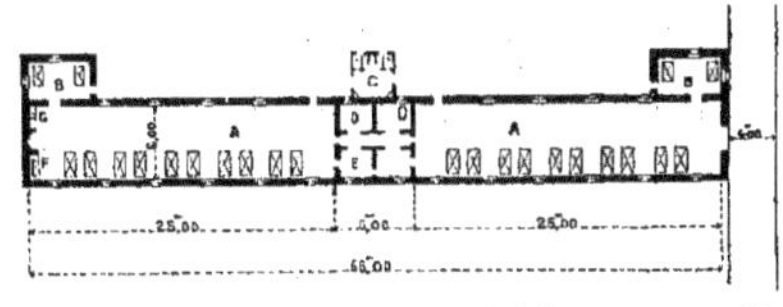

PL. XVI, fig. 17. — Salle de malades à une rangée de lits, avec annexes dégagées, d'après M. Tollet.

Légende

A, A. Salles collectives.
B. Salles séparées.
C. Water-closet, lavabos et urinoirs.
D. Tisanerie, bains.
E. Médecin, surveillance.
F. Ventilation.
G. Trémie au linge sale.

grès international d'hygiène de Paris, en 1878, type qui donne par salle de 10 lits une surface de $25 \times 6 = 150$ mètres, soit 15 mètres par lit, avec un cube d'air de 900 mètres dans la salle et de 90 mètres par lit.

Les lits étant rangés suivant l'une des longues façades de la salle, l'autre façade resterait disponible pour les tables. A côté de leurs avantages, les salles à un rang de lit ont l'inconvénient d'allonger beaucoup les bâtiments, et elles ne sont guère applicables qu'à de petits hôpitaux de 50 à 100 lits.

5° *Galeries de communication*. — Une largeur de 4 mètres pour les galeries serait suffisante, et elles devraient être disposées pour être largement ouvertes.

Il me reste, Messieurs, à vous entretenir de la question du cubage des salles et de leur coupe transversale ; mais, avant, il me paraît nécessaire de rappeler à cet égard ce qu'on a fait avant nous ; je vais essayer de le faire, le plus brièvement possible.

6° *Espacement des pavillons*. — En ce qui concerne l'espacement des pavillons, le plan de l'Académie comporte 24 mètres, ce qui est trop peu pour des pavillons qui ne devaient pas avoir moins de 20 mètres de hauteur.

Je demande qu'au lieu de fixer cet espacement à 25 mètres, on le proportionne à la hauteur des bâtiments et qu'on le mesure entre les faîtages.

Le programme pourrait dire que l'espacement sera mesuré entre les faîtages des bâtiments, et qu'il sera égal à deux fois au moins la hauteur de ces faîtages au-dessus du sol.

En supposant des soubassements de 4 mètres de haut, une hauteur de salle au faîtage de 8 mètres, l'espacement minimum entre faîtages serait de 25 mètres.

Pour la plupart des hôpitaux construits dans notre siècle, le programme de l'Académie des sciences a été observé ; mais souvent on a élargi les bases en espaçant davantage les bâtiments, en réduisant le nombre de leurs étages et en augmentant les rations superficielles ou cubiques, par une augmentation des dimensions des salles ou par la réduction du nombre de leurs lits.

7° *Capacité des salles*. — J'ai réuni dans des tableaux les conditions d'établissement des principaux hôpitaux d'Europe (orientation, densité, capacité, etc.)

En général, en Angleterre, en Allemagne, en Hollande, en Danemark et en Suisse, on trouve de petites salles de 4 à 12 lits, avec un cube d'air moyen de 25 à 40 mètres cubes.

King's College de Londres donne 51 mètres.

On commence à comprendre partout que le véritable luxe d'un hôpital doit consister dans l'ampleur des salles et leur bonne ventilation.

Les hôpitaux anglais et allemands les plus récents sont en progrès sur les anciens, non-seulement par l'étendue des surfaces qu'ils occupent, mais encore par la disposition de leurs salles, qui comportaient trop souvent des cloisonnements et refends nuisibles.

L'hôpital Vieders, à Vienne, donne 63 mèt. cubes; c'est à peu près le cube adopté par les hôpitaux militaires récemment construits en Allemagne et dont les bâtiments sont disséminés sur une très-grande surface de terrain.

Les hôpitaux italiens sont les mieux pourvus sous le rapport de l'ampleur des salles :

On trouve à Saint-Louis de Gonzague, à Turin.. 100^{m3} par lit.
— à Sainte-Marthe, à Pavie............ 95 —
— au Grand Hôpital de Milan.......... 70 —

En 1786, Lavoisier et Tenou demandaient 52 mètres; en 1860, la Commission anglaise se contentait de $42^{m}50$.

Des hygiénistes très-expérimentés ont demandé de 80 mètres à 100 mètres cubes, et il est probable qu'on arrivera un jour à ces chiffres.

Les nouveaux hôpitaux de Bourges, de Saint-Denis, offrent 65 mètres.

J'ai conservé cette moyenne pour l'hôpital de Montpellier, et je la crois suffisante avec les dispositions prises pour le renouvellement régulier de l'air à raison de 150 mètres cubes au moins par lit et par heure.

J'ai dit qu'en faisant croître la surface du terrain en raison du nombre des lits prévu dans un hôpital, on arriverait à compenser dans une certaine mesure les inconvénients de l'agglomération.

Pour le même motif, je crois que le cube d'air individuel, dans une salle, devrait croître en progression avec le nombre de lits qui y sont placés.

Je donne 35 mètres cubes par lit dans les chambres séparées à

1 lit, et 65 mètres cubes dans une salle de 30 lits (nombre maximum).

En insérant 14 moyennes différentielles entre 65 et 35, on a pour la raison :
$$\frac{65-35}{14+1}=2,$$
et, pour le cubage des salles :

1 lit.	....	35 par lit.
2 —	....	37 —
4 —	....	39 —
6 —	....	41 —
8 —	....	43 —
10 —	....	45 —
12 —	....	47 —
14 —	....	49 —
16 —	....	51 —
18 —	....	53 —
20 —	....	55 —
22 —	....	57 —
24 —	....	59 —
26 —	....	61 —
28 —	....	63 —
30 —	....	65 —

8° *Hauteur des salles.* — *Suppression des plafonds.* — Je poserai en principe que la hauteur d'une salle doit être proportionnée à ses deux autres dimensions, longueur et largeur, surtout à cette dernière ; on aurait une bonne proportion en donnant aux salles d'hôpitaux de 8 mètres de longueur une hauteur de 8 mètres, ou tout au moins de 7 mètres.

Dans nos grandes salles d'hôpitaux de 8 à 9 mètres de largeur sur 30 mètres de longueur et 5 mètres de hauteur seulement, il semble qu'on est écrasé par les plafonds, tandis qu'on respire librement dans les belles salles de nos musées, de nos bibliothèques, dont la hauteur est beaucoup plus grande et mieux proportionnée avec leur longueur.

Du reste, pour des salles collectives dégagées d'étages supérieurs, il serait tout à fait irrationnel de conserver des plafonds qui réduisent le cubage des salles pour former des greniers où l'air vicié se confine en infectant les charpentes des combles.

Ces plafonds sont d'ailleurs le plus grand obstacle à la ventilation naturelle, ainsi que je vais l'expliquer.

J'ai observé que la colonne d'air chauffée à 50° d'une bouche de chaleur ouverte au niveau du dallage ne se mélange pas à l'air des salles dès sa sortie, mais qu'au contraire elle s'élève sensiblement jusqu'au faîtage sans influencer la température de la salle, et que ce n'est que parvenue près du faîtage qu'elle commence à s'épanouir en gerbes pour se diffuser dans la salle.

Or on peut considérer les malades comme autant de foyers exhalant de l'air vicié à une température de 10 à 20° supérieure à celle de l'air ambiant; et le même fait se reproduira, c'est-à-dire que l'air vicié s'élèvera vers le faîtage pour se mélanger sans délai avec celui des salles, si l'on ne prend des dispositions pour l'évacuer au fur et à mesure de sa production.

Tenon avait constaté le même fait, et il l'expliquait ainsi :

« La chaleur et l'infection transmises dans l'air d'une salle de ma-
» lades s'y distribuent inégalement; les tranches d'air d'en bas sont
» moins échauffées que celles du milieu, ces dernières moins que les
» supérieures. »

Il faut donc favoriser le mouvement ascensionnel de l'air vicié et son évacuation immédiate vers la région la plus élevée des salles, et pour cela supprimer les plafonds et faire suivre aux surfaces internes des salles la pente du toit.

C'est ce que conseillait, dès 1872, le Conseil de santé des armées dans ses instructions pour la construction d'un hôpital au camp de Châlons.

Le complément de cette disposition est d'ouvrir le comble des salles dans toute la longueur de leur faîtage, et d'arrondir les angles des parois internes, afin de réduire les frottements.

La forme des salles en coupe transversale a donc une importance majeure.

Le plafond fût-il percé dans plusieurs points, l'évacuation ne se ferait pas; elle ne se ferait pas assez promptement pour que l'air vicié n'ait le temps de se mettre en équilibre avec l'air de la salle et de s'y mélanger.

Voici vingt dessins représentant à grande échelle les coupes des hôpitaux baraqués, employés par les Américains pendant la guerre de sécession, par les Allemands à l'hôpital des varioleux de Carlsruhe, par la Société de secours aux blessés militaires, etc. Nous voyons que, partout où les salles collectives ont pu être dégagées d'étages supérieurs, comme celles qui sont prévues dans le programme, on a adopté au sommet de la toiture un lanterneau pour l'évacuation de l'air vicié.

La figure 18 représente la coupe d'une salle avec lanterneau.

La figure 19, la coupe d'une salle avec plafond à 5 mètres de hauteur.

La suppression du plafond étant admise, on voit immédiatement que la meilleure disposition de comble sera celle qui favorisera le mieux le même mouvement ascensionnel de l'air, et que la première

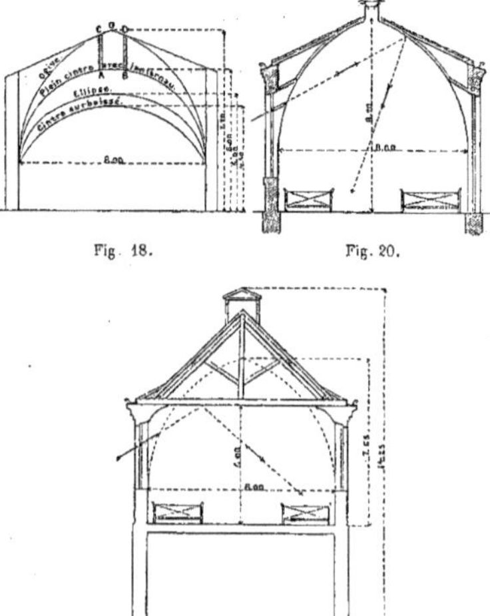

Fig. 18.   Fig. 20.

Fig. 19.

Pl. XVII, fig. 18, 19 et 20. — Profils comparatifs montrant la supériorité de la forme ogivale appliquée aux hôpitaux de Saint-Denis, Montpellier, Bichat, Argenteuil, le Havre, Lugo di Romagna, Toulon, Bourges, Bône, Lemans, etc.

chose à faire est de rejeter les combles ordinaires qui forment des angles à leur intersection avec les longs pans des bâtiments.

Si nous comparons maintenant entre elles les diverses formes de voûtes, nous voyons que l'ogive présente, sur toutes les autres, les avantages suivants :

1° Poussée minima sur les pieds-droits ;

2° Réduction au minimum du frottement de l'air dans son mouvement ascensionnel ;

3° Réduction maxima des surfaces enveloppantes ou d'absorption par rapport au volume d'air enveloppé.

En adaptant un lanterneau A B C D au-dessus du plein-cintre qui se rapproche le plus de l'ogive, il y a une complication dans la construction et il en résulte un cube d'air plus réduit et une surface d'absorption plus étendue. La manœuvre du lanterneau est d'ailleurs très difficile.

C'est guidé par ces considérations que j'ai adopté l'ogive pour le système qui porte mon nom et dont la partie principale est une ossature en fer, de forme ogivale, qui assure la stabilité de la construction, et dont le remplissage peut être fait avec des matières d'épaisseur variable et de nature quelconque, suivant les ressources locales, les climats et la durée qu'on veut obtenir.

Des expériences répétées et coûteuses m'ont permis de me rendre compte de la force à donner aux diverses parties de cette ossature, suivant des portées variables.

La figure 20 représente la coupe d'une des salles des hôpitaux de ce système. En la comparant aux autres formes si diverses de salles d'hôpitaux, on peut juger combien la construction s'en trouve simplifiée.

Aucun tirant n'est nécessaire, les charpentes saillantes sont supprimées, les angles sont arrondis, excepté celui du faîtage, qui est nécessaire pour l'évacuation de l'air vicié et qu'on n'obtient dans aucune des autres formes courbes. Cet angle dièdre curviligne du faîtage, ouvert à son sommet et muni de registres, sert de canalisation pour l'évacuation de l'air vicié et remplace très-simplement et très-économiquement les lanterneaux.

L'épaisseur du matelas d'air entre la voûte et la couverture, qui est de près d'un mètre vers la corniche, va en se réduisant jusqu'au faîtage, de telle sorte que le maximum d'échauffement se produit précisément au canal d'évacuation et y fait appel d'air, lorsque, pendant les grandes chaleurs, la ventilation devient plus difficile et plus nécessaire.

On remarquera aussi qu'avec des plafonds, si l'on ouvre la partie supérieure des croisées, l'air affluent se trouve projeté sur les lits des malades, tandis que dans l'ogive (fig. 20) cette projection, venant de plus haut, s'amortit et se diffuse sur les surfaces courbes.

Croisées. — Les dimensions à donner aux croisées et surtout la hauteur à réserver aux parties pleines inférieures, dites allèges, ont donné lieu à beaucoup de controverses.

Dans mes constructions, je les fais monter à 4 mètres et descendre jusqu'au sol des salles ; ce sont des portes-croisées dont la partie basse est pleine jusqu'à 1^{m}20 de hauteur et dont la partie vitrée est divisée en plusieurs panneaux, disposés de telle sorte que, suivant les besoins ou les saisons, on peut les ouvrir entièrement pour nettoyer les salles, ou sur les deux tiers de la hauteur, ou seulement dans leur partie supérieure pour une ventilation plus modérée.

Water-closets. — Quant aux water-closets, qui ont une aussi grande influence sur la salubrité d'un hôpital, de tous les nombreux types existants, le meilleur sera celui qui sera le mieux entretenu ; car, dans dans cette partie d'un hôpital, c'est la propreté qui joue le premier rôle. Toutefois, à mon avis, la propreté sèche est préférable à la propreté humide, et le moins mauvais système d'évacuation consiste dans des récipients mobiles, en tôle galvanisée, contenant des matières absorbantes et désinfectantes qu'on enlève tous les jours pour les employer en engrais. Ce procédé a été appliqué depuis plusieurs années à l'hôpital militaire de Bourges, à la satisfaction des médecins. Il est moins commode que « le tout à l'égout », mais il offre plus de sécurité sanitaire.

Ambulances mobiles. — En cas d'épidémies ou d'affluence exceptionnelle des malades, au lieu d'augmenter le nombre des lits dans les salles et d'y placer des malades en supplément sur des brancards, le rapport a prévu sagement des ambulances.

Je crois que ces ambulances devraient être formées de parties facilement démontables et lessivables, dans le genre de celle que j'avais fait figurer à l'Exposition universelle et qu'une commission du ministère de la guerre a adopté (1). Chaque hôpital devrait en avoir deux

(1) La grande médaille d'or de l'impératrice Augusta a été décernée à ce modèle, lors du Concours de l'Exposition universelle d'Anvers, en 1887.

ou trois en magasin pour les besoins accidentels. La plate-forme des
tinée à les recevoir devrait être préparée d'avance et être faite en
ciment sur béton hydraulique.

Il me resterait, Messieurs, à vous entretenir encore de beaucoup de
détails sur cette question si complexe des hôpitaux.

Leur chauffage, leur ventilation, la composition de leurs parois, etc.,
ont aussi une importance qui ne vous a pas échappé ; mais il me paraît
difficile de fixer dans un programme des procédés de détails qui se
perfectionnent tous les jours.

J'aurai l'honneur d'appeler votre attention sur les propriétés sanitaires des divers matériaux et de mettre sous vos yeux, à la prochaine
séance, les résultats d'expériences que je vérifie en ce moment sur leurs
qualités hydrofuges.

M. Duchene signale le bel hôpital de Gênes, dû à la munificence de
Mᵐᵉ la duchesse de Galliera.

M. A.-J. Martin dit qu'il a visité cet hôpital. C'est un magnifique
établissement qui est installé contrairement à toutes les règles de l'hygiène.

M. Drouineau (de la Rochelle) pense qu'entre le système parfait
des pavillons isolés et sans étage, et celui des monuments élevés, condamnés par tous, il y a une moyenne acceptable : c'est le pavillon à
rez-de-chaussée et d'un seul étage, avec 1 hectare de terrain pour
200 malades.

Il demande aussi de petites salles de 2 à 4 lits.

M. Delaunay dit qu'il faut bien se garder d'ajouter des lits aux salles en cas d'épidémie. C'est dans des baraquements qu'il faut soigner
les malades supplémentaires.

M. Dumesnil demande que les fenêtres soient placées aussi bas que
possible et descendues à 0 m. 30 au-dessus du sol, et que les plafonds,
comme les autres parois, soient peints à l'huile. Il approuve l'emploi
des planchers sur bitume, à la condition qu'ils soient encaustiqués et
bien jointifs.

En ce qui concerne l'éclairage au gaz, on devra prendre toutes les
précautions possibles contre les produits de la combustion.

M. Perrin présente, au sujet des cabinets d'aisance, des observations très-intéressantes qu'il résume ainsi :

1° Dans la pièce destinée dans chaque pavillon à l'installation des
cabinets d'aisances, le siége desdits cabinets sera un siége ordinaire
à l'anglaise, au lieu du *siége-borne* proposé par la Commission ;

2° Dans la même pièce, il sera établi un vidoir, avec tuyau d'écoulement siphoïde, destiné à recevoir le contenu des bassins des salles de malades et les eaux de lavage ;

3° Un lavabo à deux cuvettes, permettant aux malades convalescents de faire leur toilette, chaque jour, et d'assurer la propreté de la figure et des mains, sera également installé dans chaque pavillon.

Quant au choix de l'emplacement, il sera subordonné à la disposition des localités.

La Commission demande, par l'organe de son éloquent et savant rapporteur, M. le Dr Rochard, que, dans l'une des quatre petites pièces ménagées à chacun des angles de chaque pavillon, il soit établi des cabinets à l'anglaise dont les siéges seraient construits suivant le système adopté à l'École Monge, système qui, on le sait, prévient les inconvénients de la tablette en bois du siége ordinaire, c'est-à-dire *la possibilité d'y monter,* en même temps que les contacts sont réduits au maximum le plus strict.

Les obstacles mécaniques, comme moyen de prévenir la malpropreté dans la fréquentation des cabinets d'aisance, ne nous paraissent pas devoir être encouragés en principe, et, en tout cas, au delà d'une mesure très-restreinte. Quand on passe en revue ceux que l'on connaît, on se demande si c'est véritablement à des êtres doués de raison qu'on a eu la pensée de les imposer. Permettez-nous d'en énumérer quelques-uns :

a) Réduction intérieure du cabinet aux dimensions strictement nécessaires, de manière à obliger le visiteur à se placer *forcément* et directement au-dessus de la lunette du siége ;

b) Barres ou planchettes placées transversalement au-dessus du siége et à la hauteur des épaules de la personne assise ;

c) Planche sous forme de plan incliné, s'élevant de l'arrière de la lunette du siége et se dirigeant obliquement le long du dos du malheureux patient, qui est nécessairement obligé de se pencher en avant et de s'asseoir directement au-dessus de l'orifice ;

d) Inclinaison du siége en avant de 20 à 25°, pour que le visiteur ne puisse s'y tenir debout ;

e) Enfin, siége de l'École Monge, proposé par la Commission, consistant, comme on le sait, dans un cylindre de 30 à 40 centim. de hauteur, légèrement incliné d'arrière en avant, *isolé de tous côtés des murs environnants,* et surmonté d'une couronne en bois de rechange ou à demeure, obligeant par son peu de largeur (4 à 5 centim.) la personne

à s'asseoir, et par sa forme ovoïde supérieurement, à s'asseoir comme
à cheval.

M. CHALLAN DE BELVAL expose les inconvénients des baraquements
pour hôpitaux permanents. Ils sont très-accessibles aux variations
atmosphériques de l'envahissement des rongeurs.

M. DESPRÈS. — Puisque le meilleur mode de construction des hôpitaux est en discussion, je dirai brièvement mon opinion à cet égard.
Les plans des architectes sont très-bien conçus ; mais nous avons, nous,
médecins, une expérience des hôpitaux variés que nous avons occupés,
et les contradictions abondent.

Il faut dans un hôpital deux choses : de l'air et de l'eau. Il faut lut-
ter contre les effets de l'encombrement et de la malpropreté, mais
cela encore ne suffit pas.

Faites des palais, des salles dorées, sur des cours de marbre, sous
des toits d'argent, donnez à chaque malade un appartement d'une valeur de 3,000 fr., vous n'aurez rien fait si vous n'avez pas pour soigner
vos malades, en dehors de qualités professionnelles, un médecin avisé
qui sache commander l'entretien et la propreté du logis, et surtout si
vous ne résistez à ces désorganisateurs qui ne craignent pas, il faut le
dire ici, d'enlever aux pauvres celles qui veulent le mieux et peuvent
le plus tenir dans nos salles l'exactitude, l'ordre et la propreté.

M. VALLIN. — Je ne puis pas partager l'opinion de M. Tollet qu'il
faut donner aux salles une hauteur de 7 à 8 mètres. Au point de vue
de l'hygiène, c'est inutile ; tout ce qui se passe dans une zone supérieure à 4,50 ou au plus 5 mètres est étranger au malade, qui n'en
profite pas. Avec ces grandes élévations, on produit des chiffres cubiques trompeurs ; dans une église de 15 mètres de haut, les malades
peuvent être encombrés avec un cube de 45 mètres par lit, puisque
ceux-ci n'occuperaient que 3 mètres superficiels sur le sol. Les salles
ne doivent pas être assez vastes pour qu'avec une hauteur de 5 mètres
on « semble être écrasé par les plafonds. » Ces élévations « sont désirables au point de vue de l'architecture, l'hygiéniste peut s'en désin-
téresser.

M. TOLLET. — *De l'influence du nombre des étages dans les pavillons
des malades, sur la superficie de terrain nécessaire à un hôpital.* — Le
rapport a sagement prévu la non-superposition des salles de malades ;
cependant M. le Dr Drouineau a émis l'avis « qu'entre le système par-
« fait des pavillons isolés et sans étage et celui des monuments éle-
» vés, condamnés par tous, il y a une moyenne acceptable, hygiéni-

» quement, c'est le pavillon à rez-de-chaussée et à un seul étage », et
» l'honorable docteur a ajouté : « Cette combinaison a le grand avan-
» tage de diminuer dans une notable proportion la surface et par
» conséquent la dépense ; un hectare pour 200 malades me paraît une
» superficie très-suffisante. »

Il y a là une double erreur trop généralement répandue et due à ce
qu'on raisonne toujours dans l'hypothèse d'un emplacement au centre
des villes ; je l'ai combattue depuis longtemps ailleurs, et il importe de
ne pas la laisser se propager.

Dans l'établissement des logements collectifs, tous les principes sont
solidaires et je vais démontrer :

1° *Que si l'on observe le fractionnement du bloc logeable, l'espacement
des pavillons à une distance égale à deux fois leur hauteur, il faut à très-
peu de chose près autant de terrain en employant des pavillons à étages
superposés qu'en employant des pavillons sans étage.*

2° *Que l'économie d'argent à faire sur la réduction de surface est tout
à fait insignifiante, par rapport au chiffre total de la dépense de construction.*

Comparons (*fig.* 21 et 22) deux hôpitaux pour 300 lits : l'un avec
pavillons sans étage, l'autre avec un étage superposé sur un premier.

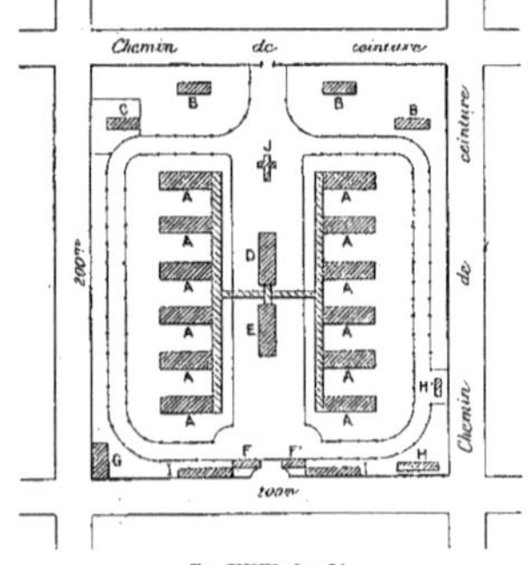

Pl. XVIII, fig. 21.

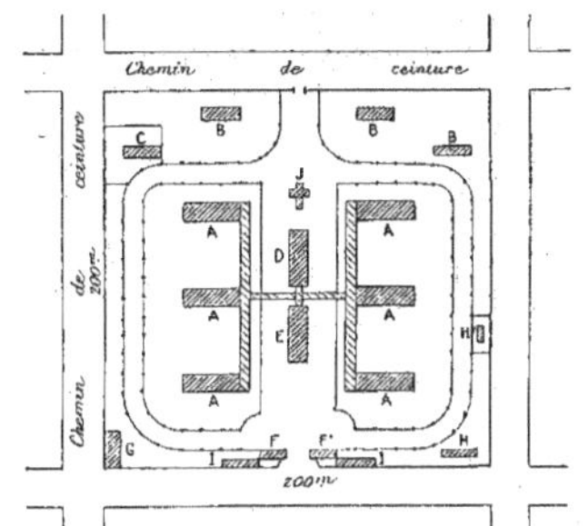

PL. XIX, fig. 22.

Pour loger 300 malades, dans l'un, il faut:

12 pavillons de malades ou blessés
à 22 lits, ensemble.................... 264 lits.

3 pavillons de contagieux de 12 lits, ensemble........... ....,........ 36 —

                        TOTAL... 300 lits.

Dans l'autre, il ne faudra que :

6 pavillons de malades ou blessés à 44 lits,
ensemble .... 264 lits.

3 pavillons de contagieux à 82 lits, ensemble .... 36 —

                  TOTAL ÉGAL..... 300 lits.

Les pavillons sans étages (*fig.* 21) ayant 11 mètres de hauteur, y
compris un soubassement A, de 3^{m}20 de hauteur, à aération libre et
qui pourra être utilisé en temps de guerre, l'espacement entre deux
pavillons consécutifs devra être de 25 mètres au minimum.

Les pavillons à un étage ayant une hauteur de 22^{m}507, y compris
soubassement et comble, l'espacement devra être de 45 mètres. On
remarquera, d'ailleurs, qu'au point de vue de l'aération extérieure et

de l'action bienfaisante du soleil, des bâtiments de 22 mètres de hauteur, espacés à 45 mètres, sont souvent dans des conditions moins bonnes que des bâtiments de 11 mètres espacés de 25 mètres ; car des écrans aussi élevés laissent trop souvent les parties basses des bâtiments et les cours séparatives en dehors de l'influence des courants atmosphériques, et il s'y forme des remous aériens.

Toutefois, admettons la proportion posée en principe.

Dans les deux plans comparés, tous les bâtiments, autres que les pavillons des malades, ont été conservés en même nombre, avec les mêmes surfaces ; les chemins, jardins, etc., ont les mêmes largeurs. Dans les deux cas, les pavillons de contagieux sont sans étages.

Pour l'un, il faut, non compris le boulevard extérieur,
un espace rectangulaire de 200 mètres $\times$ 230 mètres =   46,000^{mc}
Pour l'autre, la superficie ne se réduit qu'à 200 mètres
$\times$ 200 mètres =............................... 40,000

Différence................... 6,000^{mc}

Soit environ 1/8.

Voyons ce que cela peut produire en argent.

L'hôpital civil et militaire de Montpellier, pour 600 lits, avec ses services de clinique, coûte 2,250,000 fr. ; sur cette somme, il a été payé pour 9 hectares de terrain 100,000 fr., ce qui met l'hectare à 10,000 fr., aux confins du faubourg Boutonnet et au milieu des villas de plaisance (1).

C'est donc 5 p. °/₀ de la dépense totale, et la même proportion s'est réalisée pour les autres hôpitaux du même système, dont le prix de revient a varié entre 2,700 fr. et 5,000 fr. par lit (2).

Pour un hôpital de 300 lits, coûtant 1,500,000 fr., l'économie sur le terrain, supposé à 10,000 fr. l'hectare, comme ci-dessus, ne serait donc que de 6,000 fr. pour les 6,000 mètres carrés de réduction de terrain réalisée par le type à deux étages de salles, ce qui ne représente guère que 1/250 de la dépense totale.

---

(1) Les travaux ne sont pas complétement terminés ; mais le conseil des bâtiments civils, dans son rapport sur le projet, a déclaré que les devis avaient été établis avec le plus grand soin.

(2) Pour faire une comparaison exacte de la dépense, il ne faut pas calculer sur telle ou telle partie de bâtiment, comme la couverture, mais sur la dépense totale ; or les hôpitaux à étages multiples ont coûté de 6,000 à 20,000 fr. par lit, et si l'on est parvenu quelquefois, dans ces hôpitaux, à réduire la dépense par lit, c'est en entassant ces derniers jusque dans les combles.

En admettant, même comme exception, que le prix du terrain en dehors d'une ville s'élève au triple, soit à 30,000 fr. l'hectare, l'économie afférente à la réduction de surface du terrain resterait encore insignifiante, comparée aux dépenses de construction.

Ce n'est donc pas sur la surface du terrain, ni sur les espaces logeables que l'on peut faire des économies, mais sur le cube des matériaux, qui sont non-seulement l'élément le plus coûteux, mais qui nuisent encore à la salubrité lorsque leur volume dépasse ce qui est nécessaire pour parer aux variations de température.

On doit poser en principe que la durée sanitaire d'un hôpital sera d'autant mieux assurée, que le volume plein des parties bâties sera plus petit par rapport aux capacités logeables ; car les matériaux sont des réceptacles pour les miasmes et des obstacles à la ventilation, tandis que la capacité des salles favorise leur ventilation.

Ce serait le moment peut-être de vous soumettre le résultat de mes expériences sur la composition de l'épaisseur des parois enveloppant des salles et sur l'influence du pouvoir conducteur et hydrofuge des matériaux ; mais je suis obligé de différer cette communication à une prochaine séance.

Je reviens à la question des surfaces de terrain, pour ajouter qu'il serait impossible, sans retomber dans les défauts de l'entassement et d'une densité excessive, d'établir un hôpital à pavillons fractionnés et à étages, même doubles, sur une surface de terrain de 50 mètres seulement par lit. Les plans ci-contre le prouvent et ils montrent, en outre, que le tableau des surfaces progressives que je vous ai présenté dans la précédente séance est en conformité avec les tracés graphiques. Quant aux économies d'argent que l'on peut réaliser dans la construction des hôpitaux sans étage, je les ai démontrées pratiquement, et je serais prêt à répondre aux objections qui pourraient se produire à cet effet.

Il n'y aurait donc aucune compensation sérieuse à se départir des bases posées dans le rapport de M. le Dr Rochard, en ce qui concerne la non-superposition des salles de malades et la quantité de terrain à employer.

Il est d'autant plus nécessaire de maintenir les principes, qu'en pratique on est toujours trop porté à les enfreindre, sous n'importe quel prétexte.

Il faut bien le dire, ce qui entraîne le plus souvent les commissions et les jurys de concours, ce sont plutôt de beaux lavis, des élévations et perspectives brillantes, que les conditions sanitaires et économiques les mieux étudiées. Or il est certain que si les hôpitaux sans étages sont d'un aspect agréable lorsqu'ils sont exécutés, parce qu'ils donnent l'aspect de la villa, ils prêtent beaucoup moins *à priori*, à cause de leur peu de hauteur, à un rendu architectural capable de séduire ceux qui décident en dernier ressort.

Ce n'est pas sans de grands efforts, vous le savez mieux que personne, Messieurs, que je suis parvenu à faire accepter mes plans, malgré leur apparence modeste; mais, si je n'avais pas offert quelque chose de mieux que les baraques dites *américaines*, il n'y aurait pas encore en France un seul hôpital sans étages à pavillons isolés, et il n'y a pas de sacrifices de démonstrations, pas d'avantages sanitaires et économiques qui eussent résisté à l'influence de masses architecturales bien dessinées.

Isolement des malades contagieux.—En dehors des hôpitaux spéciaux et contagieux qui ne sont guère applicables que pour les très-grandes villes, on peut considérer trois degrés d'isolement dans les hôpitaux ordinaires.

Isolement du 1ᵉʳ degré. — *Séparation dans des salles spéciales faisant partie du même bloc de bâtiments que les salles de malades ordinaires. — Personnel servant commun à toutes les salles.* — Cela est déjà moins mauvais que de placer les contagieux dans des salles communes à tous les malades : mais c'est bien insuffisant ; car, vous le savez, le méphitisme n'est pas un malfaiteur que l'on peut mettre sous clef ; il passe par les moindres fissures et à travers les pores des matériaux qui composent les cloisons séparatives.

Isolement du 2ᵉ degré. — *Logement des contagieux de diverses maladies dans un bâtiment spécial éloigné des autres pavillons de malades.*— Cela vaut déjà mieux que l'isolement du 1ᵉʳ degré, en ce qu'il protége les malades ordinaires ; mais il peut encore exposer un malade et un convalescent de fièvre typhoïde à contracter la variole traitée dans une salle contiguë, et réciproquement.

Isolement du 3ᵉ degré. —Séparation des maladies contagieuses dans des bâtiments spéciaux pour chaque nature de maladie, avec des services particuliers et un personnel servant, sans contact avec le personnel des autres pavillons.

C'est ce 3 degré d'isolement qui est prévu aux deux plans ci-annexés.

Il y a: 1 pavillon pour les varioles,
      1   —   pour les fièvres typhoïdes,
      1   —   pour les diphtéries.

Je ne puis entrer ici dans tous les détails des précautions à observer dans l'installation de ces pavillons spéciaux ; je dirai seulement qu'ils sont placés à 50 mètres au moins des autres groupes de malades et de façon à ce que les vents dominants de la contrée ne déversent pas leur atmosphère sur les autres pavillons de l'hôpital. Des salles spéciales sont réservées [pour convalescents ou malades payants, comme dans tous les autres pavillons de malades ou blessés.

Il y a une salle collective pour chaque sexe, avec un petit service de tisanerie, bains, lingerie, commun à toutes les salles d'un même pavillon.

Je suis d'accord avec M. le Dr Drouineau sur l'utilité de réserver des salles pour les malades payants. Les hôpitaux des villes de province admettent déjà, pour la plupart, cette catégorie de malades, et on doit prévoir des chambres séparées pour cet usage, dans la proportion du dixième des lits d'un hôpital.

Toutefois ces chambres doivent être obtenues de préférence par des annexes en appentis, sur les côtés des salles collectives plutôt que par des divisions faites dans ces dernières salles.

Il est nécessaire de donner quelques explications sur les inconvénients de ces divisions, et d'abord rappelons ce principe : *que toute paroi enveloppant des salles, en contact avec l'air extérieur, est une surface d'aération ou d'assainissement, tandis qu'une paroi intérieure, en contact avec les émanations des habitants d'une salle, est une surface d'absortion infectieuse.*

Il faut donc le plus possible multiplier les premières et réduire les secondes.

Ceci posé, considérons le plan d'une salle de 20 lits prévue dans l'étude précédente ; si cette salle n'a pas de plafonds, si de plus son plancher est élevé de plusieurs mètres sur des quilles ou sur des arceaux laissant libre la circulation de l'air sous ces planchers, cette salle sera dans les meilleures conditions possibles d'aération, puisque l'atmosphère libre l'enveloppera de toutes parts.

Sa ventilation intérieure ne sera gênée par aucun obstacle et elle pourra se faire aussi bien dans le sens longitudinal que dans le sens transversal.

De plus, les surfaces enveloppantes externes ou d'aération seront à peu près égales aux surfaces internes ou d'absorption, ce qui est la condition la plus favorable que l'on puisse obtenir.

Mais si l'on divise cette salle en un certain nombre de comparti-ments par des murs transversaux, comme on l'a fait trop souvent dans les hôpitaux hollandais, dans les casernes françaises et ailleurs, on a de petites salles transversales, sur lesquelles j'ai déjà appelé l'attention des hygiénistes (1) et dans lesquelles la ventilation longitu-dinale est interceptée; où les surfaces internes sont trois fois plus étendues que les surfaces externes.

Les défauts seraient encore plus grands si l'on voulait augmenter le nombre des compartiments au moyen de l'addition d'un refend longitudinal, comme nous le voyons encore dans d'anciens hôpitaux anglais; car, alors, non-seulement les surfaces d'absorption se trou-vent encore notablement augmentées; mais, en outre, la ventilation transversale est obstruée en même temps que la ventilation longi-tudinale.

Les chambres particulières étant placées en appentis sur les côtés de la salle collective, la ventilation de cette dernière reste libre dans tous les sens et les chambres ont encore trois faces sur quatre en contact avec l'air extérieur.

Il est bon de donner peu de profondeur à ces chambres, afin d'éloi-gner, le moins possible, la paroi du fond des baies d'éclairement et d'aération.

Balcons. — Je signale aussi l'utilité de larges balcons placés au ni-veau des salles, où l'on peut placer les malades sous toile pendant la belle saison. Ces balcons, élevés comme les salles à 3 mètres au moins au-dessus du sol, donnent en outre au-dessous des promenoirs cou-verts pour les convalescents.

M. ROCHARD. — M. Tollet demande 65 mètres cubes par lit, pour une salle de 30 lits, tandis que nous nous contentons de 45. C'est un tiers en plus. Il faudrait, pour satisfaire ce désir, augmenter toutes les dimensions des pavillons et par conséquent accroître dans la même proportion les frais de la construction.

(1) Mémoire au Congrès international d'hygiène de Paris, en 1878.

Pour la forme de la salle, M. Tollet préfère la voûte ogivale au plafond horizontal. Il trouve qu'elle donne beaucoup plus de facilité pour l'évacuation de l'air vicié ; il s'appuie, pour faire prévaloir le système qu'il a adopté, sur des considérations qui sont plutôt du domaine des architectes que du mien, et je laisserai, à ceux de nos collègues qui ont qualité pour apprécier la valeur de ces raisonnements, le soin de les discuter. Je me borne à dire que la forme ogivale n'est pas condamnée par l'hygiène.

Je pense comme lui qu'il faudrait élever des baraques provisoires dans le voisinage de ces pavillons, et c'est en vue de cette nécessité que j'ai adopté la proposition de M. Tollet, relative aux baraques démontables, en approvisionnement.

5° M. Du Mesnil est partisan, comme M. Tollet, des grandes fenêtres ; cependant, il ne fait pas descendre les siennes jusqu'au plancher ; ce ne sont pas des portes-fenêtres, et, s'il les prolonge plus que les nôtres, c'est afin d'aérer les parties inférieures de la salle, celles qu'occupent les lits des malades. Je crois que cette ventilation peut s'opérer sans cela ; mais il n'y a pas d'inconvénient à agrandir les ouvertures, à la condition toutefois qu'elles ferment bien.

Les plafonds peints à l'huile peuvent avoir leurs avantages, et, quant aux vitraux coloriés, je n'ai aucune répugnance à les substituer pour les salles mortuaires aux rideaux noirs que je n'y avais introduits que dans un but décoratif.

M. C. TOLLET. — Je dois donner quelques explications sur quatre points principaux de mes communications qui ont donné lieu à des objections dans la dernière séance, à laquelle je n'ai pu assister.

1° M. Vallin craint qu'en augmentant la hauteur des salles, on ne produise des cubes trompeurs, et il cite les églises de 15 mètres de hauteur dans lesquelles, en temps de guerre, on a quelquefois accumulé des malades et des blessés dans des proportions nuisibles.

Il y a aussi des nefs de cathédrales dont la hauteur atteint souvent cinq ou six fois la largeur ; ai-je jamais proposé de telles proportions, quand je demande seulement 7 mètres de hauteur ?

Le cube d'air d'une salle doit résulter de ses trois dimensions convenablement coordonnées entre elles (longueur, largeur, hauteur), et il ne doit jamais être obtenu par l'exagération de l'une d'entre elles.

Une salle de 20 lits sur deux rangs, à 2 lits par trumeau, exige une

longueur minima de .... 26 mètres
pour que les lits soient convenablement espacés.

Et une largeur minima de...................... 8

Ce qui donne une surface de .... 208 mètres
Soit environ 10^{m2} par lit.

En donnant à la salle une hauteur de 6^m50 seulement, on obtient le cube de 65 mètres par lit.

Pour une salle à un seul lit par trumeau, la longueur
serait de... 28 mètres.

La largeur resterait de 8

La surface s'élèverait à......................... 224 mètres.
Et à $11^{m2}20$ par lit.

Avec une hauteur de 6^m50, la capacité d'air par lit serait de 72 mètres environ ; ce ne serait pas trop pour des blessés.

Ces dimensions ont été dépassées dans des hôpitaux modernes, et surtout dans des hôpitaux du moyen âge que j'ai cités précédemment, et, s'ils se sont conservés salubres pendant des siècles, c'est grâce à l'ampleur de leurs capacités logeables.

Ce qu'il y aurait de plus trompeur dans une salle, ce serait qu'elle fût d'une grande superficie et d'une faible capacité relative, car on serait toujours porté à y introduire des lits en supplément.

On sait d'ailleurs que, des trois dimensions d'une salle, la moins coûteuse à obtenir est la hauteur, et que l'augmentation de largeur est l'élément le plus coûteux, à cause de la portée des charpentes.

2° Dans une deuxième communication, en réponse à M. Drouineau, qui admettait une surface de terrain inférieure de moitié à celle qui est prévue dans le rapport, j'ai démontré, avec plans à l'appui, que les surfaces indiquées dans ma première communication sont nécessaires aussi bien avec des pavillons de malades à un étage qu'avec des pavillons sans étage, et de plus que l'économie à réaliser sur le terrain serait insignifiante, puisqu'elle ne représenterait guère que quatre pour cent de la dépense totale.

Je crois devoir insister sur ce point.

La nécessité d'isoler les contagieux, le service mortuaire, la buanderie des groupes de malades ordinaires, oblige à réserver un large chemin de ceinture intérieur, indépendamment du chemin de ceinture extérieur.

Les chiffres, indiqués dans mon tableau, des surfaces progressives n'ont rien d'exagéré, et on trouve dans beaucoup d'hôpitaux existants des surfaces au moins aussi grandes.

Je citerai seulement :

L'hôpital St-Louis de Paris, pour 700 lits......... Surface totale 90,000^{m2}, soit 130^{m2} par lit.

L'hôpital cantonal de Zurich, pour 500 lits........   —   80,000^{m2}, — 160^{m2} —

Les hôpitaux les plus récemment construits en Allemagne présentent les surfaces de terrain suivantes :

BERLIN, hôpital militaire (en dehors près Tempelhof), pour 500 lits............ Surface totale 80,000^{m2}, soit 120^{m2} par lit.

Quartier Friedrichslain, 600 lits ....   —   90,000^{m2}, — 150^{m2} —

Custrin pour 167 lits....   —   18,000^{m2}, — 107^{m2} —

Dusseldorf pour 150 lits.   —   12,000^{m2}, — 80^{m2} —

L'hôpital Lariboisière de Paris présente une surface de plus de cinq hectares, et cependant j'ai eu de la difficulté à trouver, dans un angle, l'espace nécessaire pour y construire une petite infirmerie de Maternité.

La surface du terrain, l'ampleur des salles, sont les deux éléments principaux de la salubrité d'un hôpital qui coûtent le moins et qu'il est le plus difficile d'améliorer, une fois les installations faites ; il faut donc les prévoir largement.

3° Je n'ai pas proposé d'adopter des salles à un rang de lit pour un hôpital de 300 lits, j'ai fait ressortir seulement leurs qualités sanitaires, en ajoutant qu'elles ne seraient applicables que pour de petits hôpitaux ; j'ajouterai pour des salles de 10 lits au plus.

4° Quant aux galeries, il est certain que si elles doivent servir à la fois de communications de service, de promenoir, de réfectoire pour des malades, il n'y aura qu'avantage à leur donner plus de 4 mètres de largeur ; mais ne vaudrait-il pas mieux les réserver à la circulation du personnel de service et des visiteurs et prévoir des réfectoires, fumoirs et promenoirs des malades, en rez-de-chaussée à quelques mètres au-dessus du niveau des jardins?

Je suis trop partisan d'ailleurs de l'ampleur des salles et de leurs annexes pour insister à l'effet d'obtenir une réduction de dimensions.

On s'exagère, en général, les inconvénients de l'habitation à rez-de-chaussée, surtout pour des convalescents ou blessés qui y trouvent des promenoirs couverts, des réfectoires de plain-pied et qui peuvent se rendre aux jardins en descendant quelques marches ou par une pente douce du terrain.

La seule chose à craindre serait l'humidité; mais, avec quelques précautions, on peut les en préserver.

Une exposition bien ensoleillée, des murs composés de matériaux hydrofuges, un bon parquet posé à bain de bitume sur un massif de béton et de scories de forges, élevé de 3 marches au moins au-dessus du sol, une hauteur suffisante des salles, donneront des conditions d'habitation convenables et bien supérieures à celles que les convalescents trouveront en rentrant chez eux. La plupart des malheureux, dans les villes de province surtout, habitent dans des rez-de-chaussée, et il n'est peut-être pas mauvais de les préparer à vivre dans les couches basses de l'atmosphère : ce serait une transition utile entre la salle d'hôpital et l'habitation.

Si, dans les villes, les rez-de-chaussée doivent être considérés comme la partie la moins saine des habitations, c'est parce qu'ils sont plus directement exposés aux émanations malsaines de la rue, où une circulation incessante d'hommes et d'animaux imprègne le sol de déjections et y développe les poussières et les ferments ; cela tient aussi à la superposition des étages et à la grande profondeur des bâtiments ; quoi qu'on fasse pour leur assainissement, le soleil ne peut y exercer qu'imparfaitement son action bienfaisante, les surfaces lumineuses latérales étant très-restreintes, tandis que la plus grande partie des surfaces intérieures reste dans l'ombre.

Nos pavillons d'hôpitaux sans étage et convenablement espacés se trouvent dans des conditions bien différentes.

Il faut remarquer, enfin, qu'en logeant un quart au plus, soit cinq convalescents environ, dans une petite partie du rez-de-chaussée des pavillons, on ne s'écarte pas beaucoup de l'excellent principe de la non-superposition des salles.

M. E. Trélat. — J'arrive, Messieurs, aux deux observations que j'ai à présenter sur le corps du rapport de la Commission.

La première a trait à l'orientation. Les prescriptions qu'on peut édicter à cet égard ont bien des chances d'être transgressées dans les applications, parce que les conditions locales, le relief du sol, la direction des vents permanents, celle des voies publiques, imposent trop souvent leurs dominantes exigences. Il importe néanmoins ici de définir exactement l'orientation désirable. M. Rochard pense, et avec lui la Commission, que, dans les régions nord, il faut exposer les flancs des bâtiments au sud et au nord ; que, dans les régions méridionales, cette exposition doit être établie à l'est et à l'ouest. Je ne partage pas cette opinion. J'estime qu'on doit inverser la prescription et dire : *Dans les régions nord, il faut exposer les flancs des bâtiments à l'est et à l'ouest ; dans les régions méridionales, au sud et au nord.*

Voici mes raisons :

L'action bienfaisante du soleil sur les habitations est de nettoyer les murs et d'y emmagasiner la chaleur. Avec l'exposition est-ouest, les murs sont plus longtemps et plus normalement attaqués par les rayons solaires, et ils le sont sur les deux flancs du bâtiment. Avec l'exposition sud-nord, les murs sont moins longtemps et très-obliquement attaqués par les rayons solaires, et ils ne le sont que sur la face sud des bâtiments. Ces simples constatations montrent que dans les régions nord, où l'on a besoin d'emmagasiner la chaleur, il faut exposer les flancs des salles de malades à l'est et à l'ouest ; et que dans les régions méridionales, où les murs s'échauffent trop, il faut exposer les mêmes flancs au nord et au sud.

Mais le soleil n'est pas que bienfaisant. Ses rayons pénètrent par les croisées dans l'intérieur des pièces. L'été, ils deviennent gênants, insupportables dans les pays chauds. Il faut s'en garantir. Il est très-facile de s'en abriter à l'exposition sud, parce qu'ils n'interviennent qu'aux environs de midi et qu'ils plongent presque verticalement sur le mur ; cela devient très-difficile à l'exposition est et ouest, parce qu'ils pénètrent horizontalement matin et soir sur l'un et l'autre flanc du bâtiment. Les salles deviennent alors inhabitables. On rencontre là une nouvelle et puissante raison pour exposer les flancs des bâtiments de malades au nord et au sud dans les contrées méridionales, où le ciel est la plupart du temps découvert et où les rayons solaires sont blessants. Cette raison perd sa valeur sous le ciel nébuleux du nord.

En suivant l'ordre du rapport, je rencontre la question des pavillons à simples rez-de-chaussée que nous avons recommandés. Toute la Commission s'est trouvée d'accord pour les prescrire. Je ne me serais pas arrêté sur ce sujet si le professeur Ulysse Trélat n'avait cru devoir prendre ici quelques réserves, dans la dernière séance. Je ne recherche ni ne fais une lutte d'opinion avec mon cher frère, qui est un redoutable adversaire ; mais je remarque qu'il n'a pas absolument contredit notre prescription, et j'aimerais à le rapprocher de nous. Je ne sais rien faire de mieux pour cela que de citer ici le vœu qui a été voté sur ma proposition au Congrès international d'hygiène de 1880 à Turin, au sujet des casernements. Les arguments qu'il relate sont ceux qui nous ont guidés dans notre Commission pour proscrire toutes les superpositions de planchers occupés par des malades. Voici ce vœu :

« La section, considérant que les grandes constructions habitées » impliquent de nombreuses divisions intérieures : *refends, cloisons,* » *planchers ;* que les matériaux qui composent ces divisions sont con- » stamment soumis à l'action immédiate des effluves de la vie et privés » du contact direct de l'atmosphère ; que cette double condition consti- » tue une source permanente d'infection des locaux et un danger pour » les habitants, danger d'autant plus grand que les constructions sont » plus étendues et leur occupation continue, émet le vœu :

» Que les casernes soient à l'avenir composées de pavillons isolés, » n'ayant chacun ni étages, ni divisions intérieures. »

Cette argumentation s'applique directement aux hôpitaux.

Voici, Messieurs, le second point sur lequel j'éprouve le besoin de contredire le rapport. Il y est dit, à propos des clôtures des salles : « Les murs seront enduits et peints à l'huile ou stucqués. »

Je signale d'abord une omission. On ne dit rien sur l'épaisseur des murs. Nous ne pouvons pas négliger de donner une indication d'autant plus nécessaire que la pratique courante est ici généralement en défaut dans les constructions modernes. Je le répète, l'étoffe des clôtures est une des premières conditions de la salubrité intérieure. Il est désirable que, dans les établissements hospitaliers, les épaisseurs des murs des salles de malades ne soient jamais inférieures à 0^m60, si les matériaux employés sont des pierres ; à 0^m33, si l'on utilise la brique.

Mais le principal sujet de ma préoccupation, en ce moment, c'est la prescription de revêtir les murs de couvertes imperméables, prescription formellement donnée au rapport. Je pense que c'est là une mauvaise indication ; elle est tout au moins douteuse. Les applications qu'on en a faites n'ont pas donné de bons résultats. Les salles d'hôpitaux stucquées n'ont rien gagné en salubrité, tant s'en faut. Il est nécessaire d'y regarder de très-près. J'ai beaucoup étudié la question ; et, pour ma part, je reste, avec d'autres hygiénistes, bien plus porté à recommander les peintures perméables qu'à conseiller les enduits imperméables. Je voudrais développer devant la Société les considérations qui ont fixé mon opinion. Je n'aurai d'ailleurs, pour le faire, qu'à reproduire une partie du travail que j'ai communiqué l'an dernier au Congrès d'hygiène de Turin sur *l'Influence de la porosité des murs dans la salubrité des habitations*. J'y discute ainsi la question :

« La constatation de la perméabilité des murs a bien moins préoccupé les hygiénistes par la quantité d'air qu'elle pouvait amener dans l'intérieur des maisons que par le développement des pores décelés dans les matériaux qui enferment notre vie. Ils ne songeaient pas sans trouble à l'importance des espaces intercalaires, constatée dans la substance de ces matériaux. Et, en effet, si les pores y sont ainsi développés, les murs, qui closent nos salles habitées, ouvrent sur leurs faces inférieures une infinité de petits vestibules où pénètrera l'atmosphère qui nous entoure. Avec celles-ci seront amenées toutes les salissures qui se répandent autour de notre existence. Des poussières organiques, des microgermes variés, tout ce que nous comprenons sous le nom vague de miasmes y sera déposé, et peut-être, de proche en proche, repoussé dans les profondeurs de la muraille. On pressent dans ces pérégrinations lentes un travail d'emplissage qui bouchera les pores ; si bien qu'à la longue, les matériaux qui nous enveloppent seront transformés en magasinages perfides ou dangereux ou nocifs. J'ai moi-même souvent insisté sur la nécessité de tenir grand compte de cette spongiosité des murs dans nos installations. Mais, avant de reprendre les conclusions auxquelles il me paraît sage d'aboutir, je voudrais discuter l'opinion très-absolue des hygiénistes qui pensent que la porosité des murs est toujours dangereuse et qu'il faut en toutes circonstances en supprimer les effets à l'aide de revêtements imperméables placés au moins sur les faces intérieures des murs. On conçoit aisément le but visé par cette précaution. Si des murs poreux sont revêtus d'enduits impénétrables au gaz, les souillures de l'atmosphère intérieure ne pourront être transportées dans les profondeurs des matériaux : elles s'arrêteront à la surface ; elles s'y fixeront, elles s'y accumuleront peut-être. Mais leur siége connu et accessible permettra toujours à des soins spéciaux, à des lavages répétés, de leur interdire tout séjour prolongé. L'infection des matériaux se trouve par là supprimée et, avec elle, les dangers qu'elle comporte. Ainsi raisonnent les défenseurs des enduits imperméables ; et il est certain que leurs déductions sont faites pour séduire, s'il est admis qu'un mur poreux s'emplit toujours dans ses profondeurs de dépôts *miasmatiques*.

Mais il convient d'examiner les choses de plus près.

Voici un mur qui clôt une chambrée de caserne, au premier étage ; il est fait de calcaire tendre très-perméable à l'air et peu perméable à l'eau. L'air circule bien sur la face extérieure et sèche vite les parements quand ils sont mouillés par les pluies. A l'intérieur, la pierre, couverte d'un simple blanc de chaux renouvelé tous les ans, ouvre librement ses pores aux émanations douteuses des habitants. On remarque que, malgré l'intensité et la permanence de la vie concentrée dans la pièce, malgré les années écoulées, le mur est resté sain, qu'il ne porte à sa surface aucune marque suspecte, qu'il n'est imprégné d'aucune odeur.

Au contraire, le mur qui lui fait face est un mur de refend ; il ne confine pas à l'extérieur ; il est baigné de part et d'autre par l'atmosphère des locaux habités. L'aspect n'est plus le même. Des méandres grisonnent et maculent de place en place le plafond blanchi à la chaux. On s'en approche avec déplaisir ; il semble qu'à son voisinage la respiration s'inquiète ; on dirait que l'odeur désagréable de la pièce y a sa source et son gîte.

Voici d'autres faits.

Promenez-vous dans les contrées riches en pierres tendres ; en France, par exemple, dans le bassin de la Garonne, où dominent les calcaires poreux ; sur les bords de la Loire de Touraine, où abonde le *tuffeau* perméable ; sur les rives de l'Oise, où toutes les maisons sont bâties en *vergeles légers*. Que voyez-vous ? Des murs nets, des salles saines, des locaux avenants.

Mais si vous parcourez les pays de granits, de gneiss, de schistes ou même de grès, matériaux infranchissables au gaz, vous reconnaissez, au contraire, que l'intérieur des maisons est malsain, les murailles crasseuses, les chambres remplies d'odeurs offensantes.

Ces observations, je le sais, ne portent pas en elles le caractère de précision qui distingue l'expérimentation directe ; mais leur généralité frappe l'esprit et fait naître en lui la quasi-certitude que la porosité des murs est favorable à la tenue saine des locaux habités, et que la perméabilité à l'air du double vêtement qui s'appelle *maison* est aussi nécessaire que celle, qu'au nom de la salubrité, nous imposons à nos habillements.

Si, d'un autre côté, on fait appel au même procédé d'investigation pour contrôler les résultats obtenus à l'aide d'enduits imperméables, placés sur les surfaces intérieures des murs, voici ce qu'on constate :

Ces surfaces, en raison même de leur imperméabilité, condensent les vapeurs de l'habitation. Aussitôt que celles-ci prennent quelque abondance, on les y voit couler en petits ruisseaux qui sont autant de lieux de dépôts des poussières charriées. Lorsque l'état hygrométrique de la salle s'abaisse, les traînées ou les plaques poussiéreuses s'assèchent. Une partie de la souillure reste collée au mur ; l'autre reprend cours dans les mouvements de l'atmosphère intérieure pour venir de nouveau courir sur ce mur avec de nouvelles poussières, à la prochaine recrudescence d'humidité. Ainsi, la façade du mur s'encrasse de plus en plus et accroît sans cesse la réserve des souillures voyageuses de l'air. On dit, il est vrai, que les enduits imperméables se prêtent à des lavages faciles ; et que, si ces lavages sont assez fréquents, ils limiteront la quantité de poussières *miasmatiques* emprisonnées par les surfaces de condensation. Mais les lavages qui produiraient ce bienfait dans des locaux remplis d'habitants, comme les salles d'hôpitaux, les écoles, devraient être répétés tous les trois ou quatre jours, ce qui serait impraticable. Et encore, à supposer qu'on y pût suffire, on n'aurait ainsi constitué qu'un lieu bien pénible à habiter entre de repoussantes condensations murales et les encombrements des lavages périodiques. Ce ne sont pas là des considérations favorables à l'adoption des enduits imperméables.

Mais, si l'on doit abandonner cette solution, on est ramené à l'utilisation simple des matériaux perméables ; et alors il faut se demander si les pores de ces matériaux sont bien, comme on le craint, des lieux de séjour permanent pour les émanations organiques des locaux habités. Les observations qui ont été relatées plus haut et qui ont réuni sous un même caractère de salubrité les maisons de toutes les localités pourvues de calcaires tendres, portent à n'en rien croire. — Mais que faut-il comprendre alors? — D'une part, nous savons par expérience directe, que l'air atmosphérique transfuse à travers ces matériaux. D'autre part, on constate que les atmosphères souillées déposent sur les surfaces imperméables, des résidus miasmatiques. La conséquence qui s'offrira la première à l'esprit, c'est que l'imperméabilité disparaissant, les souillures vont pénétrer les matériaux du dedans au dehors, comme l'air pur passe du dehors au dedans. Et, il paraît aussi inévitable que le mur s'infecte avec le temps, au contact d'une salle remplie d'habitants. On voit la contradiction entre les faits observés et les déductions de l'expérience indirecte. A défaut d'expérience immédiate, je propose l'explication suivante qui a suffi à rompre mes hésitations et qui m'a confirmé dans la pensée que, toutes les fois qu'on le pouvait, *il fallait enfermer nos existences dans des murs perméables.*

Je crois qu'un mur poreux peut être assimilé à un sol perméable et qu'il n'y a rien d'excessif à admettre que les phénomènes qui se développent dans celui-ci, entre l'air diffusé et des dépôts organiques dispersés, se produisent dans celui-là. Je ne vois pas pourquoi la démonstration si concluante de MM. Schlœsing et Muntz, sur l'efficacité comburante de l'air ramifié en innombrables petits canaux courant à travers des parcelles organiques très-diluées, ne s'appliquerait pas ici. L'air qui passe à travers les pores d'une pierre s'y divise de même. Dans son trajet du dehors au dedans, il court à la rencontre des dépôts miasmatiques qui s'infiltrent du dedans au dehors. On entrevoit là un véritable appareil de combustion, admirablement préparé, pour accomplir sans repos la désinfection d'une paroi qui s'infecte sans cesse. S'il en est ainsi, ne voit-on pas combien il est salutaire de favoriser le passage de l'air à travers les murs extérieurs de nos habitations? Ne voit-on pas que les pierres poreuses sont les matériaux de prédilection qui devront être utilisés dans la construction de ceux-ci? Ne voit-on pas enfin qu'il faut repousser tous les intermédiaires qui feront obstacle aux rencontres des atmosphères inférieures et extérieures diffusées dans les murs? C'est la condamnation des enduits imperméables.

Jusqu'à nouvel ordre, je reste, Messieurs, le défenseur des murs poreux dépourvus d'enduits obstructeurs.

Je voudrais qu'une vieille coutume trop oubliée, au moins dans nos grandes villes, fût reprise; qu'on blanchît au lait de chaux toutes nos salles d'hôpitaux; qu'on renouvelât tous les six mois, ou plus souvent, ces blanchiments qui ne sont ni plus coûteux, ni plus encombrants que de simples lavages, qui possèdent le précieux avantage de témoigner par eux-mêmes du renouvellement qu'ils appellent s'ils sont salis par l'usage et le temps, ou du soin qu'on vient de mettre à les faire, par la netteté de leur étalage. Je garde la pensée qu'il y a dans l'emploi de ce procédé, non-seulement la sécurité grande que le nettoiement de l'atmosphère intérieure ne sera jamais interrompu, mais aussi la preuve incessante que les matériaux qui entourent les malades seront toujours entretenus en état de parfaite propreté.

M. ROCHARD. — Je commencerai par remercier M. Tollet, qui m'a prêté l'appui de ses connaissances spéciales pour réfuter la critique de M. Drouinau, en prouvant que, lorsqu'il s'agit de construire un grand hôpital, l'économie qu'on peut faire par la réduction de la surface est insignifiante par rapport au chiffre total de la dépense, et qu'il faut presque autant de terrain en employant des pavillons à étages superposés qu'en élevant des pavillons sans étages.

Je me bornerai donc, avant de finir, à reproduire une observation que j'ai déjà faite en parlant des hôpitaux. La manière dont ils sont tenus, le soin, la propreté qu'on apporte dans leur direction, sont au moins autant pour leur salubrité que les dispositions les plus hygiéniques, adoptées par les constructeurs. Si les lieux d'aisance sont, en Angleterre, exempts d'odeur et d'inconvénients, cela tient sans doute à la façon dont ils sont installés, au triple siphon qui se remonte sur le parcours des tuyaux de chute, à la libéralité avec laquelle l'eau y est projetée; mais cela tient surtout aux habitudes de propreté qui sont dans les mœurs de cette nation.

CHAPITRE II

L'HOPITAL CIVIL ET MILITAIRE DE MONTPELLIER

ÉTUDES PRÉLIMINAIRES

I. — PRINCIPES GÉNÉRAUX A OBSERVER DANS LA CONSTRUCTION
DES HOPITAUX

*Extrait des mémoires adressés, par l'auteur, à l'Académie des sciences, aux Congrès
et Sociétés d'hygiène et au Ministre de la guerre, de 1871 à 1878*

Les logements collectifs (hôpitaux, casernes, écoles), doivent être considérés comme des instruments de guérison ou de conservation et leur véritable luxe doit consister,
surtout, dans leur bonne aération extérieure, dans la régularité
de la ventilation des salles et dans l'ampleur des espaces superficiels et cubiques offerts aux occupants.

Pour la meilleure installation possible de ces logements,
cinq conditions principales sont à remplir :

1° Introduire, dans les salles, un air aussi pur qu'on peut
l'obtenir dans la partie la plus saine de la localité ;

2° Disposer les salles et leurs annexes de telle sorte que
l'air s'y renouvelle régulièrement avant d'y avoir été vicié ;

3° Garantir les occupants, dans la limite de leurs forces, contre les variations trop brusques de température;

4° Faciliter les services du traitement, de l'alimentation, de la propreté;

5° Réduire, autant que possible, les dépenses de construction et d'installation, afin de ménager les ressources disponibles, et trop souvent insuffisantes, pour le soulagement d'un plus grand nombre de malheureux et pour l'amélioration de leur régime.

L'expérience a démontré que la salubrité, la simplicité et l'économie des constructions sont trois conditions connexes d'une bonne solution de la question.

La qualité de l'air dépend du choix de l'emplacement.

L'aération générale est liée à l'exposition, à l'orientation et à la position relative des bâtiments.

L'économie d'installation intérieure des salles et la ventilation sont données par le système de construction, et, surtout, par la forme des salles suivant leur coupe verticale.

Les facilités du service résultent d'une bonne répartition des divers bâtiments dans le plan général, ainsi que de la réduction du nombre des escaliers.

Ainsi, en résumé, l'emplacement et le système des constructions sont les deux principaux facteurs du problème à résoudre; mais il y a, encore, un très-grand nombre de causes qui peuvent influer, d'une manière favorable ou nuisible, sur la salubrité des logements.

Ces causes peuvent être divisées en deux catégories :

Celles qui tendent à vicier l'air;

Celles qui peuvent, au contraire, contribuer à lui conserver ses qualités normales.

Elles peuvent être extérieures ou intérieures ; leur rôle peut être actif ou passif; enfin elles peuvent être afférentes aux constructions ou provenir de leur usage.

CAUSES D'INSALUBRITÉ

EXTÉRIEURES		INTÉRIEURES		AFFÉRENTES	
ACTIVES	PASSIVES	ACTIVES	PASSIVES	AUX CONSTRUCTIONS	A L'USAGE
Le voisinage d'établissements insalubres, de marais, d'agglomération d'individus, villes, villages et fabriques. Le dépôt de matières putrescibles , des eaux stagnantes. Une altitude trop basse ou trop élevée. Un sol de mauvaise nature Des vents violents.	Un terrain d'une superficie trop restreinte ou des blocs de bâtiments trop volumineux, trop divisés, dans lesquels on place les services les plus divers.	Le nombre des individus réunis dans la même salle (autant de foyers d'infection). L'agglomération ou l'excès de densité des masses vivantes sur une surface de terrain trop restreinte. Les déjections de toute nature, les produits de la combustion des matières employées au chauffage et à l'éclairage.	L'encombrement par des objets divers plus ou moins poreux ou malpropres.	L'étendue des surfaces d'absorption des miasmes, la nature et le cube des matériaux enfermés et soustraits à l'aération. (Ces coefficients demeurent passifs jusqu'au moment où la construction est infectée.) La multiplicité des étages, des cloisons et des murs de refend. Les corridors, les greniers, les cages d'escaliers, véritables réservoirs d'air vicié, la forme angulaire des raccords, les charpentes saillantes et encombrantes, l'insuffisance des espaces logeables et leur défaut de ventilation.	La permanence de l'occupation. La malpropreté des logements et de leurs occupants.

ÉLÉMENTS DE SALUBRITÉ

EXTÉRIEURS		INTÉRIEURS		AFFÉRENTS	
ACTIFS	PASSIFS	ACTIFS	PASSIFS	AUX CONSTRUCTIONS	A L'USAGE
L'aération générale des bâtiments. L'action du soleil et de la lumière, du site. Des espaces superficiels très-étendus. Des plantations bien appropriées au sol et au climat. La qualité et la quantité des eaux potables, la facilité de grands lavages.	Le fractionnement des bâtiments et leur dissémination ; une bonne orientation. La propreté des cours, des rues et du pourtour immédiat des bâtiments.	L'ampleur des espaces superficiels et cubiques clos, leur ventilation régulière de nuit et de jour. Un chauffage régulier et salubre, pendant l'hiver ; des procédés de rafraîchissement, pendant l'été.	Le degré de perfectionnement des procédés d'évacuation des déjections et leur désinfection au moment de leur émission. Le nettoiement fréquent des salles. L'isolement des malades contagieux. La séparation des convalescents d'avec les malades.	L'étendue des surfaces enveloppantes en contact direct avec l'air extérieur. La multiplicité, la bonne distribution des orifices d'aération et des surfaces lumineuses. Un aspect architectural, plus agréable qu'imposant, donnant plutôt l'idée de la villa que celle de la caserne ou de la prison.	Les soins de propreté. L'intermittence de l'occupation au moyen de salles de jour et de rechange.

Si les exigences de la vie en commun ne permettent pas de résoudre le problème d'une salubrité parfaite, il est du moins possible d'arriver à réduire, au minimum, les causes nuisibles et d'élever, au maximum, les éléments favorables à l'hygiène, par l'application du programme formulé ci-après et dont les principes, convenablement coordonnés entre eux, permettront de concilier, dans une mesure convenable, l'hygiène et les facilités du service.

PROGRAMME

DES CONDITIONS A REMPLIR POUR LA CONSTRUCTION D'UN HÔPITAL
DE TRAITEMENT DE 600 A 700 LITS

1. Emplacement. — 2. Zone sanitaire. — 3. Eau potable. — 4. Nature et inclinaison du sol. — 5. Exposition et ligne de plus grande pente. — 6. Communications. — 7. Voisinage. — 8. Espacement des bâtiments. — 9. Surfaces nécessaires. — 10. Division des services et fractionnement des groupes. — 11. Cubes de matériaux. — 12. Surfaces externes et internes. — 13. Cubage d'air individuel. — 14. Forme des salles en coupe. — 15. Surfaces individuelles. — 16. Dimension des salles (largeur, longueur, hauteur). — 17. Lavage des salles. — 18. Eclairement des salles. — 19. Elévation des salles, au-dessus du sol. — 20. Planchers. — 21. Revêtement des planchers, parquets, dallages. — 22. Placement des lits. — 23. Balcons. — 24. Services annexes. — 25. Emplacement des annexes. — 26. Pavillon de rechange et salles de jour. — 27. Convalescents. — 28. Galeries de communication. — 29. Malades payants. — 30. Division en quartiers. — 31. Espacement des quartiers. — 32. Orientation et parallélisme des bâtiments. — 33. Chauffage et ventilation d'hiver. — 34. Ventilation d'été. — 35. Revers d'eau. — 36. Plantations. — 37. Evacuation des immondices. — 38. Eclairage. — 39. Téléphone. — 40. Chemin de fer. — 41. Ascenseurs. — 42. Glacières.

1. — Emplacement

Placer l'hôpital au périmètre de la ville, à une distance d'au moins 200 mètres des maisons suburbaines. Laisser, le plus possible, la ville en dehors de l'influence at-

mosphérique de l'hôpital, surtout si ce dernier reçoit des malades contagieux.

L'éloignement du centre des villes est une des conditions qui rencontrent le plus d'opposition. Il a l'inconvénient d'imposer aux administrateurs, aux médecins, aux étudiants et aux visiteurs un surcroît de parcours; mais il place les malades dans un meilleur milieu atmosphérique, et il augmente ainsi leurs chances de guérison. Il permet, aussi, d'acquérir de plus grandes surfaces de terrain à meilleur marché et d'entourer les pavillons de jardins qui donnent, à l'hôpital, l'aspect d'une agréable villa sanitaire plutôt que d'une caserne ou d'une prison. Enfin, en éloignant les malades contagieux, on réduit les risques de contagion pour l'habitant des villes.

Il ne faut pas, d'ailleurs, s'exagérer les distances à parcourir. On trouve, généralement, à 1 ou 2 kilomètres du centre des villes, les emplacements convenables, et, avec les moyens de transport perfectionnés dont on dispose actuellement, tels que les tramways, une telle distance sera facilement franchie. Plusieurs hôpitaux de Paris, de Londres et de Berlin, sont situés à des distances plus grandes de leurs centres administratifs.

2. — Zone sanitaire

éserver une zone sanitaire, aussi large que possible, au moyen d'un chemin de ceinture extérieur bordé de plantations et qui mettra l'hôpital à l'abri des constructions en mitoyenneté qui tendent, toujours, à enserrer un établissement public.

Cette zone ne serait pas moins utile ici que pour les cimetières, pour lesquels elle est prescrite. Elle a été réservée pour plusieurs hôpitaux anciens, notamment pour l'hôtel-Dieu de Rouen, datant du XVIIe siècle. Les pouvoirs publics ont été saisis de la question par une pétition dans laquelle j'exposais qu'il était plus facile d'acquérir cette zone à peu de frais, lors de la fondation d'un hôpital, que lorsqu'il faut expro·prier les constructions particulières qui viennent toujours entourer les établissements publics.

---

3. — Eau potable

Possibilité d'avoir de l'eau potable à raison de 160 litres, environ, par jour et par tête.

L'approvisionnement en eaux potables est de première nécessité, et les 160 litres, demandés par tête, sont un minimum que beaucoup de villes dépassent pour leurs habitants.

---

4. — Nature et inclinaison de sol

Le terrain sera perméable ou facile à drainer. Sa ligne de plus grande pente devra, autant que possible, être dirigée perpendiculairement à l'orientation adoptée, et sa déclivité ne dépassera pas 0,10 par mètre. L'altitude sera moyenne, si le terrain est en colline ou dans une plaine; dominante, s'il se trouve dans des localités humides ou marécageuses.

La perméabilité du sol ou son drainage sont des conditions de salubrité qui n'ont pas besoin d'être démontrées. Il en est de même des altitudes. Avec des déclivités de 0,10, les par-

cours deviennent difficiles et il faut créer des plates-formes,
pour placer les bâtiments; quant à la direction de la ligne de
plus grande pente, par rapport à celle de l'orientation, on remarquera que, plus les longs pans des bâtiments se rapprochent de la perpendiculaire à cette ligne, et moins il y a de
différence de niveau entre les deux extrémités des bâtiments,
et que l'on économisera ainsi des terrassements et des soubassements, tout en donnant un meilleur aspect à l'ensemble
des constructions.

La pente la plus convenable du terrain est celle de 0^m02
par mètre.

5. — Exposition et ligne de plus grande pente

*Exposition, c'est-à-dire direction de la ligne de plus
grande pente vers le S.-E. ou le S.-O. pour les climats
froids et vers le nord pour les climats chauds. Dans les
pays de montagnes, éviter de se placer dans des vallons
ou dans des sortes de cirques ou anfractuosités rentrantes, dans lesquels l'air ne parvient que par des remous et
reste plus ou moins stagnant.*

L'Académie a conseillé l'exposition à l'est.

La Société de médecine publique préfère, pour les pays
froids, le penchant d'un coteau exposé au midi. Les expositions
mixtes sont préférables, parce qu'elles permettent à toutes les
faces des bâtiments d'être visitées par le soleil. L'emplacement, dans une anfractuosité que les vents ne pourraient balayer, ne serait justifié dans aucun cas. On peut, toujours, garantir les malades contre des vents froids au moyen du relief
du sol ou de plantations qui n'interceptent pas complétement
l'aération générale.

Il faut éviter, absolument, de se placer à une altitude telle que l'on ne puisse obtenir les pentes nécessaires pour évacuer les eaux d'égouts.

---

6. — Communications

Les communications avec la ville devront être commodes, au moyen de chemins de faibles déclivités, non pavés et complantés d'arbres.

Les facilités de communication devant atténuer les inconvénients de l'éloignement, il faut les perfectionner autant que possible et éviter aux malades les fatigues du transport. Les routes macadamisées et ombragées, à pentes douces, sont les plus commodes, et il faudrait en créer s'il n'en existait pas.

---

7. — Voisinage

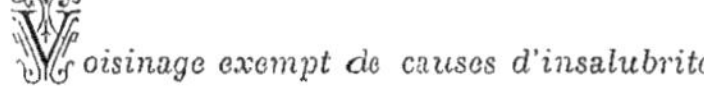

Voisinage exempt de causes d'insalubrité

Cette indication se justifie d'elle-même, et, dans le cas où l'on ne pourrait, absolument, éviter un voisinage suspect d'insalubrité, on en atténuerait les inconvénients en se plaçant en dehors de la zone des vents susceptibles d'apporter des émanations.

---

8. — Espacement des bâtiments

Espacer les bâtiments d'une distance égale à deux fois leur hauteur.

Il faut que l'espacement, entre les bâtiments, soit suffisant

pour permettre, en toutes saisons, l'accès des rayons solaires
jusqu'à leurs bases, sous un angle favorable à l'éclairement.
La ventilation des espaces compris entre deux rangées de bâtiments est, également, intéressée à leur espacement.

La latitude des lieux, le climat, son degré actinométrique,
l'orientation des bâtiments, qui dépend elle-même du climat et
des vents dominants, sont les facteurs des proportions relatives à donner à la largeur des rues et à la hauteur des bâtiments.

Le problème à résoudre est celui-ci : Connaissant la latitude d'un lieu et la hauteur moyenne H des maisons, quelle
doit être la largeur L des rues, pour que le soleil, au solstice
d'hiver, frappe, alternativement, les deux façades pendant un
temps donné ?

On déduit L de la formule :

$$L = H \text{ tang. } z,$$

dans laquelle z représente la distance zénithale du soleil, au
moment de l'observation.

Trois cas peuvent se présenter :

1° Les bâtiments sont parallèles au méridien (orientation
N.-S.) ;

2° Ils lui sont perpendiculaires (orientation E.-O.) ;

3° Ils font avec lui un angle quelconque, et, dans ce dernier
cas, la largeur des rues exige un plus grand accroissement.

Le docteur Clément, médecin de l'Hôtel-Dieu de Lyon, a
trouvé, dans une étude très-intéressante de cette question en
ce qui concerne cette ville, que, pour des hauteurs de maison
de 20 mètres, il faudrait donner, aux rues, des largeurs de
21 m. 40 à 22 m. 95, c'est-à-dire un peu plus qu'à Montpellier
et un peu moins qu'à Paris, d'après les expériences directes
auxquelles j'ai procédé personnellement.

Pour des hôpitaux, il ne faut pas s'en tenir à des limites
aussi étroites. Dans son programme de 1786, l'Académie adop-

tait des cours de 12 toises (36 mètres) pour des bâtiments de 18 mètres de hauteur, soit $L = 2\,H$; mais son plan modèle ne comportait qu'une largeur de 25 mètres entre des bâtiments de 20 mètres, soit $L = 1,25\,H$ seulement.

Le plan de Tenon présente 13 toises (39 mètres) d'espacement entre des pavillons de 20 mètres de hauteur, soit $L = 2\,H$.

La Commission anglaise du casernement et des hôpitaux proposait une largeur égale à deux fois la hauteur.

Le programme de la Société de médecine publique indique 25 mètres d'espacement pour des pavillons de 12 mètres de hauteur, soit à peu près $L = 2\,H$.

Ces proportions peuvent être acceptées, mais il ne peut y avoir qu'avantage à les augmenter. On pourrait porter la largeur à trois fois la hauteur et la mesurer entre les faîtages.

9.— Surfaces nécessaires

La surface de terrain croîtra en progression avec le nombre des malades, de telle sorte que, si l'on donne 100 mètres carrés par tête pour un hôpital de 100 lits, on en donnera 150, pour un hôpital de 700 lits.

Quelle que soit la forme du terrain, on inscrira, dans son périmètre, une double courbe formant un chemin intérieur de 8 à 10 mètres de largeur, qui détachera dans les angles quatre segments, dans lesquels on isolera les services susceptibles de produire des émanations. (Voir, en appendice, l'étude des plans généraux.)

L'Académie déclarait, en 1786, qu'il faut réunir les malades en nombre, mais pas en nombre trop grand, et elle admettait,

pour Paris, quatre hôpitaux de 1,200 lits chacun, en rempla-
cement de l'Hôtel-Dieu qui en logeait, à lui seul, plusieurs
milliers.

De pareils centres de contagion ont été beaucoup réduits
dans ces derniers temps. Après avoir souvent discuté la question du nombre maximum de lits à admettre dans un hôpital,
on est tombé à peu près d'accord sur ce point que, toutes autres conditions étant égales, un petit hôpital présentait plus de
chances de guérison qu'un grand, mais que les frais généraux
y étaient plus élevés. On aurait pu ajouter que le prix des
constructions est aussi plus élevé, par tête, pour un petit hôpital, car il exige les mêmes services généraux que pour un
grand, et, dans tous deux, l'étendue de ces services est presque égale. Le chiffre de 400 lits a été indiqué, en principe,
comme un maximum ; mais, dans la pratique, il est difficile
d'admettre une pareille limite.

En effet, considérons une grande ville de 60,000 à 100,000
âmes, comme Montpellier, où l'on peut compter 1 malade sur
12 habitants, ce qui exige 500 à 800 lits de traitement. Pour
ne pas dépasser le chiffre de 400 lits, il faudrait constituer
deux hôpitaux et organiser en même temps deux services, ce
qui serait trop onéreux.

Il est possible d'obtenir des hôpitaux de 600 à 800 lits, très-
salubres et économiquement administrés, si l'on a la précaution de compenser l'agglomération par un surcroît d'espace et
une plus grande dissémination des pavillons. Le principe d'un
accroissement progressif des surfaces de terrain a été posé,
pour la première fois, par Léon Lefort, à la Société de chirurgie, et il a été admis depuis, avec des chiffres divers, par le
Conseil de santé des armées et par la Société de médecine
publique.

Je crois devoir maintenir les chiffres progressifs que j'ai
proposés (voir p. 130), et qu'on obtient, depuis longtemps, en

insérant neuf moyens différentiels entre 90,000, surface nécessaire à 600 lits, et 10,000, surface à attribuer à 100 lits et qui donne pour raison :

$$r = \frac{900000 - 10000}{9 + 1} = 8000$$

Un hôpital de 600 lits, constitué d'après les principes exposés ici, peut être considéré comme formé de seize petits hôpitaux de 40 lits, plus espacés, entre eux, que ne le sont les côtés opposés de nos plus grandes rues et de nos routes nationales. Par suite de la non-superposition des salles et de leur répartition régulière sur une grande surface de terrain, les malades y sont moins agglomérés que dans les habitations rurales.

---

10. — Division des services et fractionnement des groupes d'hospitalisés

Fractionner les malades par groupes de 40 au plus par pavillon, en évitant, autant que possible, de superposer les dortoirs et les salles. Placer à proximité, mais en dehors de la salle collective principale, toutes les annexes nécessaires au fonctionnement journalier du service de chaque groupe, de telle sorte que chaque pavillon forme comme un petit hôpital complet dans l'ensemble de l'établissement.

Ce chiffre de 40 personnes est très-pratique, car il correspond à un pavillon qui contiendrait :

Une salle collective de . . . . .   28 malades
Deux salles séparées à deux lits .   4   —
Une salle de convalescents. . . .   8   —
        Ensemble . . . .   40 lits;

et, comme un tel pavillon présenterait une surface bâtie de

200 mètres carrés, il en résulterait une densité absolue de 10 mètres carrés par tête, densité plus élevée encore que celle des populations rurales, mais moindre que celle des maisons urbaines à quatre ou cinq étages. Ce n'est pas trop exiger que de vouloir placer des malades dans des conditions meilleures que celles où vivent les habitants des villes.

Remarquons que si, au lieu d'être placés dans un étage unique, les lits étaient entassés dans des étages superposés, la densité des masses vivantes doublerait, triplerait et deviendrait égale à celle des populations urbaines les plus agglomérées, ce qu'il faut absolument éviter.

L'emploi d'un étage unique a donné lieu à des oppositions persistantes, parce qu'on prétendait qu'un hôpital, formé de pavillons à simples rez-de-chaussée, exigeait des surfaces de terrain trop considérables et qu'on ne pouvait trouver qu'à des distances excessives des villes.

C'est une erreur que je n'ai cessé de combattre. J'ai démontré, en effet, mathématiquement, que, si l'on observe ce principe que les pavillons doivent être distants d'une longueur égale à deux fois leur hauteur, des pavillons à étages multiples exigent une surface de terrain aussi grande que des pavillons à simple rez-de-chaussée. Quand il s'agit d'hôpitaux suburbains, pour lesquels le terrain n'est pas cher, il ne faut pas regarder à acquérir quelques ares de plus pour étaler largement la population hospitalisée au milieu des jardins, en se réservant la possibilité d'une extension future de l'établissement.

Je demande, au maximum, 7 à 8 hectares de terrain. Or on trouve, à Paris même, des hôpitaux à blocs ramassés qui atteignent presque cette superficie (hôpital Saint-Louis).

Le principe de la non-superposition des lits de malades a été posé, par suite de l'expérience qui prouve que le méphitisme s'élève des étages inférieurs aux étages supérieurs et y augmente la mortalité.

Un simple plancher plus ou moins creux, de 0ᵐ50 d'épaisseur, ne peut constituer un isolement sérieux.

L'éminent professeur Arnould écrit, dans ses *Nouveaux Éléments d'hygiène* : « Tollet a tenu bon pour ses pavillons sans étages, où le rez-de-chaussée est salubre, précisément parce qu'il n'y a rien par-dessus. »

Les statistiques militaires officielles ont, depuis quinze ans, confirmé cette appréciation ; c'est dans les casernes du 8ᵉ corps (système Tollet) que le minimum de morbidité et de mortalité a été constaté.

---

11. — Cubes de matériaux

Réduire, au minimum, les cubes de matériaux recéleurs des miasmes et la surface enveloppante interne ou d'absorption. Proscrire, autant que possible, les matières poreuses, pourrissantes et inflammables, telles que le bois.

L'expérience prouve que les abris légers, les plus imparfaits, sont plus favorables à la guérison des malades que les constructions massives et monumentales.

En 1814, lors de l'invasion, le fait se révéla, pour la première fois, avec une évidence irréfutable. En effet, on constata que les blessés installés dans les abattoirs de Ménilmontant, alors en construction et ouverts à tous les vents, guérissaient en très-grand nombre, tandis que ceux traités dans les hôpitaux et les monuments publics mouraient par milliers.

C'est dans les baraques, lorsqu'elles sont neuves, ou bien sous les tentes en toile amples et aérées, que les chirurgiens réussissent le mieux leurs opérations et que les blessures se ferment le plus facilement; il est probable que, dans l'avenir, les hôpitaux de traitement seront constitués par des ambulances mobiles, à double enveloppe en toile, pouvant être lessivées à volonté et chauffées comme les salles des hôpitaux permanents.

Quant aux baraques, elles ne sont bonnes qu'autant qu'elles sont neuves, et si les hôpitaux-baraques, improvisés en Amérique pendant la guerre de sécession, ont donné de bons résultats sanitaires, c'est qu'ils ont fonctionné peu de temps et qu'ils ont été supprimés avant d'avoir été imprégnés des émanations des malades. On sait que les baraques en bois, les mieux établies, ne tardent pas à se saturer de miasmes et à se disjoindre dans leurs assemblages ; on sait, également, qu'elles sont très-accessibles à la pourriture, aux rongeurs et aux insectes.

Les occupants y sont mal garantis contre les variations de température et y sont exposés aux incendies, qui détruisent souvent ces abris imparfaits avant le terme assigné à leur durée.

Les soins les plus méticuleux, apportés dans leurs assemblages, n'ont pour résultat que d'élever leur prix de revient et ne peuvent les empêcher de pourrir, de se disjoindre sous l'influence des variations de température. Les interstices qui se produisent, dans toute leur surface enveloppante, viennent s'ajouter alors à leur porosité, pour favoriser l'emmagasinement des miasmes et la pullulation des rongeurs et des insectes.

A l'Exposition de 1878, j'avais présenté des types perfectionnés de baraques, en bois et fer, démontables et faciles à lessiver ; elles reçurent alors le premier prix, et, plus tard, à l'Exposition internationale d'Anvers, la médaille d'or de l'impératrice Augusta. Cependant, on doit leur préférer les ambulances, à doubles enveloppes en toile de forme ogivale, adoptées par le ministère de la guerre et figurant à son exposition.

Dans les constructions massives, les émanations intérieures finissent, aussi, par pénétrer les massifs de matériaux poreux dans toute leur épaisseur, et il est impossible de les assainir complétement. Les lavages, les grattages, n'ont qu'une action superficielle; aussi arrive-t-il qu'un bâtiment, qui peut durer des siècles, est usé *sanitairement* au bout de peu d'années; mais on peut remédier à cet inconvénient. L'idéal serait d'avoir des enveloppes en matériaux durables, dont l'épaisseur serait réduite à celle d'une feuille de papier; mais, à cause du pouvoir conducteur des matériaux, on aurait des salles trop accessibles aux variations de la température, et c'est par l'interposition de matelas d'air, entre deux parois minces, qu'on peut parer à cet inconvénient, à la condition que ces matelas d'air seront disposés, eux-mêmes, pour être assainis par un flambage énergique.

Voici comment j'ai constitué l'enveloppe d'une salle collective, dans le type qui figurait à l'Exposition universelle de 1878, et que j'ai appliqué, depuis, à l'hôpital de Montpellier :

A l'extérieur, un mur de pierre de 0,40 centimètres ou de briques de 0,22, accessible par filtrage à l'action assainissante de la ventilation extérieure. Un matelas d'air de 0,25 centimètres, au minimum, aux parois lisses et arrondies et disposées comme un tuyau de cheminée, pour être flambé à volonté. Vers l'intérieur, une paroi en briques de 0,065 millim., maintenue par l'ossature en fer qui forme le moule de la construction.

Cette sorte de chemise interne, revêtue d'un enduit lisse et imperméable, peut être facilement assainie et même remplacée à peu de frais, au bout d'un certain nombre d'années.

Une telle enveloppe, d'une épaisse totale de 0,44 à 0,62 centimètres, y compris le matelas d'air, ou de 0,28 à 0,46 sans ce dernier, ne laisse rien à désirer sous le rapport de la solidité; elle permet un assainissement complet, et, comme écran thermique, elle vaut un mur plein de 1 mètre d'épaisseur. C'est ainsi qu'on peut obtenir de bonnes salles, avec le minimum de matériaux de choix.

Toutefois, j'insisterai sur ce point que les matelas d'air seraient plus nuisibles qu'utiles, s'ils n'étaient pas disposés pour être facilement nettoyés et assainis par flambage.

12.— Surfaces externes et internes

É tendre, au maximum, les surfaces extérieures ou d'aération. Réduire, au minimum, les surfaces internes ou d'infection.

Pour obtenir les surfaces d'aération maxima qu'on doit rechercher, il faudrait, d'abord, dégager complétement les salles collectives de toute annexe contiguë, puis relever les planchers, en les isolant du sol par des quilles ou pilastres, de façon que l'édifice entier soit baigné, sur toutes ses faces et même sur sa base, par l'air extérieur.

En donnant aux supports une hauteur de 3 m. 50 à 4 mètres, on obtient des rez-de-chaussée qui peuvent être utilisés, en partie, pour loger les appareils de chauffage, et, accidentellement, pour soigner des blessés en temps de guerre. Il suffit, à cet effet, de clore les rez-de-chaussée par des toiles, en y ménageant les ouvertures nécessaires, pour former une sorte de salle mixte, intermédiaire entre les ambulances sous toile et les hôpitaux permanents, sans compromettre, d'une façon constante ou de longue durée, le principe de la non-superposition des malades. Ce n'est pas, non plus, le logement de quelques blessés ou serviteurs aux extrémités des pavillons qui peut compromettre sérieusement ce principe.

Comme il faut toujours relever les lits de malades à 1 m. 50, au moins, au-dessus du sol naturel, pour les placer dans une bonne couche d'air respirable, le supplément de 2 mètres de hauteur de pilastres n'occasionnerait qu'une dépense relativement modique et qu'on peut évaluer à 2 °/₀ de la dépense totale. Il ne peut, d'ailleurs, qu'être avantageux, pour les malades, d'élever leur salle dans les hauteurs intermédiaires entre 1 m. 50 et 10 mètres au-dessus du sol.

Quant au minimum des surfaces internes, qui constitue la deuxième condition posée, elle sera réalisée par la suppression de tout cloisonnement et des formes angulaires trop souvent employées. La forme des salles, en plan et en coupe verticales, aura aussi une influence notable sur le cube de matériaux à employer pour constituer leur enveloppe.

En effet, considérons la forme à donner à une salle destinée à recevoir 20 lits occupant, chacun, une surface de 10 mètres, soit en totalité 200 mètres carrés.

Si l'on pouvait donner au plan la forme d'un carré, ce dernier aurait 14ᵐ14 de côté et un périmètre de 56ᵐ56 ; le rapport entre le périmètre et la surface serait $\frac{56,56}{200} = 0{,}2828$, ou sensiblement de 1/3.

Mais une telle salle ne serait pas commode pour le placement des lits, et l'expérience a démontré qu'il suffit de donner aux salles une largeur de 8 mètres ; car alors les lits sont espacés de 4 mètres dans le sens transversal et de 2 mètres dans le sens longitudinal.

Il y a, en outre, économie à ne pas exagérer la portée des charpentes, et nous avons vu qu'une largeur de 8 mètres est celle qui convient pour une salle de 20 lits. Pour obtenir, ainsi, les 200 mètres de surface nécessaires, il faudrait donner à la salle 25 mètres de longueur, soit un périmètre de 100 mètres, et le rapport P et S serait de $\frac{100}{200} = 0{,}50$, ou de 1/2.

Ainsi, au point de vue de la réduction des surfaces enveloppantes et, par conséquent, du cube de matériaux à employer, il y aurait avantage à disposer les salles suivant un plan carré, ou se rapprochant le plus possible du carré, tandis qu'il vaut mieux les allonger suivant un rectangle, pour placer convenablement les lits sur deux rangs parallèles. Une salle carrée ne serait applicable que pour 8 et 10 lits.

En ce qui concerne la coupe verticale des salles, il a été surabondamment démontré que la forme ogivale est, à la fois, la plus simple, la plus stable et la plus économique, et qu'elle favorise mieux que toute autre la ventilation ascendante.

13. — Cubage d'air

Les rations d'air augmenteront, en progression arithmétique, avec le nombre des lits logés dans la même salle, soit, au minimum, 30 mètres pour une salle à 1 lit, et 65 mètres pour une salle de 30 lits.

On trouve, en moyenne, 45 mètres cubes dans les hôpitaux anglais, français et allemands ; 35 à 40 mètres cubes, dans ceux de la Belgique, de la Hollande et de la Suisse ; 80 mètres, dans ceux de l'Italie.

Des hygiénistes très-autorisés ont demandé jusqu'à 100 mètres cubes. On arrivera, sans doute, à ce chiffre dans l'avenir, car on peut étendre à l'air ce qui a été dit de l'eau : « Pour qu'il y en ait assez, il faut qu'il y en ait trop. »

Des rations de 70 mètres sont déjà un progrès.

Quant au volume d'air de renouvellement nécessaire à la salubrité, on peut le porter à 100 mètres par heure et par tête, sans déterminer de courants d'une intensité nuisible, si la salle est suffisamment spacieuse, et si les orifices d'entrée et de sortie sont disposés pour déterminer la diffusion régulière de l'air neuf et la sortie complète de l'air vicié.

Il ne faut pas se fier à certaines formules mathématiques d'après lesquelles la capacité du local n'aurait que peu d'importance hygiénique. Il est incontestable que, plus le volume d'air initial, dévolu à chaque personne, sera considérable, plus lentement se réalisera sa viciation, mesurée par la proportion de CO_2, moins sensible, aussi, sera le courant de l'air de renouvellement. L'éminent professeur d'hygiène Bertin-Sans a refuté, par des raisonnements pratiques, les indications illusoires de la formule mathématique, et, d'accord avec son collègue Layet (de Bordeaux), il demande des volumes d'air initial différents, suivant le nombre des habitants d'un local, car, dit-il dans ses judicieuses études sur la ventilation : « Je » suis convaincu qu'on est bien au-dessous de la vérité en se » contentant de fournir, à une collection d'habitants, un vo- » lume d'air simplement proportionnel à leur nombre, c'est- » à-dire en multipliant par ce nombre le cubage offert à un » seul. »

Il ajoute, avec non moins de raison : « Aucun hygiéniste, au » courant de tout ce qui concerne la genèse du méphitisme » atmosphérique, ne contestera que cinq cents personnes » vicieront l'air d'une salle de 5,000 mètres cubes, plus que » cinq personnes celui d'une salle de 50 mètres, ou une seule » personne celui d'une salle de 10 mètres. »

On lit dans les *Nouveaux Éléments d'hygiène* du professeur Arnould :

« A ceux qui ont cru que la question du cube de place pou- » vait être simplement remplacée par la question de ventila- » tion, de Chaumont répond très-judicieusement que la pre- » mière domine la seconde, car c'est le cube de place qui rend » possible la ventilation. »

En résumé, il y a, pour un même problème, deux facteurs

auxquels il faut satisfaire à la fois aussi largement que possible.

Je crois donc devoir maintenir les rations d'air indiquées
page 136 (35 à 65 mètres cubes, par malade, suivant le nombre).

---

14. — Forme des salles en coupe verticale

*onner autant que possible, aux salles, la forme ogi-
vale, au moyen d'une ossature en fer, formant le
moule de la construction.*

Les avantages de la forme ogivale ont déjà été démontrés,
et il suffira de rappeler ici qu'elle réduit au minimum la poussée exercée sur les appuis. Les arceaux en fer de l'ossature
forment une collection de résistances actives qui remplacent
avantageusement les résistances passives des contre-forts employés, jadis, pour assurer sa stabilité, lorsque la voûte était
soumise à des surcharges permanentes, telles qu'un comble
dont les deux versants suivaient, à peu près, la courbe d'équilibre. D'après Dejardins, e étant la hauteur de la projection
verticale constante des points, dans la voûte en ogive tiers
point, r l'ouverture égale au rayon, on a $e = 0,30 \times 0,05\ r$;
mais, avec les nervures en fer, on n'est plus astreint à de
telles proportions, et les matériaux peuvent être aussi minces
et aussi peu résistants qu'on voudra, car ils ne forment que
remplissage.

Rondelet, dans son *Traité de l'art de bâtir*, trouve que, si on
représente la poussée d'une voûte en plein-cintre par l'unité,
celle d'une voûte ogivale, de même ouverture, est représen-
tée par 0,49. Pour avoir une section de 50 mètres carrés, nécessaire pour donner un cube d'air de 60 mètres par lit, il

suffira d'une ogive élevée sur des pieds-droits de 2 mètres et développant 20 mètres, tandis que, pour obtenir la même section avec le plein-cintre, il faudrait l'élever de 3 mètres, et on aurait un développement à peu près égal à celui de l'ogive.

Quant à la poussée exercée sur le plein-cintre, on peut l'évaluer au triple de celle de l'ogive.

De plus, le plein-cintre, relativement aplati vers son sommet, ne se prête pas à l'évacuation de l'air vicié, comme l'ogive qui présente, à son sommet, un angle dièdre curviligne qui canalise l'air à expulser sous les orifices ouverts à son sommet.

Bertin-Sans, l'éminent professeur d'hygiène, qui a suivi attentivement la construction de l'hôpital de Montpellier, dont il est un des administrateurs, dit, dans ses *Études sur la ventilation*: « L'idéal, à cet égard, est la disposition des pla-
» fonds en double pente, et mieux encore en voûte ogivale,
» comme dans les pavillons hospitaliers de Tollet; alors l'air
» souillé, s'élevant déjà naturellement par sa propre tempé-
» rature, n'est jamais réfléchi vers le plancher. »

On remarquera que si, dans les salles à plafond, on ouvre les parties supérieures des croisées, l'air affluent va se projeter, en colonne serrée, sur les lits opposés, après avoir frappé les plafonds, vers leur milieu, tandis que, dans le vaisseau ogival, l'air affluent se diffuse sur des surfaces courbes et très-éloignées des lits.

Il n'est pas inutile de rappeler, encore, que l'un des principaux avantages de la forme ogivale est de favoriser, au maximum, la ventilation ascendante.

Dès 1786, Tenon, dans ses études sur les hôpitaux, qui ont servi de base au programme de l'Académie des sciences, avait constaté que les effluves qui se dégagent du corps humain et l'air expiré s'élèvent, en raison de leur température, dans les régions supérieures des salles, d'où ils redescendent dans les couches respirables, en se refroidissant, à moins qu'ils ne soient immédiatement évacués.

Dans les pavillons à plafonds superposés, cette évacuation est très-difficile, et c'est à peu près en vain qu'on y a employé, dans l'espoir de l'assurer, des moyens mécaniques compliqués et coûteux.

Aussi, la nécessité d'assurer la ventilation ascendante, par le faîtage, a-t-elle été un des principaux motifs de l'adoption de salles dégagées d'étages supérieurs, adoption recommandée par tous les hygiénistes, et généralement admise aujourd'hui.

On a cherché à établir cette ventilation en adaptant, au sommet de la toiture, un lanterneau (hôpitaux temporaires américains, pavillons d'hôpitaux anglais et allemands). Mais ce lanterneau est d'une construction coûteuse, son fonctionnement est compliqué, et il arrive, souvent, que la pluie s'introduit, dans les salles, par les ouvertures qu'il comporte.

Si, au contraire, on décrit une ogive, ayant seulement 2 mètres de pied-droit, elle circonscrira la forme ordinaire, à ligne brisée, surmontée de son lanterneau, et l'on aura une salle aux parois arrondies, dans laquelle le mouvement ascensionnel de l'air sera rendu libre, par la suppression des angles formés par l'intersection du lanterneau et du plafond. On gagne de plus, pour la section libre, deux segments arrondis.

Par cette disposition, on obtient un cube d'air plus grand (facteur sanitaire), une surface plus enveloppante, plus petite ; il ne faut pas perdre de vue que les surfaces enveloppantes internes sont des surfaces d'absorption, qu'il faut réduire le plus possible.

Ces considérations m'ont amené à rechercher les moyens pratiques d'appliquer aussi la forme ogivale aux constructions hospitalières.

J'ai obtenu une stabilité parfaite au moyen de fermes en fer dont la force, ainsi que l'espacement et le mode d'attache, n'ont pu être déterminés qu'après de longues et coûteuses expériences.

Dans cette ossature, l'on peut encastrer des parois aussi minces que l'on veut, si l'on adopte des doubles parois, avec matelas d'air, ce qui, nous l'avons dit plus haut, forme le meilleur des écrans thermiques.

Dans les premiers essais, et notamment dans les spécimens de l'Exposition universelle de 1878, le faîtage était ouvert, dans toute sa longueur, par une simple fente de 0^m10 de largeur, et, dans une salle de 30 mètres de longueur, une pareille ouverture permettait d'évacuer plus de $2,000^{m3}$ d'air, avec une vitesse de 2 mètres par seconde; mais il a été reconnu, depuis, qu'il suffisait d'adapter quelques tuyaux d'évacuation, au sommet de l'angle dièdre-curviligne de ce faîtage, qui sert de canalisation à l'air vicié; toutes les expériences faites ont démontré les avantages de cette modification.

Dans les pays froids, la toiture peut être surélevée, de façon à avoir tel matelas d'air que l'on veut, jusqu'au faîtage (type du Havre).

Pour les climats très-chauds, ce matelas d'air peut être réduit, au minimum, près du faîtage, afin que l'irradiation solaire, échauffant cette partie, augmente l'appel de l'air déjà déterminé par l'échauffement des ventilateurs en métal (type de Montpellier). On conçoit bien, d'ailleurs, que l'échauffement produit, sur une aussi faible partie de la surface extérieure la plus élevée, ne peut s'étendre dans l'intérieur des salles. L'air chaud, ainsi amené, permet, au contraire, la ventilation dans les proportions qu'on voudra régler par le registre adapté aux orifices d'évacuation, et cela, en supprimant les courants d'air horizontaux qui frappent les malades.

Dans les moments où l'on peut craindre une uniformité constante de température extérieure et intérieure, l'air expiré de nos organes, à une température supérieure à celle de l'air ambiant, tendra toujours à s'élever, et c'est au faîtage qu'il faut l'évacuer.

On commence, enfin, si bien à comprendre les avantages de la ventilation de faîtage, qu'on l'applique, depuis peu, aux wagons de chemins de fer, dans lesquels on préférait, souvent, respirer un air vicié au plus haut degré, plutôt que d'être exposé aux courants d'air violents déterminés par l'ouverture des portières.

On a prétendu que ce procédé de ventilation n'évacuait que les effluves légères et que les gaz lourds se cantonnaient dans les parties basses des salles. C'est une erreur qui a fait préférer, à tort, la ventilation renversée, laquelle a pour effet de rabattre l'air vicié dans la zone de respiration des malades et d'empoisonner ceux-ci.

Le gaz le plus lourd qui se produit, dans les salles, par l'effet de la respiration, est l'acide carbonique. Or il a été constaté dans les écuries, où sa production est le plus considérable, que CO_2 se trouve disséminé, à peu près également, dans toutes les couches d'air, surtout si l'air de l'enceinte est mis en mouvement par la circulation. En ménageant des ventouses, sur différents points et à différentes hauteurs, à partir du parquet jusqu'au faîtage, on ne laissera aucun point mort pour la ventilation.

---

15. — Surfaces individuelles

Surfaces horizontales des salles, 8 à 10 mètres par lit, suivant qu'il s'agit de salles particulières ou de salles collectives.

S'il est rationnel de faire croître les rations d'air, en progression avec le nombre des lits d'une salle, il n'est pas moins

utile d'appliquer une progression analogue aux surfaces attri-
buées à chaque lit. Les chiffres indiqués se combinent convenablement avec les nécessités du service et le placement du
mobilier.

----

16. — Dimensions des salles

LARGEUR

La largeur des salles sera proportionnée à leur longueur :
4 m. 50, pour les salles à une seule rangée de lits ;

*7 m. 50, pour les salles de 10 mètres de longueur, à deux
rangées ;*

*8 mètres, pour les salles de 10 à 20 mètres de longueur,
à deux rangées ;*

*8 m. 50, pour les salles de 20 à 30 mètres de longueur,
à deux rangées ;*

*9 mètres, pour les salles de 30 à 40 mètres de longueur,
à deux rangées.*

*Les salles secondaires, accolées aux salles principales et
éclairées sur un seul des deux longs pans, n'auront qu'une
largeur de 4 mètres, au maximum.*

L'accroissement de largeur des salles, en raison de leur longueur, a pour but de réserver un passage longitudinal d'autant
plus large que le parcours est plus long. On aura ainsi, pour
une salle de 10 mètres, un passage de 3 mètres ;

   — de 20 —   — 3 m. 50 ;

   — de 30 —   — 4 mètres ;

   — de 40 —   — 4 m. 50.

La réduction de largeur des salles secondaires est motivée
par la nécessité de rapprocher, le plus possible, de la façade
d'aération l'extrémité opposée, dépourvue de fenêtres.

HAUTEUR

La hauteur des salles doit être, à peu près, égale
à leur largeur

Cette prescription n'a pas seulement pour objet d'établir l'harmonie des proportions; mais elle intéresse, aussi, la salubrité.

Il faudrait se garder pourtant de donner, au vaisseau ogival, la hauteur des nefs des basiliques, où règnent des courants aériens qui rendent impossible un régime de ventilation ; mais des salles d'hôpitaux de 5 à 6 mètres seulement de hauteur, pour des largeurs de 8 à 10 mètres et des longueurs de 30 à 50 mètres, sont aussi disgracieuses que contraires à l'hygiène. Les salles semblent écrasées par leurs plafonds et la tête des malades se trouve trop rapprochée des couches où s'élèvent les miasmes, ainsi que des orifices d'évacuation.

Pourquoi ne pas donner, aux salles d'hôpitaux, des hauteurs de 7 à 8 mètres, comme à celles de nos musées et de nos bibliothèques, où l'harmonie des proportions a été observée ?

En donnant 7 mètres à 7 m. 50 de hauteur au faîtage, à des salles ogivales de 8 mètres de largeur, on aura des proportions architecturales convenables et l'on obtiendra les 67 mètres cubes d'air à donner par lit.

LONGUEUR

La longueur des salles sera proportionnée au nombre
des lits à y placer.

En comptant 2 m. 25, pour l'espacement moyen des lits, placés sur deux rangs, il suffira de multiplier ce nombre par la moitié de celui des lits. En admettant un maximum de 24 lits, on aura une salle de 12 × 2ᵐ25 = 27 mètres, plus 3 mètres pour les écoinçons des extrémités, soit 30 mètres de longueur.

17. — Lavage des salles

isposer les salles de telle sorte qu'on puisse y opérer, facilement, de grands lavages, sans aucune imbibition d'eau dans les matériaux et y pratiquer des chasses d'air, les purifier par flambage et renouveler même les parois internes à peu de frais.

Les murs doivent avoir leurs parois externes accessibles à l'action assainissante de l'air extérieur, tandis que leurs parois internes doivent être garanties par des enduits imperméables contre l'infiltration de l'air vicié intérieur.

Les grands lavages sont difficiles dans les salles à plafonds et à parois angulaires; ils sont plus faciles dans le vaisseau ogival aux parois lisses, imperméables et arrondies; mais ils exigent des salles de rechange ou des balcons, dont il sera parlé ci-après, pour y rouler les lits des malades pendant cette opération. Les eaux de lavage doivent s'écouler rapidement à l'égout, par des caniveaux ménagés au pied des parois internes. On donnera, à cet effet, un bombement de 1/200 au dallage imperméable des salles.

Les procédés d'assainissement et de renouvellement des parois ont été indiqués plus haut.

Le meilleur enduit extérieur est un crépi fin et lisse au sable de rivière bien pur et à la chaux hydraulique peint à trois couches à l'huile. Le meilleur revêtement intérieur est le verre appliqué sur une surface bien plane et disposée pour recueillir les eaux de condensation de la vapeur et à les porter au dehors, avant qu'elles se répandent sur le sol. Les parties basses, où le verre serait trop susceptible d'être cassé, pourront être cimentées. Mais le ciment le mieux employé présente toujours de nombreuses craquelures, qui sont moins

accusées dans les carreaux de faïence, et ceux-ci sont encore
préférables, à la condition que les joints ne soient pas trop
multipliés. On sait que les travaux de réparation du ciment
sont difficiles et qu'il n'y a jamais adhérence complète dans
les raccords d'enduits. Une mosaïque, en matériaux de choix,
formerait aussi de bonnes parois internes, au moins pour le
sol, où la faïence ne pourrait convenir.

---

18. — Éclairement des salles

L'éclairement des salles doit avoir lieu par de nombreuses baies (croisées ou portes-croisées) percées sur les
quatre faces, en nombre égal aux deux tiers de celui des
lits et à raison de 2 mètres de surface vitrée par lit, ou
du cinquième (1/5) de la surface de la salle.

Chaque groupe de deux lits sera séparé par une baie
vitrée et il en sera pratiqué une dans les angles.

Les croisées et portes-croisées s'élèveront le plus haut
possible et s'ouvriront, en plusieurs compartiments, dont
un à soufflet dans leur partie supérieure. Ces soufflets
seront garnis de joues latérales en tôle.

Les allèges du bas seront percées et munies de registres,
pour le renouvellement de l'air et l'assainissement des
parties inférieures des salles.

Les ébrasements supérieurs seront très-allongés, afin
de favoriser la diffusion de l'air affluent sur les surfaces
intérieures et d'éviter sa projection sur les lits des malades.

Les dispositions des fenêtres ont été, de tout temps, l'objet
de la sollicitude des hygiénistes, à cause de leur influence sur
le régime sanitaire des salles.

(Voir l'Étude spéciale concernant les fenêtres et portes, en appendice.)

Je rappellerai seulement, ici, que les vitres ont des propriétés diathermanes nuisibles ; qu'elles présentent des surfaces de refroidissement qu'il ne faut pas trop étendre, et qu'il vaut mieux en multiplier le nombre, en les disséminant, que le réduire en les disposant en petit nombre, sous de grandes dimensions.

1 mètre à 1 m. 20 de largeur, sur 3 m. 50 à 4 mètres de hauteur, sont les dimensions maxima que peuvent atteindre les surfaces vitrées, indiquées ci-contre.

Si l'on emploie les larges baies dites « à meneau », trop usitées en Allemagne, plutôt par engouement que par utilité, ce ne doit être que dans le cas où ces baies sont susceptibles de recevoir en leur milieu un refend ou une cloison ; chaque moitié forme alors croisée d'angle et le meneau masque l'épaisseur des cloisons.

L'arasement des croisées et des portes avec les surfaces intérieures des murs supprimera des angles et ressauts nuisibles.

---

19. — Élévation des salles au-dessus du sol

Élever les salles annexes et les préaux des rez-de-chaussée à 0 m. 60 au moins au-dessus du sol naturel, soit sur un massif plein en béton hydraulique, soit sur un plancher aéré en dessous.

Cette disposition a pour but d'éviter l'humidité et les émanations telluriques dans les locaux, et de placer les lits des occupants dans un milieu atmosphérique normal.

Si l'on emploie un plancher, sans vide en dessous, le parquet ou les dalles doivent être posées sur une aire en bitume.

Si, au contraire, on laisse un vide entre ce plancher et le terrain naturel, il est bon de recouvrir celui-ci d'une aire en scories de forges et de disposer les soubassements pour une aération complète du vide.

---

20. — Planchers

es planchers en fer ne travailleront qu'à un coefficient de sécurité modéré, afin de réduire, autant que possible, les vibrations qui tendent à fendiller les dallages et les mosaïques.

L'intervalle, entre les solives, sera rempli par des entre-vous en briques; on proscrira les remplissages en vieux plâtras.

Le meilleur moyen d'éviter les vibrations est de réduire les longueurs des solives. Avec des portées de 8 mètres, on s'expose à la détérioration des dallages, et il est préférable de soulager les planchers, vers leur milieu, au moyen de colonnettes en fonte qui tiennent peu de place et permettent d'économiser sur le poids des fers.

Les entrevous, en briques ou en béton, sont bien préférables aux hourdis en vieux plâtras, qui sont encore trop souvent usités et qui devraient être proscrits. Les briques creuses permettent l'emploi de solives plus légères.

---

21. — Revêtements des planchers, parquets, dallages

Le revêtement des planchers sera fait, de préférence, en parquet de chêne, sur aire en bitume, dans les pays froids; en mosaïques, dallages ou carreaux céramiques, dans les pays chauds.

Quelle que soit la matière employée pour le revêtement des planchers, ceux-ci ne doivent présenter aucun vide et ils doivent reposer sur une aire imperméable, en bitume ou ciment.

Les mosaïques, en mortier hydraulique et marbre concassé, donnent de bons résultats et sont les plus économiques, lorsquelles sont faites par des ouvriers habiles, comme dans le midi de la France et en Italie. Quant aux aires en ciment, faites par larges parties, il est difficile d'éviter qu'elles se fendillent, et les raccords se font mal. On doit leur préférer les carreaux céramiques; mais ceux-ci, s'ils sont de bonne qualité, coûtent le double.

Le parquet à lames étroites (frises de 0,07 à 0,09), collées sur bitume, donne de bons résultats; son prix est moyen entre celui des carreaux et celui de la mosaïque.

---

22. — Placement des lits

Les lits seront placés, sur deux rangs parallèles, la tête vers les murs, à raison de deux par trumeaux et espacés, entre eux, d'au moins 1^{m}30, dans le sens longitudinal et de 3^{m}50, dans le sens transversal.

Cette disposition des lits est la plus usitée; on l'obtient avec des trumeaux de 3^{m}30 et des croisées de 1^{m}20 de largeur;

elle est préférable à celle qui ne place qu'un lit par trumeau ;
celle-ci exagère, en effet, le nombre des croisées, qui dépasse
celui des lits et produit un excès de surfaces de refroidissement sans aucune compensation. Une telle salle ressemble-
rait à une serre et elle en aurait tous les inconvénients. Il
est bon d'éloigner le chevet des lits d'au moins 0^{m}25 du mur,
et, dans une salle de 8 mètres de largeur, les lits ayant 2 mètres de long, il restera encore un passage central de 3^{m}50 de
largeur.

23. — Balcons

*es balcons de 2^{m}60 de largeur, garnis de garde-corps,
seront établis le long des façades, au niveau des
salles.*

Ces balcons sont très-utiles ; les malades aiment à s'y reposer, pendant le beau temps, pour y jouir, en plein air, de
la campagne.

Ils invitent, pour ainsi dire, à quitter le lit et la salle, et ex-
citent à la vie extérieure. On y roule les lits sous toile et on
peut se livrer, à l'aise, au nettoyage complet des salles.

Lorsque ces balcons sont fermés par des toiles, du côté
opposé aux murs, ils forment de véritables salles de jour et
offrent, aux blessés, les mêmes chances de guérison que les
ambulances les mieux établies.

De plus, leur dessous complète les communications couvertes et économise la plus grande partie des galeries. La dépense d'établissement de ces balcons, en fer, briques et ciment, représente, environ, 4 p. 100 de la dépense totale d'un
pavillon.

24. — Services annexes

Les annexes des salles principales sont:

Tisanerie. — W.-closets, au nombre de 5, pour 100 malades et de deux, au moins. Un urinoir. Un cabinet, logeant une baignoire. Des lavabos, au nombre de 10, pour 100 malades. Une trémie, où l'on jette le linge sale, qui doit tomber dans une petite charrette d'attente. Une autre trémie, pour recevoir les balayures, qui doivent tomber dans un petit foyer pour y être brûlées.

Un réfectoire, ou salle de jour, pour les convalescents, une chambre où les médecins puissent faire des visites, pansements et petites opérations. Une salle d'opérations avec chambre de repos, cabinet du médecin et ustensiles pour la chirurgie seulement. Une chambre pour malade agité à isoler, une chambre pour surveillant et, autant que possible, une chambre pour malades payants et une autre pour convalescents.

Les conditions à remplir, pour l'installation des annexes, ont été indiquées, dans une étude spéciale (voir, en appendice), et je me bornerai, ici, à exposer la question de leur emplacement.)

---

25. — Emplacement des annexes

L'emplacement des annexes doit être choisi de telle sorte qu'elles nuisent, le moins possible, à l'aération des salles et n'y produisent aucune émanation. Elles doivent être d'un accès facile.

A quelque endroit qu'on les place, les annexes occupent,

toujours, une partie des façades des salles. En appentis, sur les pignons, elles obstruent complétement la vue et l'aération des extrémités.

En plaçant les salles secondaires aux extrémités et sur les côtés, les pignons se trouvent dégagés, mais elles bouchent une croisée sur chaque face latérale; cependant, cet emplacement est bien préférable au précédent, car les larges baies des pignons font plus que compensation, pour l'éclairement, aux deux fenêtres supprimées.

Si, au contraire, on place les annexes à l'extrémité opposée et près du vestibule d'entrée, non-seulement elles obstruent la salle principale de ce côté, mais ces annexes, elles-mêmes, se trouvent dans de mauvaises conditions, en ce qu'elles n'ont qu'une face sur quatre en contact avec l'air extérieur.

On pourrait, sans doute, les placer en partie en avant-corps; mais les inconvénients signalés ne seraient que bien peu atténuées par un supplément de dépenses. Sous tous les rapports, les emplacements sur les côtés sont donc les moins mauvais pour les salles secondaires, où elles encadrent les balcons, et garantissent des courants d'air les malades qui aiment à s'y tenir pendant le beau temps. (Voir plus loin les observations concernant les balcons.)

---

26. — Pavillon de rechange et salles de jour

Un pavillon de rechange, pour chaque sexe, sera prévu, afin de pouvoir livrer, successivement, chaque pavillon à une aération générale, pendant plusieurs jours, après lessivage complet.

Ces pavillons de rechange constituent une dépense assez forte; mais il faut considérer que ce qu'on dépense pour des installations sanitaires se trouve largement compensé par la réduction du nombre de journées de traitement. C'est une amélioration qui n'a encore été réalisée nulle part.

Les balcons ou les espaces libres réservés sous les salles peuvent suppléer aux pavillons de rechange.

On obtiendrait d'excellents résultats d'une intermittence de l'occupation des salles et des lits, au moyen de salles *de jour*, assez spacieuses pour recevoir tous les malades, ou au moins les convalescents.

---

27. — Convalescents

es convalescents, dont le nombre doit être prévu à rai- son du 1/5 de celui des malades, auront un dortoir spécial, une salle à manger, des water-closet et urinoirs particuliers.

Tenon et, après lui, la plupart des hygiénistes ont demandé à séparer les convalescents des autres malades; cela se peut sans grands frais, en utilisant, pour leur logement, une partie des rez-de-chaussée, et en disposant ceux-ci de telle sorte qu'ils soient à l'abri de l'humidité.

Cet emplacement au rez-de-chaussée, à proximité des pré- aux et jardins, est celui qui convient le mieux à des personnes qui essayent de reprendre leurs forces; c'est celui que conseil- lait Tenon, dans ses Mémoires.

---

28. — Galeries de communication

es galeries de communication, reliant les salles, doi- vent être disposées pour être largement ouvertes sur

les deux faces, afin d'éviter qu'elles ne servent de cana-
lisation, pour l'air vicié, entre les pavillons.

Elles auront 4 mètres, au moins, de largeur. Elles
peuvent être constituées par de simples couvertures sup-
portées par des pilastres ou colonnettes et fermées par
des toiles.

Ces galeries facilitent le service et elles sont indispensables
par les mauvais temps; elles doivent être réservées au personnel si les malades ont, à leur disposition, des préaux couverts.

---

29. — Malades payants

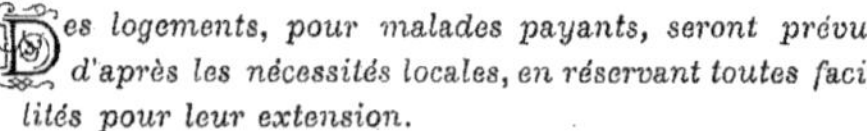

es logements, pour malades payants, seront prévus
d'après les nécessités locales, en réservant toutes faci-
lités pour leur extension.

On peut, généralement, compter un payant sur trente malades; toutefois, il faut prévoir que les avantages que présentent
les hôpitaux du nouveau système, véritables villas sanitaires,
engageront beaucoup de personnes à s'y faire traiter. Lorsque
le nombre de ces malades payants sera d'une trentaine, il
conviendra de construire, pour leur usage, un pavillon spécial, et en attendant on pourra leur réserver quelques chambres à côté de celles des autres malades.

C'est surtout pour les contagieux que des salles de payants
deviendront utiles, lorsque les gens aisés voudront éviter la
contagion dans leur famille; aussi, chaque pavillon de contagieux doit-il comporter, au moins, une chambre pour payant
de chaque sexe.

---

30. — Division en quartiers

L'hôpital sera divisé en quartiers principaux se subdivisant, eux-mêmes, en plusieurs sections.

1° Quartier des hommes.
- Division de la médecine.
  - Section des civils.
  - Section des militaires.
- Division de la chirurgie.
  - Section des civils.
  - Section des militaires.

dans des pavillons séparés.

2° Quartier des femmes.
- Division de la médecine.
- Division de la chirurgie.

dans des pavillons séparés.

3° Maternité et son infirmerie.

4° Contagieux.
- 1re division. Varioles.
- 2e division. Dyphtéries.
- 3e division. Typhus.

Hommes, femmes et enfants.

dans des salles séparées.

5° Services alimentaires. Cuisines. Pharmacie. Tisanerie. Bains et hydrothérapie. Clinique.

6° Buanderie et séchoirs.

7° Services mortuaire, d'autopsie et de désinfection.

8° Services des entrées. Concierge. Salle d'attente et de visite. Malades à observer. Interne. Remises et écuries.

La question de savoir si la division de l'hôpital devait être faite par sexes ou par services a été souvent discutée ; d'une part, on voulait avoir le quartier de la médecine et celui de la chirurgie pour les deux sexes ; d'autre part, on préférait le quartier des hommes et celui des femmes, englobant les services de médecine et de chirurgie.

La première division est plus commode, pour le service du traitement, les médecins et les chirurgiens ayant l'ensemble de leurs consultations plus centralisées. Cependant, c'est encore la division par sexe qui a prévalu.

En ce qui concerne l'isolement des contagieux, j'ai expliqué, précédemment, les différents procédés en usage. Il n'y en a qu'un seul de sérieux ; c'est celui qui consiste à avoir autant de pavillons et de services séparés qu'il y a de nature de maladies contagieuses ; toutefois, une solution aussi radicale entraînerait à des dépenses considérables, et ce sera déjà un grand progrès que d'installer, d'abord, trois pavillons spéciaux, avec leurs services indépendants.

Les principaux services seront logés dans des bâtiments séparés, disposés pour leur destination spéciale et placés à proximité des quartiers qu'ils desservent.

Le procédé qui consiste à accumuler les services les plus divers dans le même bloc de bâtiment, en le divisant en compartiments, est mauvais. Il en résulte des émanations nuisibles, des confusions de services et des allongements de parcours. Chaque service a sa place marquée dans l'ensemble de l'hôpital.

Les malades et les blessés, au centre ; à l'entrée, la conciergerie, l'économat, les bureaux, les salles d'attente, de visite et d'observation, les vestiaires. La buanderie, dans un des angles antérieurs. Les contagieux, le service mortuaire, la désinfection, dans les angles détachés par le chemin de ceinture intérieur. Les logements du personnel servant et ses réfectoires, dans une partie des rez-de-chaussée disponibles; les services alimentaires et les bains, au centre; la lingerie, auprès de la communauté, et celle-ci, auprès de la chapelle.

---

31. — Espacement des quartiers

Les différents quartiers seront éloignés, les uns des autres, d'au moins 40 mètres. La distance, entre les pavillons des contagieux et ceux des malades ordinaires sera, au minimum, de 58 à 60 mètres.

Le quartier des contagieux sera placé de telle sorte que les vents dominants ne puissent porter leurs émanations sur les autres quartiers.

Les distances, indiquées ci-contre, peuvent paraître restreintes, pour garantir contre les dangers de contagion; mais, en tout, il faut comparer, et, si l'on se reporte aux hôpitaux où toutes les maladies sont confondues dans un même bloc de constructions et séparées, à peine, par une mince cloison, ou un plancher soumis à la double action infectante des habitants de dessus et de ceux de dessous, on reconnaîtra que l'isolement, indiqué ici, est déjà un grand progrès. Du reste, c'est moins par la distance réservée, entre les pavillons, que par leur position relative en dehors de l'influence des courants aériens, qu'il faut éviter l'échange des atmosphères viciées.

---

32. — Orientation et Parallélisme des bâtiments

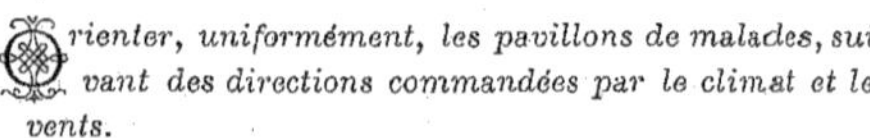 *rienter, uniformément, les pavillons de malades, suivant des directions commandées par le climat et les vents.*

L'orientation d'un bâtiment mérite d'être sérieusement étudiée, car elle doit avoir la plus grande influence sur la salubrité ou l'agrément de l'habitation.

Les plus anciens auteurs y attachaient une grande importance. Hippocrate s'en est préoccupé. Philibert Delorme, s'inspirant de Vitruve, nous a laissé dans ses œuvres quelques règles curieuses à rapporter (1).

(1) L'illustre architecte de l'hôpital Saint-Louis de Paris, contemporain de Villefanse, veut que « ceux qui seront affligés de fièvres ardentes et chaudes soient logés aux parties septentrionales et chambres froides, et que ceux qui auront maladies froides, humides et catarreuses, habitent aux parties méridionales où sont les chambres et ainsi des autres.......Qui me fait dire hardyment, ajoute Philibert Delorme, que la cognoissance des vents est de plus grande importance et conséquence qu'on ne pourroit penser. De sorte qu'il vaudroit mieux à l'architecte, selon mon advis, faillir aux ornements des colonnes, aux mesures et fassades (où tous ceux qui font profection de bâtir s'estudient le plus) qu'en ces belles règles de nature qui concernent la commodité, l'usage et profit des habitans et non la décoration, beauté et enrichissement des logis, faits seulement pour le contentement des yeux sans apporter aucun fruict à la santé et vie des hommes....Vous voyez, par ce peu de discours, combien est nécessaire et profitable à un docte et expert architecte la cognoissance des quatre parties du monde et de leurs vents; laquelle les anciens auteurs d'agriculture et de médecine ont tant estimée qu'ils y ont apporté, je ne dirai l'assiette des terres......... mais aussi la merveilleuse partie de la santé et conservation des hommes.........
(*OEuvres de Philibert Delorme*, édition MDCXXVI, chap. VI, pp. 14 et 15). »

Les hygiénistes modernes ont eu garde d'oublier cette importante question, qui a été traitée dans presque tous leurs mémoires et ouvrages concernant l'hygiène de l'habitation des hommes et des animaux.

L'Académie conseillait de diriger les bâtiments de l'est à l'ouest, afin que les croisées donnassent du nord au midi.

Larrey, dans les discussions de la Société de chirurgie, préfère, aussi, cette orientation. Le Conseil de santé des armées propose la direction nord-sud, avec galerie.

Le programme de la Société de médecine publique préconise la direction est-ouest pour les régions septentrionales, et la direction nord-sud pour les régions méridionales. Émile Trélat est, au contraire, d'avis que, dans les régions nord, il faut exposer les flancs du bâtiment de l'est à l'ouest; dans les régions méridionales, au sud et au nord; il motive, ainsi, son opinion: « Avec l'exposition est-ouest, les murs sont plus
» longtemps et plus normalement attaqués par les rayons
» solaires, et ils le sont sur les deux flancs du bâtiment, qui
» emmagasinent ainsi le maximum de chaleur; avec l'exposi-
» tion sud-nord, les murs sont moins longtemps et très-obli-
» quement attaqués par les rayons solaires, et ils ne le sont
» que sur la face sud des bâtiments, où est facile de s'y ga-
» rantir parce qu'ils plongent presque verticalement sur les
» pans. »

Il est, en effet, certain que:

1° Dans les pays chauds, les rayons de soleil sont extrêmements gênants lorsque, le matin et le soir, ils inondent les salles en y pénétrant presque horizontalement.

2° Les murailles, exposées à l'est et à l'ouest, accumulent plus de chaleur que celles qui sont placées en plein sud. C'est un fait que j'ai constaté, moi-même, dans les pavillons de l'hôpital de Montpellier, au moyen de thermomètres enregistreurs de la maison Richard frères, placés dans l'épaisseur des murs, pendant plusieurs semaines de la saison la plus chaude.

L'orientation nord-sud pour les pays septentrionaux et est-ouest pour les climats chauds est donc rationnelle en principe. Toutefois, diverses causes locales, telles que la direction des vents violents, peuvent motiver une certaine déviation ; sous cette réserve, il est préférable de tourner, légèrement, les façades vers l'est, de façon à avoir une orientation mixte NNO, SSE, afin d'exposer, en toutes saisons, les quatre faces à l'action des rayons du soleil, ce qui n'a pas lieu pour une façade exposée en plein nord. Le professeur Arnould, dans ses judicieux conseils sur les dispositions hygiéniques à introduire dans les constructions nouvelles, préconise l'orientation du S.-E. au N.-O., ou du N.-E. au S.-O. L'écart, dans nos avis, est peu sensible.

On cherchera, aussi, à éviter que les vents violents puissent frapper les salles normalement, ce qui obligerait à les tenir fermées au moins d'un côté.

Le parallélisme, conséquence de l'orientation uniforme, s'applique surtout aux pavillons de malades, et on peut en affranchir les autres.

---

33. — Chauffage et Ventilation d'hiver

Le chauffage des dortoirs et des salles de jour aura lieu au moyen d'appareils calorifères, installés dans les soubassements, et d'une cheminée à feu, apparente, pour chaque salle.

Les calorifères auront leurs foyers en briques réfractaires ; ils seront pourvus de vaporisateurs, avec indicateurs extérieurs des niveaux d'eau. A l'effet de conserver, à l'air de la salle, le degré hygrométrique normal (50° à

70°), leurs prises d'air seront placées dans la partie la plus propre du bâtiment et du côté opposé aux water-closet et urinoirs. Les orifices d'entrée seront élevés à 1 m. 50, au moins, au-dessus du sol et garnis d'un grillage, afin d'éviter l'introduction de matières nuisibles à la pureté de l'air d'alimentation.

Les bouches de chaleur seront placées auprès des surfaces de refroidissement (façades, croisées, portes) et assez loin du chevet des lits, pour que les malades couchés ne ressentent pas une chaleur plus élevée que la température moyenne de la salle. Cette température moyenne devra être de 16 à 17° par les plus grands froids, avec un renouvellement de 70 mètres cubes d'air, au moins, par lit et par heure, toutes les portes et croisées étant hermétiquement fermées.

La température de l'air chaud affluent ne devra pas dépasser 60°, à sa sortie des bouches et à une vitesse maxima de 1 m. 50 par seconde.

Ces bouches auront une forme évasée vers l'intérieur, afin de favoriser la diffusion de l'air de renouvellement dès son entrée dans les salles.

Les tuyaux de conduites auront les pentes et sections nécessaires; leur longueur ne devra pas dépasser 12 mètres, et chacun d'eux partira, directement, de la chambre de chauffage, au lieu de se brancher sur un tuyau similaire. Ils seront disposés pour être facilement nettoyés et pour éviter une trop grande déperdition de calorique, surtout s'ils passent dans des soubassements non clos, auquel cas il est nécessaire de les protéger par une double enveloppe composée de matériaux mauvais conducteurs.

Les tuyaux de fumée des calorifères et des cheminées seront disposés dans de doubles gaînes, formant ventilateurs ouverts par le bas, afin de contribuer à la ventilation des parties basses des salles. Pendant l'été, des becs de gaz les mettront en jeu.

Les orifices d'évacuation d'air vicié seront répartis, dans toutes les parties des salles et principalement au faîtage, le plus loin possible des lits.

La somme des sections libres de ces orifices devra être égale aux 3/4 de celle des bouches de chaleur, de telle sorte qu'ils puisse évacuer l'air de renouvellement, à une vitesse de 2 mètres par seconde.

Les bouches de chaleur, placées dans les alléges des croisées, seront disposées de façon à permettre l'introduction de l'air frais du dehors.

Des registres, adaptés aux orifices d'évacuation, permettront de régler la ventilation. Il sera utile d'y adapter des appareils indicateurs de la vitesse des courants et du régime de la ventilation.

Les cheminées sont les organes respiratoires des enceintes closes, suivant l'expression de Fonssagrives. En effet, même sans feu, elles peuvent déterminer le renouvellement de plusieurs centaines de mètres cubes d'air par heure. Elles sont, il est vrai, d'un rendement en calorique très-faible et leur action ventilatrice n'est plus indispensable dans des salles ogivales, ouvertes au faîtage et pourvues de ventouses à des hauteurs différentes. Cependant, elles sont d'un si bon effet, dans les salles de malades, dont elles forment le meilleur ornement, que ce serait dommage de s'en passer. On sait, d'ailleurs, que la chaleur rayonnante des cheminées exerce une action physiologique bienfaisante que ne donne pas la chaleur obscure des calorifères. Elles permettent, en outre, de détruire, sans délai, les linges et objets qui ont servi aux pansements ou qui sont trop détériorés pour resservir.

Il résulte de mes expériences, faites dans des salles ogivales de 2,000 mètres cubes de capacité :

1° Qu'une cheminée de 2 m. 50 de longueur, 1 m. 50 de hauteur, pourvue de deux tuyaux de fumée passant dans des gaines excentriques ouvertes au niveau du plancher peut assurer, à elle seule, l'évacuation de tout l'air de la salle en une heure, à une vitesse de 2 mètres, en y brûlant 4 kilos de charbon.

2° Que l'action calorifique d'une telle cheminée se produit jusqu'à une distance d'environ 8 mètres du foyer, déterminant ainsi, dans cette région, une température dépassant d'un à deux degrés celle des autres parties de la salle.

3° Que l'air affluent, à une température de 60° et à une vitesse de 2 mètres, par des bouches de chaleur placées au centre (ce qui est un mauvais emplacement), s'élève, en colonne tronconnique, d'un diamètre à peu près égal à celui des bouches, jusqu'au faîtage, d'où il retombe en gerbe dans la salle en s'y diffusant.

4° Qu'à une distance d'un mètre, seulement, des bouches, la température ne diffère pas, sensiblement, de celle des autres parties de la salle.

5° Enfin, qu'il peut y avoir une différence d'un à deux degrés, en plus, entre le haut des salles et le niveau du plancher. Les parois, exposées au nord et aux vents froids, présentent une température d'un à deux degrés de moins que les parois abritées.

De ces observations on peut conclure :

1° Que, pendant l'hiver, il y aura économie de combustible à évacuer l'air vicié par le moyen de la cheminée et des gaines qui l'avoisinent, c'est-à-dire après que l'air chaud, provenant des bouches, aura produit son effet par diffusion, plutôt que par les orifices du faîtage où l'air chaud de renouvellement s'évacuerait avant d'avoir chauffé la salle.

Il est, cependant, nécessaire d'employer ce dernier procédé ventilation ascendante) alternativement avec le premier (ventilation renversée), surtout pendant la nuit et après les pansements.

2° Que, suivant la nature de leurs affections, on peut répartir les malades dans des régions plus ou moins chaudes de la même salle.

OBSERVATIONS GÉNÉRALES

Les dispositions qui viennent d'être décrites permettent d'utiliser, à volonté et suivant les circonstances,

La ventilation ascendante,

La ventilation horizontale

Et la ventilation renversée.

La ventilation ascendante, la plus naturelle, est la plus efficace pendant la belle saison, où on ne chauffe pas, et, pendant l'hiver, quelques heures par jour, surtout après les visites, les pansements, les changements de linge et le nettoyage des salles.

La ventilation renversée : pendant l'hiver et concurremment avec la précédente.

La ventilation horizontale : pendant la belle saison, en ouvrant toutes les portes et croisées pour pratiquer de grandes chasses d'air, après avoir, préalablement, roulé les lits des malades sur les balcons sous toiles et dans les salles de rechange.

Nota. — Jusqu'ici on a généralement préféré chauffer les hôpitaux par l'air chaud; cependant l'emploi de l'eau, de la vapeur ou de ces deux agents combinés peut être avantageux, surtout pour les salles d'un hôpital qui exigent un chauffage permanent, régulier et où il évite les poussières, la fumée, les souillures du combustible. Il prête de l'eau aux bains, aux lavabos; il expose moins aux incendies, et la menace de submersion par des fuites et des ruptures des tuyaux leur ont été trop reprochés. Un inconvénient plus sérieux consiste dans le prix d'installation et d'entretien de tuyaux d'un très-grand développement ; mais la faculté de transporter la chaleur à une plus grande distance et de fournir un air moins surchauffé et à de plus grandes distances que les calorifères sont des avantages sanitaires et économiques à prendre en considération.

---

34. — Ventilation d'été

Pour la ventilation d'été, on introduira l'air frais par des orifices pratiqués dans les alléges des croisées et par les soufflets, légèrement entr'ouverts, des croisées.

On évacuera l'air vicié par les orifices des faîtages, munis de registres et d'appareils indicateurs de leur fonctionnement. On peut, ainsi, renouveler l'air d'une salle sans ouvrir les croisées, procédé très-utile pendant les pluies et les orages.

Les sections des orifices seront calculées pour obtenir le renouvellement de l'air de la salle en une heure, à une vitesse de 1 m. 50 par seconde à l'entrée et de 2 mètres à la sortie.

Lors de mes premiers essais, je laissais l'angle dièdre curviligne du faîtage ouvert dans toute sa longueur ; mais l'expérience m'a démontré, depuis, qu'il suffirait d'avoir deux ou trois orifices ouverts, sur la longueur du faîtage, pour obtenir une évacuation d'air vicié aussi abondante que l'on veut, et, comme cette partie de l'enveloppe est celle qui s'échauffe au maximum, il s'y fait un appel d'air d'autant plus actif que la chaleur est plus forte et la ventilation plus nécessaire.

On considère, généralement, comme très-suffisant un renouvellement de 100 mètres cubes d'air par heure et par lit.

Seidel a donné la formule suivante :

$$y = 2,30258\ldots\; m \log. \frac{p-q}{a-q},\ \text{dans laquelle :}$$

m est le volume d'air de la pièce ;

p, la proportion de CO^2 p. 1000 au début ;

a, la proportion de CO^2 du volume d'air m dans un temps déterminé ;

q, la proportion de CO^2 de l'air frais ;

y, le volume d'air frais qui devrait être introduit, pendant ce temps, pour ramener la proportion p d'acide carbonique du volume m à la proportion a.

Si, sur ces bases, on prend 0,7 p. 1000 de CO^2 comme limite d'impureté de l'air, l'échange atmosphérique, par heure, devrait atteindre à 113 mètres cubes par personne. Cet échange se réduirait à 45 mètres cubes, en se contentant d'une dilution de CO^2 à 1 p. 1000.

Parkes demande 85 mètres ; le général Morin, 100 mètres. Ce dernier chiffre peut être facilement obtenu, et bien au delà, dans des salles ogivales.

Mais la quantité d'air de renouvellement n'est utile qu'autant qu'il s'y joindra la *qualité*, et, comme cette dernière résulte du milieu atmosphérique où on le puise, on ne saurait trop se préoccuper du choix de l'emplacement et des moyens de l'améliorer au besoin, et, autant que possible, par des plantations appropriées au sol et au climat, par des drainages et des irrigations, par l'éloignement d'émanations malsaines, etc.

---

35. — Revers d'eau

Le pourtour de tous les bâtiments sera pavé ou dallé, sur une largeur d'au moins 0 m. 60, avec une pente de 0 m. 04, pour rejeter les eaux au dehors et garantir les soubassements contre l'humidité.

Les trottoirs seront garnis d'une bordure en pierre dure ou en granit.

Tous les chemins et allées seront sablés ; les préaux couverts seront bitumés.

Ces mesures ont pour but de placer toute la surface, occupée par l'hôpital, dans des conditions de propreté telles qu'il ne puisse s'y produire aucune émanation nuisible.

---

36. — Plantations

Les plantations devront être faites avec des plantes appropriées au sol et au climat. On évitera les essences à racines pivotantes à proximité des tuyaux de canalisation.

Les arbres et arbustes seront plantés très-rapprochés, de façon à garnir les espaces libres en peu de temps, sauf, plus tard, à les éclaircir en en enlevant un sur deux ; ils iront en diminuant de hauteur, à mesure qu'ils se rapprocheront des bâtiments qu'ils doivent protéger, suffisamment, contre les rayons de soleil et les vents violents, sans intercepter leur aération.

On plantera, de distance en distance, de petits groupes d'arbres verts résineux, à l'ombre desquels les malades iront se reposer. Les grands courants d'air et les vents violents seront atténués par des plantations formant brise-vents.

Les plantations, les corbeilles de fleurs, les massifs d'arbustes et les bâtiments seront coordonnés pour obtenir un ensemble gracieux et rendre le séjour de l'hôpital agréable.

On réservera pour les plantations toutes les terres végétales, provenant des fondations et des terrassements.

---

37. — Évacuation des immondices

Les immondices seront évacuées, soit par les égouts, soit par le système des récipients mobiles. Les déjections des contagieux seront épurées avant leur projection à l'égout.

L'égout sera construit avec des pentes suffisantes et régulières, pour qu'il ne s'y amoncelle aucun dépôt. Des réservoirs seront disposés sur son parcours, notamment à ses changements de direction, pour y pratiquer des chasses.

Des regards, en nombre suffisant, permettront de vérifier son fonctionnement.

Des siphons garantiront les différents services affluents contre tout échange de gaz.

Les gouttières se brancheront directement sur les égouts, en assureront la ventilation permanente concurremment avec la cheminée des chaudières à vapeur, disposée pour brûler les gaz des égouts.

Les eaux d'égout provenant du quartier des contagieux devront être désinfectées avant d'être projetées dans l'égout général.

Le système de « tout à l'égout » n'est acceptable qu'autant que l'on dispose, à proximité de l'hôpital, d'un champ d'épuration d'une surface suffisante ; or on est encore loin d'être fixé sur ce point, car, dans l'impossibilité de trouver des surfaces suffisantes de terrain perméable, les partisans quand même du « tout à l'égout » ont prétendu réduire ces surfaces à un chiffre dangereux.

Cependant, comme il s'agit ici moins d'une utilisation agricole que d'une mesure sanitaire, il serait préférable de désinfecter chimiquement ou d'envoyer à la mer, si elle n'est pas trop éloignée, toutes les eaux d'égout provenant de l'hôpital; dans tous les cas, le procédé des récipients mobiles, garnis de matières absorbantes et désinfectantes, offrirait plus de sécurité sanitaire que l'épandage sur des champs où les germes infectieux peuvent s'accumuler à différentes profondeurs et empoisonner les sources d'eau potable, en créant des marais infects à la place de champs salubres.

---

38. — Éclairage

L'éclairage devra se faire, de préférence, par l'électricité; s'il a lieu par le gaz, les becs seront disposés pour que les produits de la combustion s'évacuent au dehors.

L'électricité donne l'éclairage sanitaire par excellence; malheureusement son prix de revient est encore trop élevé, et on ne peut que souhaiter des perfectionnements pratiques et économiques qui sont, du reste, activement recherchés.

En attendant, les installations du gaz doivent être faites le plus simplement possible et en plaçant les becs en dehors des salles, où il n'est pas nécessaire de produire une lumière intense. Cet éclairage du dehors, appliqué à Montpellier, y a donné d'excellents résultats. Les becs sont placés auprès des croisées et ils éclairent, à la fois, l'intérieur et l'extérieur.

---

39. — Téléphone

Tous les services de l'hôpital seront mis en communication entre eux et avec la direction administrative.

---

40. — Chemin de fer

Les salles seront reliées, avec les services alimentaires et avec la lingerie, au moyen d'un petit chemin de fer.

---

41. — Ascenseurs

Des ascenseurs hydrauliques pourront être mis à la disposition des blessés pour les monter à l'unique étage. La place des ascenseurs est auprès des escaliers centraux.

---

42. — Glacières

Une glacière rendra des services réels. Elle peut être disposée de façon à former un motif décoratif dans les jardins.

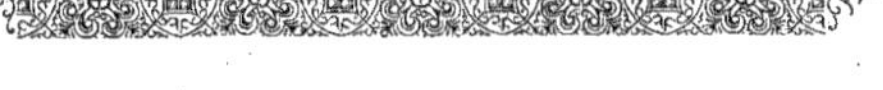

OBSERVATIONS GÉNÉRALES

ans le programme exposé ci-dessus, je me suis inspiré des vœux émis par les hygiénistes depuis Tenon et de mes propres observations.

Il contient plusieurs indications qui n'avaient jamais été insérées dans aucun programme ou qui n'avaient fait l'objet que de vœux stériles. Je ne les ai formulées qu'après m'être assuré, par des expériences, de leur utilité et de la possibilité de les réaliser pratiquement.

Ce programme, quelque étendu qu'il soit, ne suffirait pas encore, à lui seul, pour résoudre les questions complexes inhérentes à la construction d'un hôpital.

Il doit être complété, pour chaque cas particulier, par des études préliminaires sur le climat, la topographie, la nature du sol, ses reliefs naturels, les sites qu'il offre à la vue; sur les ressources de la localité en main-d'œuvre, en matériaux; ceux-ci doivent être considérés, non-seulement au point de vue de leur valeur résistante, économique et décorative, mais spécialement à celui de leurs propriétés sanitaires (porosité, densité, pouvoirs conducteur et hydrofuge).

J'insisterai, surtout, sur ce que j'ai appelé « le pouvoir hydrofuge des matériaux »; car, si l'on a pu présenter la porosité des murs comme une qualité sanitaire, ce que j'admets pour les parois extérieures seules, ce ne peut être qu'à la condi-

tion qu'ils ne conserveront pas l'eau qu'ils absorbent, au point
qu'il en résulte de l'humidité, des moisissures ou du salpê-
trage. Ce pouvoir conducteur, je l'ai déterminé pour un grand
nombre d'échantillons de matériaux (bois, pierre, terre cuite,
ciment, plâtre, etc.). Les terres cuites sont, sous ce rapport,
bien supérieures aux pierres calcaires, et c'est pour cela que
j'enveloppe mes salles de malades dans une sorte de chemise
interne en briques minces.

Toutes ces études ont été faites pour Montpellier et pour
les autres hôpitaux dont la construction m'a été confiée ; elles
ont fait l'objet de mémoires spéciaux, insérés, en appendices,
à la suite de mes ouvrages. Leur ensemble pourrait former un
manuel, le seul existant, du constructeur d'hôpitaux et servir
de guide aux administrateurs qui voudraient se rendre compte
de la valeur des projets qui sont soumis à leur signature.

Le rôle important attribué aux plantations, dans un système
d'hôpitaux situés à la campagne et dont tous les bâtiments
sont fractionnés ou disséminés sur une grande surface de terrain et environnés de jardins, exige aussi des recherches sur
les végétaux qui conviennent au sol et au climat.

Les divers systèmes d'évacuation des eaux sales et des
déjections, le chauffage, la ventilation, les dispositions du plan
général, celles des salles, de leurs annexes et des services généraux, qui peuvent varier à l'infini, doivent aussi faire l'objet d'études comparatives, afin de faire un choix rationnel,
tant au point de vue sanitaire et économique qu'à celui des
facilités du service et des nécessités locales.

En ce qui concerne, notamment, les exigences climatéri-
ques, l'exposition, l'orientation des bâtiments, le choix des
matériaux constitutifs, l'épaisseur et la composition des parois
des salles, la disposition des appareils de chauffage et celle de
la canalisation des eaux, ils seront subordonnés à l'intensité
et à la direction des vents, au régime des eaux, à la fréquence

des pluies et des orages, à la quantité d'eaux pluviales, à la topographie du sol, à ses productions.

Il n'est pas sans intérêt, non plus, de rechercher et de faire l'historique des procédés d'assistance et de constructions usités, dans la contrée, à diverses époques; car si certains usages locaux peuvent paraître, au premier abord, inspirés par la routine, il en est qui sont le fruit d'une longue expérience.

On ne doit pas négliger, non plus, l'aspect extérieur des façades, et, quand on aura bien étudié les dispositions générales qui doivent assurer les commodités du service et les conditions sanitaires, on dessinera, avec le plus grand soin, les plans qui doivent les représenter. Il est toujours possible de rendre gracieuses les constructions les moins monumentales, par l'harmonie des proportions et la variété des matériaux, tout en évitant les surfaces rugueuses, les saillies et les corps de moulures qui peuvent retenir les poussières.

A Montpellier, bien que l'hôpital soit encore le moins cher de tous, j'ai peut-être trop sacrifié aux exigences locales pour certaines parties où la pierre de taille et les moulures auraient pu être épargnées. On devra surtout répudier les ravalements en plâtre, critiqués, avec raison, par les détracteurs du système, et préférer, pour les corniches et les encadrements des baies, du moellon piqué ou de la brique de couleur différente de celle des murs. Quant aux rejointements de la brique, je n'ai jamais employé que les joints creux faits au fer, les joints en saillie dits à *l'anglaise*, d'un si joli effet, présentant moins de solidité. On peut, en coordonnant convenablement les bâtiments avec les plantations, donner à l'hôpital l'aspect de la villa la plus gracieuse, la plus attrayante, à l'exemple des anciens dont les temples d'Esculape offraient, sous un ciel radieux et dans des sites enchanteurs, le séjour le plus attrayant, le milieu le plus propre à rappeler à la vie les êtres souffrants.

Je voudrais, bien que mon programme n'en fasse pas mention, des bibliothèques, des jeux à la portée des convalescents; des statues, des tableaux, des inscriptions instructives et patriotiques dans les préaux et dans les salles de jour; des volières, des aquariums, des fleurs, pour amuser les enfants et faire des plaisirs de la vue, des distractions de l'esprit, l'auxiliaire du traitement thérapeutique.

On sait que les concours d'hôpitaux sont, surtout, des concours de dessins, et que, parmi les examinateurs, il y en a toujours quelques-uns qui se laissent séduire par de belles élévations, des coupes bien lavées, des perspectives soignées. On agit en conséquence.

Il arrive aussi, quelquefois, que les devis sont maintenus, en apparence, dans les limites imposées, sauf à doubler les crédits en cours d'exécution, après que des candidats plus exacts ou plus sincères ont été évincés pour cause de dépassements dans les dépenses.

Après avoir répudié, ostensiblement, les types d'hôpitaux-monuments qu'on a appelés, à juste titre, les *casernes de la mort*, après s'être déclaré partisan des principes de l'hygiène moderne, on cherche tous les prétextes pour prendre le contre-pied de ces principes. On juxtapose, on superpose les salles comme les alvéoles d'une ruche; on les ramasse en gros blocs dans le but principal d'obtenir des façades plus ou moins monumentales; on entasse les malades entre des murailles massives et poreuses, véritables magasins de germes morbides, entourées de cours fermées où l'air vicié se confine; et c'est ainsi qu'on fait de l'hôpital un foyer de transmissions morbides pour la ville, pendant que celle-ci est une source d'insalubrité pour l'hôpital.

On est surpris, après tant de protestations et de démonstrations rationnelles, de la ténacité de pareils errements et du nombre de ceux qui sont encore portés à les soutenir.

Il ne faudrait pas oublier :

1° Que l'économie et la salubrité sont deux conditions connexes d'une bonne installation des logements collectifs ;

2° Que l'ampleur des espaces superficiels et cubiques, offerts aux occupants dans les salles, leur bonne aération extérieure, la régularité de la ventilation intérieure et le confortable des installations, sont le véritable luxe d'un logement collectif ;

3° Que les meilleures dispositions architecturales d'un bâtiment sont celles qui répondent le mieux à sa destination ;

4° Que tout ce qui est sacrifié à un luxe de décors ou à des cubes de matériaux excessifs est pris sur le bien des pauvres et pourrait être, plus utilement, employé au soulagement d'un plus grand nombre ou à l'amélioration de leur régime.

5° Que le choix du terrain a une influence des plus grandes sur la valeur sanitaire et économique d'un projet d'hôpital.

C'est d'après ces principes que le nouvel hôpital de Montpellier a été édifié pour remplacer l'ancien hôpital St-Éloi, dont l'un des praticiens les plus autorisés, M. le professeur Dubrueil écrivait: « Tel est l'hôpital St-Éloi ; il réunit, il faut » malheureusement en convenir, à peu près toutes les conditions que l'on doit se proposer d'éviter lorsqu'on élève un » hôpital. » (*Gazette hebdomadaire des sciences médicales de Montpellier.*)

Dans son rapport au Conseil municipal, M. le professeur d'hygiène Bertin-Sans a résumé en quelques lignes les motifs qui ont présidé à l'édification du nouvel hôpital.

« La municipalité de Montpellier a donc résolu de donner » à l'Université l'ancien Hôtel-Dieu, en lui substituant, pour le » service de son assistance nosocomiale, un hôpital bâti sur » les données de l'hygiène hospitalière moderne. Animée d'un » esprit tout différent de celui qui a créé tant d'embarras aux

» novateurs de Bourges, c'est à des médecins qu'elle a judi-
» cieusement, pour son compte, demandé de la diriger dans
» l'édification d'un établissement destiné à traiter et à guérir
» des malades. La Commission consultative de professeurs
» de la Faculté de médecine et de l'École supérieure de
» pharmacie auxquels elle s'est adressée (1) dans ce but n'a
» pas hésité elle-même à faire appel, dans cette circonstance,
» aux lumières d'un ingénieur qui s'est acquis, en ces der-
» niers temps, une juste réputation par la perfection avec la-
» quelle il a réussi à réaliser en architecture les conditions
» réclamées par l'hygiène pour les divers ordres de loge-
» ments collectifs. »

(1) Cette Commission était composée, sous la présidence de M. le
maire Laissac, de MM. Dumas, Dupré, Dubrueil, Benoît, Courty,
Combal, Estor, Engel, Moitessier, Planchon et Bertin.

M. Tollet, l'auteur précisément du projet appliqué à Bourges, sous
les auspices du général Ducrot, du commandant du génie Gripois et
du Dr Sarrazin, a soumis aujourd'hui les plans et devis complets d'un
hôpital destiné à 800 malades, mais dont les pavillons seront maintenus pour le moment au nombre suffisant pour 600. La Commission
médicale a sanctionné ce projet par un ordre du jour unanime, etc...

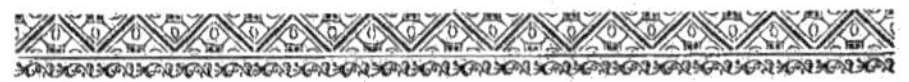

Aucun document, aucune construction ne peuvent permettre de nous rendre compte de ce que fut l'hospitalisation à Montpellier avant le XIIe siècle.

L'ancienne *Substantion* ou *Sextantio* gallo-romaine, détruite par Charles Martel au VIIIe siècle, possédait-elle des hôpitaux ?

C'est ce qu'il est impossible de pouvoir affirmer ; mais il est très-probable qu'à l'exemple des autres villes de la Septimanie et des provinces voisines, l'assistance publique y fut exercée dès l'origine du christianisme et elle dut s'y développer sous l'influence des civilisations arabes et gothiques et des sentiments sociaux que les historiens attribuent aux populations du midi de la France, demeurées plus longtemps soustraites aux invasions des Barbares que celles des provinces franques du Nord.

La population montpelliéraine a, en effet, toujours montré un grand amour pour la science et pour l'humanité, qualités gauloises qui, à côté de certains défauts particuliers, témoignent de la prédominance de cette race sur toutes celles qui ont vécu dans la contrée, depuis les Ibères des temps préhistoriques, les Liguriens, les Ombriens, les Phéniciens venus du littoral méditerranéen de l'Italie et de la Grèce, pour chercher les matières précieuses que les montagnes recélaient alors dans leurs affleurements, jusqu'aux Romains et aux Francs.

Administrées comme de petites républiques, selon l'ancienne organisation romaine, par des municipalités libres, qui montrèrent une sollicitude constante aux malheureux, les villes de la Septimanie suivaient l'exemple de Bysance et de Toulouse, où l'assistance publique était en progrès, et l'on ne vit jamais à Montpellier ces scandaleuses dilapidations du bien des pauvres que les décrets des papes et des conciles et les édits royaux furent impuissants à réprimer ailleurs.

Les seigneurs Guilhems eux-mêmes, suivant l'impulsion générale, donnèrent généralement un concours actif aux institutions de bienfaisance, et ils montrèrent des sentiments humanitaires peu communs alors chez les chefs de la féodalité.

Les atroces guerres de religion elles-mêmes ne purent arrêter l'exercice de l'assistance publique, dans une ville où elle était de tradition. Le sentiment social, les devoirs de la solidarité unissaient les hommes, séparés par les croyances et les pratiques religieuses, et dans la souffrance on ne distinguait plus les calvinistes des catholiques : on ne voyait que des frères malheureux à secourir.

Les nombreux hôpitaux montpelliérains fondés du XI° au XVI° siècle pour les pèlerins, les voyageurs, les femmes repenties, les orphelins, les malades et les blessés, que nous avons décrits ailleurs, étaient ouverts aux pauvres de toutes religions et de toutes nationalités, sauf cependant l'hospice de Notre-Dame des Teutons, de fondation allemande, réservé aux pèlerins de cette nation.

On sait que l'ordre célèbre des Chevaliers du Saint-Esprit fut fondé en 1070 à Montpellier, et, pendant que pullulaient ailleurs certaines congrégations qui entretenaient le fanatisme dans une société profondément divisée, partaient de cette ville les frères de la *Merci* qui, après avoir recueilli des aumônes et des dons, allaient en Afrique et en Asie racheter les chrétiens esclaves, dont ils prenaient la place pour les rendre à la liberté lorsque l'argent leur manquait pour payer les rançons.

Les quêtes spéciales qui se faisaient le mercredi de chaque semaine dans les rues de la ville et qui se sont perpétuées jusqu'à nos jours témoignent encore des sentiments charitables de la population de Montpellier.

De tous les hôpitaux montpelliérains de fondation ancienne, il n'est resté que l'Hôpital général, datant du XVIIe siècle, et l'Hôpital Saint-Eloi, datant de 1183, transféré temporairement, en 1598, du faubourg de Lattes, son emplacement originel, dans la maison d'un bourgeois nommé Jean Christol, puis au commencement du XVIIe siècle dans l'ancienne école Mage, dont les bâtiments furent agrandis et où il est resté jusqu'à présent.

C'est cet Hôpital à la fois civil et militaire qui est remplacé par l'Hôpital suburbain décrit ci-après.

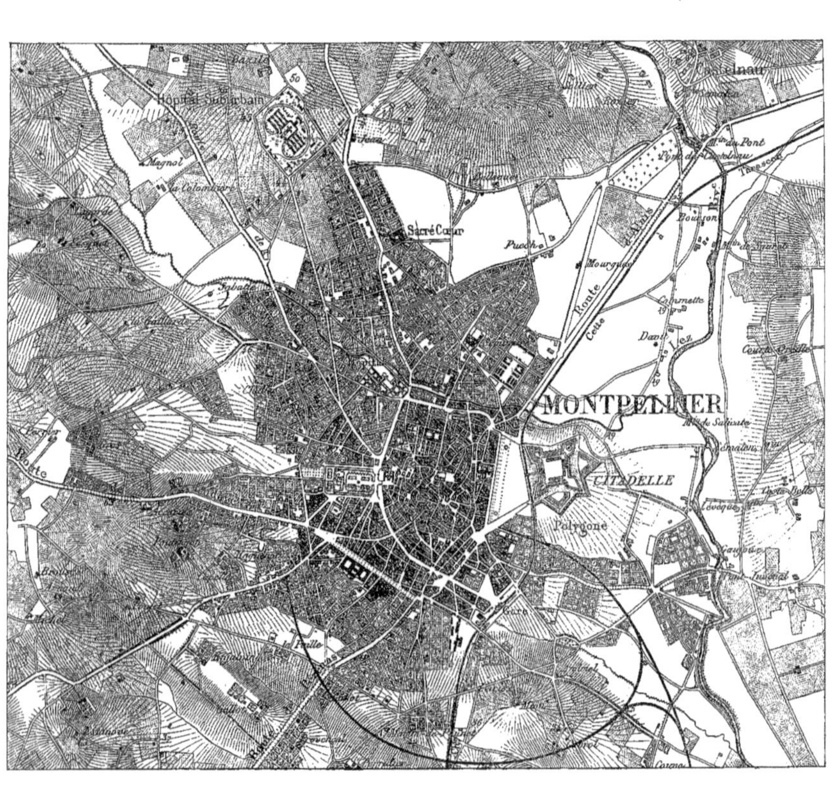

Hôpital Suburbain
Magnol
la Colombière
Sacré Cœur
Puech
Mourgues
Route de Cette
MONTPELLIER
CITADELLE
Polygone
Lez
Dau
Route de Cette
Pont de
Costu Brille
M. de Satisate
l'Évêque
Gare

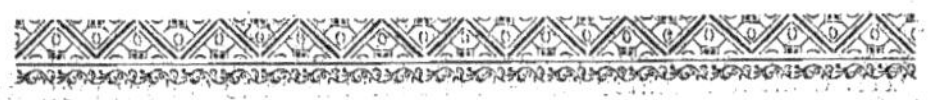

III. — DESCRIPTION GÉNÉRALE DE L'HOPITAL CIVIL
ET MILITAIRE DE MONTPELLIER

I. *Emplacement.* — L'emplacement choisi est situé à l'extrémité du faubourg Boutonnet, au N.-N.-O. de la ville, entre les chemins des Quatre-Seigneurs, de la Monnaie, de Mancieux à la Portalière, des Masques et un chemin d'exploitation particulière.

Les vents dominants du N.-O. (dit *mistral*), du N.-E. (dit *tramontane*) et de l'est (dit *grec*) laisseront la ville en dehors de l'influence atmosphérique de l'hôpital, condition d'autant plus nécessaire que ce dernier renferme un quartier de contagieux. (Voir la rose des vents du plan général.) Ce sont les vents du nord, rares, secs et accompagnés de beau temps, et ceux du sud, encore plus rares, qui mettent en communication atmosphérique la ville et l'hôpital.

Cette région, directement opposée à celle des marais, est la plus salubre de la zone suburbaine.

II. *Distances* de l'Hôtel-de-Ville. . . . . 2 k. »
des dernières maisons du faubourg. 500
de l'hôpital général, où un service spécial d'attente et de voitures est prévu. 1 500
des nouvelles casernes 2 200

Ces distances se trouvent réduites d'un quart, par la création d'une large avenue directe, plantée de quatre rangées d'arbres.

III. *Communications*. — Les communications sont faciles ; elles sont assurées par des routes de faibles déclivités ; et elles seront encore abrégées par la création d'une avenue directe qui aboutira à l'hôpital Général et réduira les distances.

IV. *Surface occupée*. — 9 hectares, soit 150 mètres par lit de malade.

V. *Terrain* de forme pentagonale, irrégulière, suffisamment perméable et favorable aux plantations.

La couche de terre végétale, reposant sur un banc de calcaire par l'intermédiaire d'une couche de galets et de sables, n'avait qu'une épaisseur moyenne de 0,40 à 0,60; cette couche a été augmentée par les terres végétales provenant des fondations, des chemins et de la régularisation des plates-formes.

Ligne de plus grande pente inclinée de 0,023, en moyenne, par mètre, du N.-N.-O. au S.-S.-E.

VI. *Altitude* moyenne à peu près égale à celle de l'Hôtel-de-Ville et de la belle promenade du Peyrou, qui domine tous les quartiers (50 mètres).

Le terrain du nouvel hôpital est élevé de 30 mètres au-dessus du thalweg de la rivière du Lez, qui coule à 2 kilomètres à l'est et à 8 mètres en contre-haut du ruisseau de Pissesaumes, ce qui assurera le libre écoulement et l'évacuation des eaux-vannes.

VII. *Exposition* au S.-E. La plus favorable à une orientation mixte des bâtiments et appropriée à la rose spéciale des vents et au climat.

VIII. *Site* agréable — pleine campagne — villas, collines boisées, s'étageant et protégeant l'hôpital contre le vent froid et humide du nord-est, lui servant d'écran contre le marécage du littoral, en même temps qu'il offre à la vue un magnifique paysage où dominent les plantations de l'École d'agriculture,

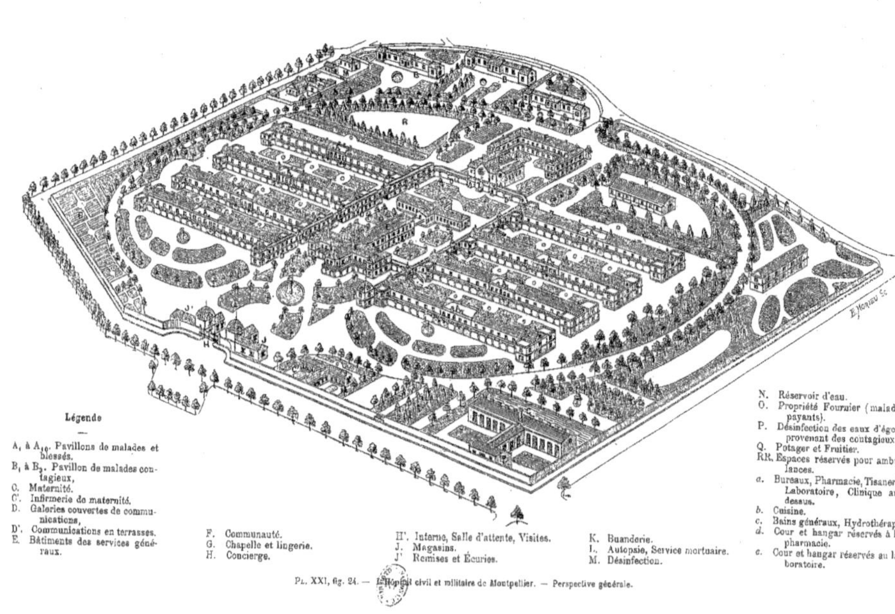

PL. XXI, fig. 24. — L'Hôpital civil et militaire de Montpellier. — Perspective générale.

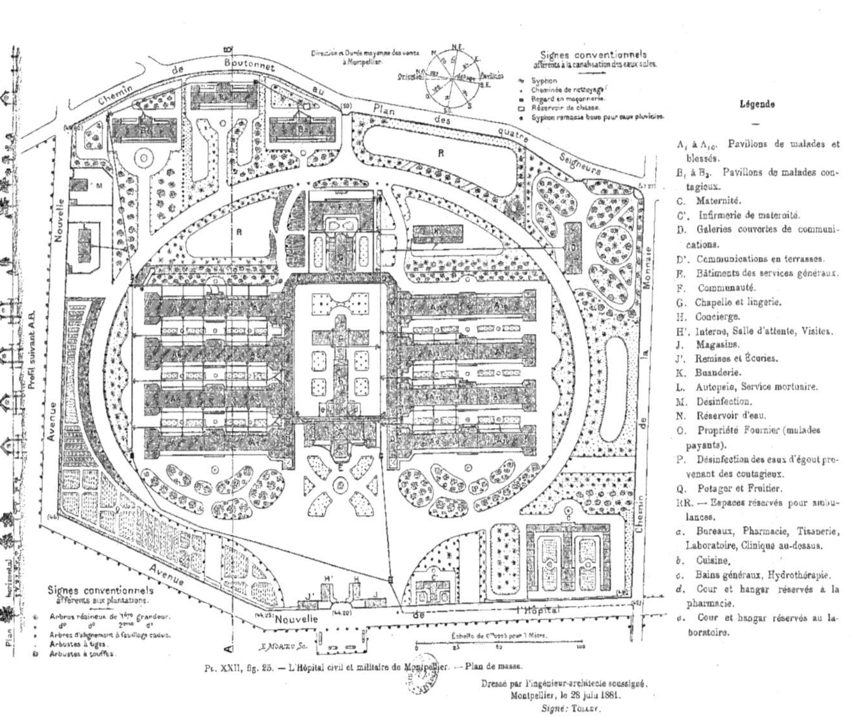

Pᴸ. XXII, fig. 25. — L'Hôpital civil et militaire de Montpellier. — Plan de masse.

Dressé par l'ingénieur-architecte soussigné.
Montpellier, le 28 juin 1881.
Signé : Toller.

l'admirable promenade du Peyrou et les élégantes arcades de l'aqueduc qui amène l'eau à la ville.

IX. *Voisinage* sans marais ni établissements insalubres et exempt de toute espèce de foyer insalubre.

X. *Zone sanitaire*, formée par un chemin de ceinture extérieure de 12 mètres de largeur, compris dans les terrains expropriés et par un chemin de ceinture intérieure d'égale largeur.

XI. *Eaux potables* abondantes et pures, provenant d'une dérivation particulière de la rivière le Lez, de 2,613 mètres et distribuée, à raison de 200 litres par tête et par jour, avec une pression de 8 mètres.

XII. *Affectation* des 610 lits de malades, savoir:

304 malades blessés et convalescents, hommes civils et militaires, dans huit pavillons contenant 38 lits, répartis dans quatre dortoirs qui seront décrits plus loin.

150 malades et blessés, femmes, dans quatre pavillons de 38 lits, répartis dans quatre dortoirs.

84 malades contagieux, des deux sexes, civils et militaires, dans trois pavillons doubles, un pour chacune des maladies contagieuses les plus caractérisées (dyphtérie, variole, fièvre typhoïde), comprenant chacun six salles séparées.

10 malades à observer dans deux pavillons contenant chacun cinq chambres individuelles.

24 lits de maternité.

6 lits dans une infirmerie de maternité.

32 lits de payants répartis dans la propriété Fournier et dans de petites salles au rez-de-chaussée des galeries.

Total.. 610

Le sixième, environ, de ces lits est placé dans de petites salles de 1 à 3 lits qui pourront être affectées, en partie, à des malades payants ou à isoler.

XIII. *Fractionnement* des bâtiments, séparation des divers services et dissémination des logements.

Les bâtiments forment autant de blocs ou de pavillons qu'il y a de services différents. Les pavillons de malades ne comportent de superpositions de dortoirs que vers leur extrémité, dont le rez-de-chaussée est réservé aux convalescents et aux infirmiers, et ils n'ont entre eux et avec les services généraux d'autres liaisons que des galeries de communication largement ouvertes.

L'ensemble des services forme douze quartiers, savoir:

1er quartier. — 1er groupe de gauche. — *Malades et blessés civils.* Quatre pavillons A$_1$ A$_2$ A$_3$ A$_4$ avec les rez-de-chaussée des galeries correspondantes occupés par des *logements d'internes en médecine.* Chambres. Biblibliothèque. Salle à manger.

2e quartier. — 2e groupe de gauche. — Séparé du précédent par une clôture en grillage. *Malades et blessés militaires.* Quatre pavillons A$_5$ A$_6$ A$_7$ A$_8$ avec les rez-de-chaussée des galeries correspondantes. Soldats, dans les salles collectives; sous-officiers, dans des chambres à deux lits; officiers, dans les chambres à un lit; salon et salle à manger réservés.

3e quartier. — Groupe unique de droite. — *Malades et blessés femmes.* Quatre pavillons A$_9$ A$_{10}$ A$_{11}$ A$_{12}$ dont un double avec une partie des rez-de-chaussée des galeries correspondantes, occupé par les logements, bibliothèque, salle à manger des internes en pharmacie, par des annexes de la pharmacie et des ateliers.

4e quartier. — Dans la partie postérieure de gauche du plan général, formant plate-forme culminante. — *Malades conta-*

gieux des deux sexes, dans trois pavillons doubles B₁ B₂ B₃, comportant, chacun, deux salles collectives, deux petites salles particulières et toutes les installations nécessaires pour éviter le contact des gens de service avec ceux des autres quartiers.

5ᵉ quartier. — Au centre du plan général. — *Services généraux* E et d'alimentation, cuisine *b,* pharmacie, tisanerie et annexes *a,* bains généraux et hydrothérapie *c,* cliniques, salles d'opérations, etc.

6ᵉ quartier. — Dans la partie centrale postérieure et à portée de tous les services. — *Communauté* F, *chapelle et lingerie.* G.

7ᵉ quartier.—A droite dans la partie antérieure du plan.— *Maternité* C *et infirmerie spéciale* C' séparée.

8ᵉ quartier.— A droite de l'entrée H. — *Consultations et logement d'un interne.*

9ᵉ quartier.—A gauche de l'entrée H.—*Conciergerie, salles d'attente, magasins, remises et écuries.*

10ᵉ quartier. — Dans la partie postérieure du côté des contagieux. — *Autopsie* L, *service mortuaire.*

11ᵉ quartier. — *Désinfection* M.

12ᵉ quartier. — *Buanderie* K, à droite de la communauté et à proximité des lingeries.

Dans le projet primitif, la buanderie devait être placée dans l'angle antérieur de gauche, vers l'entrée, pour l'éloigner le plus possible des pavillons de malades; mais, pour faciliter le service et la surveillance, on a préféré l'emplacement actuel.

Tous les quartiers sont séparés par des cloisons à claire-voie ou par de larges allées plantées d'arbres. Cette précaution a été prise, surtout, pour les pavillons de contagieux.

Le personnel servant est logé dans les extrémités du rez-de-chaussée, vers les galeries, à raison de 10 lits par salle.

PAVILLONS DE RECHANGE

Si les ressources financières le permettent, il sera établi deux pavillons de rechange pour les malades, afin de permettre de livrer, successivement, toutes les salles à une aération générale pendant plusieurs jours, après y avoir opéré de grands lavages.

EXTENSIONS PRÉVUES

Des surfaces de terrain sont réservées :

1° Pour installer des ambulances, système Tollet, en cas d'épidémies. Ces ambulances, conformes à celles qui ont été adoptées, par le ministre de la guerre, à la suite de l'Exposition universelle, et auxquelles la médaille d'or de l'impératrice Augusta a été décernée, en 1884, lors de l'Exposition internationale d'Anvers, seront conservées en magasin.

Les plates-formes qui doivent les recevoir seront préparées d'avance.

2° Pour la construction des pavillons complémentaires, nécessaires pour porter au besoin, dans l'avenir, le nombre des lits de malades à 700 (1).

(1) Il est certain que, au point de vue sanitaire, une population hospitalisée trop nombreuse est regrettable et que deux petits hôpitaux, de 375 lits chacun, seraient préférables ; mais une telle combinaison augmenterait trop les frais d'installation et d'administration pour qu'on puisse l'appliquer avec les ressources dont on dispose.

On remarquera, d'ailleurs, que l'inconvénient des grands hôpitaux se trouve ici fortement atténué :

1° Par la division des diverses catégories de malades dans plusieurs quartiers, très-éloignés les uns des autres, et qui en font autant de petits hôpitaux qui n'ont de commun que l'administration générale ;

2° Par la dissémination des malades sur une très-large surface de

ORIENTATION. — PARALLÉLISME DES PAVILLONS DE MALADES

Les longues façades des pavillons de malades sont placées dans la direction S.-E.-N.-O., de telle sorte que les rayons du soleil puissent en visiter, successivement, toutes leurs faces.

L'orientation uniforme, adoptée pour les pavillons, a pour conséquence leur parallélisme. Il résulte, en outre, de cette disposition, que les vents violents et fréquents du N.-O. auront le moins d'action possible, au point de vue de l'échange des miasmes entre les pavillons placés dans des alignements parallèles.

ESPACEMENT DES BATIMENTS

L'espacement, entre les pavillons d'un même quartier, est de 19 mètres (une fois et demie la hauteur); largeur supérieure à celle des routes nationales, y compris leurs accotements et fossés.

L'espacement est de 27 mètres, d'axe en axe, ou entre deux faîtages consécutifs, soit près de trois fois la hauteur des bâtiments; il est de 11 mètres entre balcons, largeur égale à celle des rues entre trottoirs.

DISTANCES MOYENNES DES SERVICES GÉNÉRAUX
AUX SALLES DE MALADES

Les plus rapprochées sont à 50 mètres.
Les plus éloignées   à 100   —
Moyennes   75   —

Ce parcours horizontal moyen équivaut à peine, en travail

terrain, qui a été calculée en progression différentielle avec le chiffre de la population.

mécanique, à une ascension de 8 mètres, au moyen de cinquante marches d'escalier, c'est-à-dire à un étage et dem environ.

La distance des pavillons de contagieux aux salles de malades les plus rapprochées est de 90 mètres.

CHEMINS DE CEINTURE INTÉRIEURE

Un chemin de ceinture intérieure de 10 mètres de large, de forme elliptique, et des jardins spacieux séparent les quartiers des contagieux, le service mortuaire, la maternité et la buanderie des autres quartiers.

PLANTATIONS

Des plantations d'arbres verts, résineux, forment brisevent et constituent des écrans sanitaires séparatifs des divers quartiers.

Les intervalles, entre les pavillons de malades, sont également plantés d'arbustes et semés de pelouses.

Les arbres et arbustes sont choisis parmi les essences variées, convenant au terrain et au climat; ils vont en décroissant de hauteur à mesure qu'ils se rapprochent des bâtiments et sont suffisamment espacés pour ne pas intercepter l'aération générale.

BASSINS

Des bassins, avec jets d'eau, sont placés au milieu des pelouses. Le trop-plein d'eau de ces bassins ainsi que les eaux pluviales s'écoulent à air libre, pour donner de la fraîcheur aux jardins, puis par les tuyaux servant à l'évacuation des eaux sales, afin de contribuer à leur nettoiement (1).

(1) L'insuffisance des crédits a fait ajourner l'installation de ces bassins.

CANALISATION

La canalisation des eaux sales est formée de tuyaux en grès de Bolène, à parois lisses et imperméables. Leur diamètre a été calculé d'après la quantité d'eau à écouler pendant les orages. Il y a deux collecteurs principaux, l'un pour le côté droit, l'autre pour le côté gauche de l'hôpital, et leur section va, en croissant, au fur et à mesure qu'ils reçoivent un plus grand nombre de tuyaux affluents.

Tous les branchements sont pourvus d'obturateurs hydrauliques ou siphons, de telle sorte que les services particuliers de chaque pavillon sont isolés entre eux, par rapport aux gaz d'égout. Des réservoirs de chasse ont été prévus à l'origine des conduites et sur plusieurs points de leur parcours, notamment aux angles arrondis de chaque changement de direction.

Les tuyaux de descente des eaux pluviales sont en communication avec la canalisation et forment de nombreux évents débouchant au-dessus des toits. De plus, la haute cheminée de la buanderie, établie vers le point culminant, forme un puissant appel des gaz, qui seront brûlés dans le foyer disposé à cet effet.

Les eaux d'égout du quartier des contagieux ne seront envoyées au collecteur commun qu'après avoir été soumises à une haute température. (Les appareils destinés à cette opération seront établis ultérieurement.)

La canalisation de l'hôpital va se souder à l'égout de la ville au faubourg Boutonnet, et celui-ci va déboucher dans le Lez, à peu de distance de son embouchure.

ÉCLAIRAGE

En attendant que l'éclairage électrique puisse être installé assez économiquement, les salles, les cours et les jardins sont éclairés par le gaz.

Dans un but de salubrité, les becs ont été placés à l'extérieur des salles, auprès des croisées; on les allume de l'intérieur et ils éclairent, en même temps, les abords extérieurs.

RÉSERVOIR D'EAU

Un réservoir d'eau, de la contenance de 140 mètres cubes, sera établi dans la partie culminante du terrain. Ce réservoir a pour but principal de parer aux nécessités du service en cas de réparations des conduites intérieures. Son radier sera placé à 1 m. 60, au moins, au-dessus du niveau des salles les plus élevées. Un appareil filtrant, un compteur, une vanne de nettoiement, compléteront son installation.

DESCRIPTION DES BATIMENTS

Les pavillons de malades formant la partie principale, et pour ainsi dire l'âme de l'hôpital, ont fait l'objet d'une étude toute particulière, dans le but de mettre les malades, qui y respirent nuit et jour, dans les conditions les plus favorables à leur guérison.

A.— PAVILLON DE MALADES ORDINAIRES ET BLESSÉS

Tous les pavillons de malades sont établis sur type uniforme; ceux qui sont réservés aux blessés comportent, en dehors des annexes ordinaires prévues pour les malades, une salle pour les visites, les pansements et les petites opérations chirurgicales.

Ils sont élevés de 3 m. 80 au-dessus du sol naturel, sur une série de voûtes elliptiques, portant un plancher en fer et briques et formant rez-de-chaussée, occupés seulement vers leurs

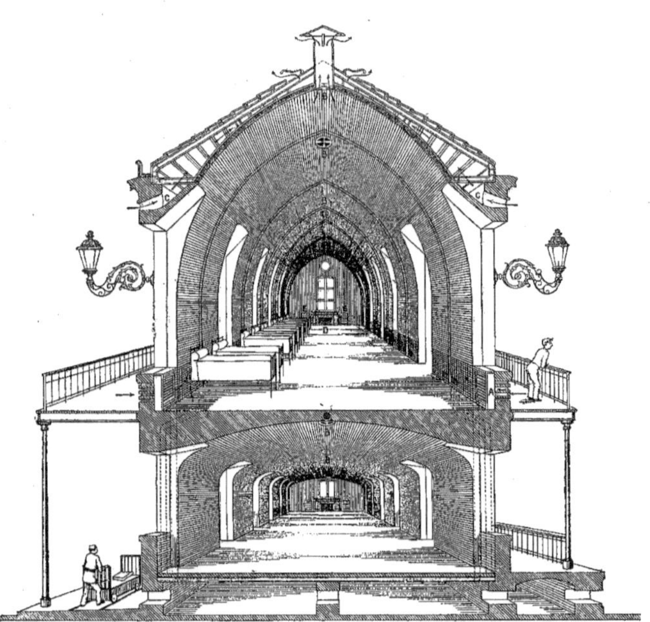

Pl. XXIII, fig. 26. — Vue d'une salle de malades de l'hôpital de Montpellier (système Tollet).

Légende

La ventilation des salles est indépendante du chauffage.
Le renouvellement de l'air a lieu naturellement de bas en haut.

A. Orifices d'accès d'air pur, provenant de l'extérieur pendant l'été et des bouches de chaleur pendant l'hiver.

B. Orifices d'évacuation d'air vicié, canalisé par l'angle dièdre curviligne du faîtage.

C. Ventilation du matelas d'air compris entre la voûte et la couverture.

D. Orifice d'air de renouvellement des extrémités de la salle.

E. Ventouses d'air vicié à registre régulateur, mises en jeu par les tuyaux de fumée de cheminée, passant dans une gaîne excentrique.

Nota. — Toutes les croisées et portes étant fermées, le renouvellement de l'air peut se faire à raison de 100 mètres cubes par heure et par lit, à une vitesse de 1 mètre par seconde à l'entrée et de 2 mètres par seconde à la sortie.

La capacité des salles est de 65 mètres par tête et chaque malade occupe 11^{m2} de salle.

Une chemise interne en fer et terre cuite ou briques émaillées, verre ou céramique, facile à renouveler, enveloppe les salles, les garantit contre l'humidité ou contre l'infiltration de l'air vicié, tandis que les parois extérieures, en matériaux poreux, sont accessibles à l'action assainissante de la ventilation par filtrage.

Les dallages sur planchers en fer présentent une pente vers des caniveaux pratiqués au bas des murs pour l'écoulement des eaux de lavage.

L'éclairage des salles a lieu par l'extérieur et à travers les vitres des croisées. Quel que soit le procédé de chauffage employé (air chaud, vapeur, eau chaude sous pression ou microsiphon), l'air chaud débouche auprès des parois diathermanes ou de refroidissement (vitres, murs).

La figure montre l'utilisation d'une petite partie du rez-de-chaussée pour salles de jour et logements de quelques convalescents. La plus grande partie des rez-de-chaussée restent libres et l'air extérieur peut assainir le dessous des salles.

Le dessous des balcons complète les communications couvertes et économise des galeries.

Les fers des planchers ne travaillent qu'à un faible coëfficient de sécurité, pour éviter les vibrations.

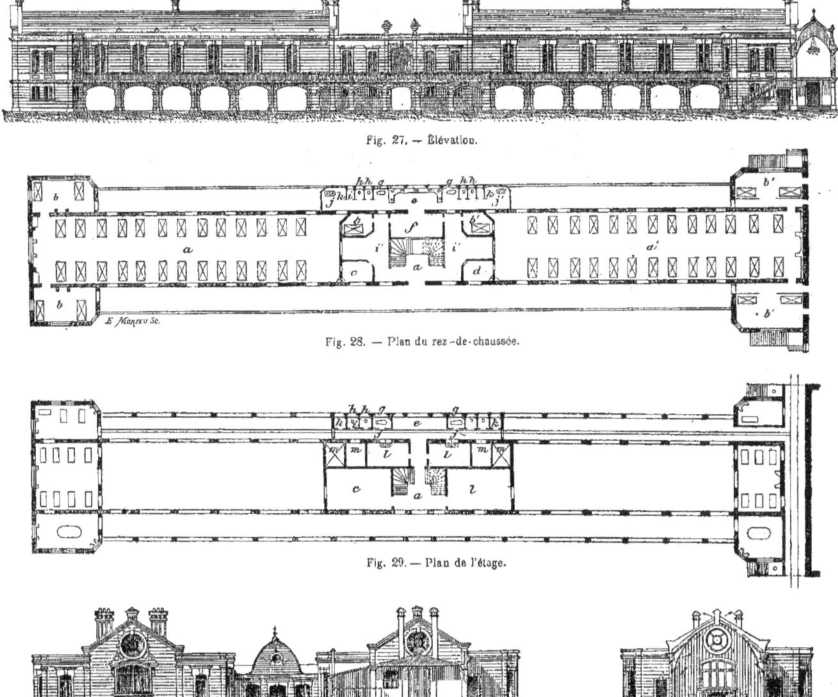

Fig. 27. — Élévation.

Fig. 28. — Plan du rez-de-chaussée.

Fig. 29. — Plan de l'étage.

Fig. 30. — Élévation des pignons.

Fig. 31. — Coupe transversale.

Pl. XXIV, fig. 27, 28, 29, 30 et 31. — Bâtiment A. — Malades et blessés.

Échelle de 0,002 p. 1, pour les fig 28 et 29.
— de 0,003 p. 1, pour les fig. 30, 31 et 32.

Légende
—

aa. Grande salle.
a'. Vestibule et Escalier.
bb'. Malades séparés ou payants.
c. Médecins.
dd. Surveillants.
ee. Tisanerie.
f. Office.
g'g. Bains.
hh. Water-closet et Urinoirs.
i'i'. Passage.
jjj. Lavabo.
kk. Trémies au linge sale et aux balayures.
ll. Vestiaire.
mm. Combustible et Calorifères.
nn. Convalescents.
nn'. Gens de service.

extrémités et restant largement ouverts, à l'air libre, sur les deux tiers environ de leur surface.

La partie centrale, ainsi ouverte au centre de chaque pavillon, d'une surface d'environ 200 mètres carrés, sert de préau couvert; elle pourra recevoir des blessés, en temps de guerre, en la fermant par des toiles et des vitrages.

Les 38 lits de malades sont répartis ainsi qu'il suit:

28 dans la salle collective sur rez-de-chaussée, avec plancher en fer et briques;

4 dans les deux salles séparées de plain-pied avec la précédente;

6 pour les convalescents, dans deux salles situées au rez-de-chaussée, à proximité des préaux et jardins.

Les annexes particulières, indiquées à la légende de la planche, ont été modifiées par suite de l'introduction d'un deuxième escalier, au centre, qui a pris la place de plusieurs pièces qu'il a fallu retrouver dans les petites salles des extrémités. La figure ci-contre indique ces modifications.

Balcons.— Les longues façades sont garnies de balcons de 3 mètres de largeur, établis au niveau des salles et destinés à recevoir des lits de malades, sous toile, pendant les belles journées.

Les annexes particulières de chaque pavillon sont disposées de manière à dégager, le plus possible, la salle collective, pour ne pas trop masquer la vue des jardins et pour permettre la ventilation longitudinale naturelle, par les rosaces pratiquées dans le haut des pignons. A cet effet, la hauteur des annexes les plus élevées ne dépasse pas 4 m. 50, tandis que la salle collective a une hauteur de 7 m. 50, sous faîtage; chaque salle a, ainsi, une hauteur à peu près égale à sa longueur. De larges baies sont ouvertes dans les pignons, ainsi que dans les murs des galeries correspondantes, afin que la vue de la

34

campagne et des jardins soit accessible de toutes les parties des salles collectives.

Les water-closet, tisanerie, lavabo, trémie au linge sale, sont groupés dans une même annexe, séparée du pavillon principal par un corridor de 2 mètres de largeur, ouvert au deux bouts et dans le vitrage qui le recouvre. En plaçant la tisanerie auprès des water-closet et des bains, le but a été de faciliter la ventilation des premiers et le chauffage des seconds.

Portiques séparatifs. — Les pavillons, accouplés dans le même alignement, sont séparés par des portiques ouverts de 12 mètres de longueur.

Dimensions linéaires, surface, capacité des salles

Pavillon (Longueur . . . . 43^m »
Largeur moyenne, y compris balcons et annexes latérales 15 20
soit une surface de . . . . 637^{m2}

Salle (Longueur . . . . 35^m
collective (Largeur. . . . . 8^m
soit une surface de. . . . . 280^{m2}
Soit 10 mètres carrés par lit.
Le reste, soit. . . . . 357^{m2}
est occupé par les annexes, y compris les balcons.

La section de la salle collective est de 55 mètres, ce qui fournit une capacité de 53 × 35 = 1,855 mètres cubes, soit un cube d'air de 66 mètres par malade.

Surfaces vitrées. — Les surfaces vitrées, ou d'éclairement, se composent de :

Douze croisées ou portes-croisées de 3^{m}60 de vitrage, ci. 43^{m2}20
Une glace, dans le pignon postérieur de. 4 50
Deux rosaces de pignon, ensemble 6 30

Total des surfaces vitrées. . . 54^{m2} »

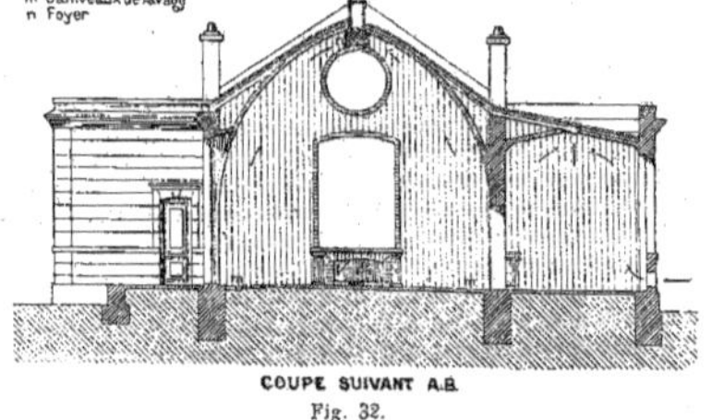

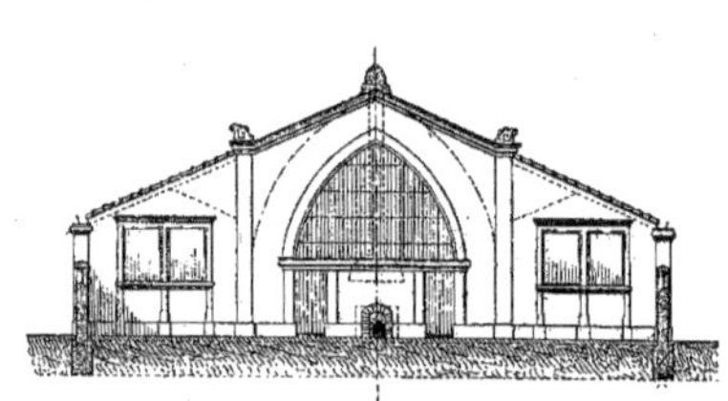

Fig. 35. — Coupe transversale.

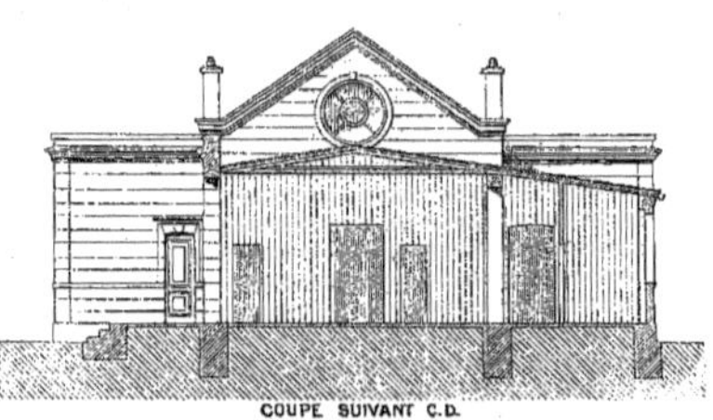

Fig. 36. — Élévation du pignon d'éclairement.

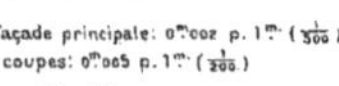

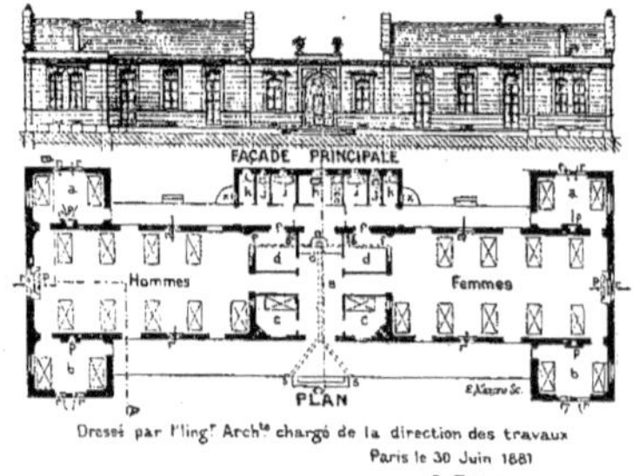

Fig. 34. — Façade principale et Plan.

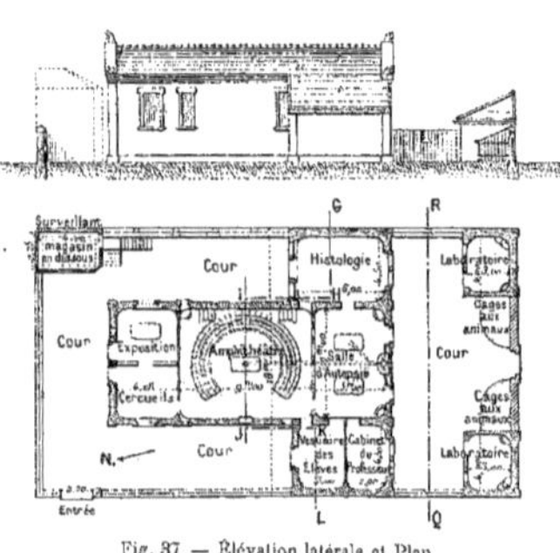

Fig. 37. — Élévation latérale et Plan.

Pl. XXV, fig. 32, 33 et 34 (Bâtiment C. — Contagieux). — Fig. 35, 36 et 37 (Autopsie et Services mortuaires).

Soit 1^{m}92 par lit, ou environ le $^1/_8$ de la surface de la salle éclairée (1).

Les surfaces d'éclairement des petites salles sont proportionnelles à celles de la grande salle.

Les croisées et portes-croisées s'ouvrent, à soufflet, dans leur partie supérieure.

Rapport entre les surfaces externes d'aération et les surfaces internes d'absorption. — La surface enveloppante interne, en contact avec l'air clos, est de 1,000 mètres carrés. La surface enveloppante externe, en contact avec l'air extérieur, est de 800 mètres carrés, de sorte que le rapport entre les surfaces extérieures d'aération ou d'assainissement et les surfaces intérieures d'absorption ou d'infection est $^8/_{10}$, conditions les plus favorables à la salubrité et à la durée sanitaire d'une salle collective.

B. — PAVILLON DE MALADES CONTAGIEUX

Surface bâtie. . . . . .   180^{mq}

Les six pavillons de contagieux ne contiennent que 14 lits chacun, 10 dans une salle collective et 4 dans deux chambres séparées ; ils sont accouplés à un large vestibule commun pour chaque sexe et forment, ainsi, trois groupes bien nettement séparés pour chacune des trois principales maladies contagieuses (variole, fièvre typhoïde, diphtérie). Chaque groupe est pourvu de ses services particuliers, tels qu'ils sont figurés au plan et indiqués à sa légende.

(1) Les surfaces d'éclairement des hôpitaux les plus récents ne dépassent pas 1^{m}80 par lit; l'hôpital le plus largement pourvu, sous ce rapport, est celui de Saint-Denis (type Toilet, n° 6), qui présente 4 mètres de vitrage par lit. De telles surfaces diathermanes ont l'inconvénient de favoriser le refroidissement des salles pendant l'hiver et leur échauffement pendant l'été.

Dimensions d'un pavillon double :

Longueur . . . . .   40^m »   ⎱
Largeur moyenne. .   9 60   ⎰ Surface. . 385^{m2}

Dimensions d'une salle collective, pour 10 lits placés sur deux rangs, 1 par trumeau :

15 × 7 = 105 mètres carrés, soit, par lit, 10^{m2}50 ;

Hauteur, 7 mètres (égale à la largeur) ;

Section, 40 mètres carrés ;

Capacité, 600 mètres cubes ;

Cube d'air, par lit, 60 mètres cubes.

C. — MATERNITÉ

Surface ⎱ bâtie. . . . . .   900^{m2}
       ⎰ couverte . . . .   1,200^{m2}

La maternité occupe, à droite, vers l'entrée, une surface rectangulaire de 75 × 60 = 4,500 mètres carrés, entourée d'une clôture en grillage, avec entrée particulière. La surface des cours et jardins est de 4,500 — 1,200 = 3,300 mètres carrés.

Le plan et sa légende indiquent les distributions. Chaque chambre présente une surface de 4 × 5 = 20 mètres carrés et une capacité de 80 mètres cubes environ ; elle est éclairée par une croisée munie de volets au S.-E. et par une porte vitrée au N.-O.

Une galerie couverte en tuiles, avec de nombreuses tuiles d'aération, règne au pourtour des bâtiments et le long des clôtures de droite et de gauche.

Ces galeries forment préaux couverts, d'une surface de 600 mètres carrés environ. Les annexes des logements occupent une surface de 200 mètres carrés.

L'amphithéâtre, et ses annexes immédiates et particulières,

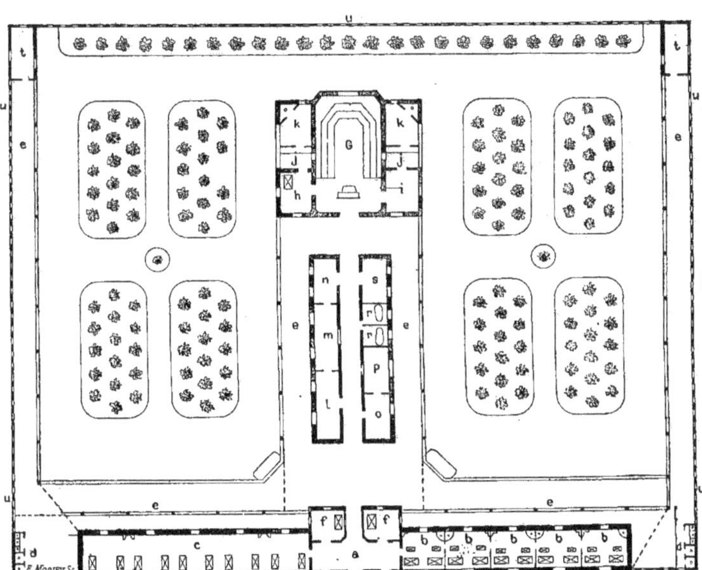

PL. XXVI, fig. 88. — Bâtiment C. — Maternité. — Plan.
Echelle de 0,002 p. 1.

Légende

a. Vestibule et Vestiaire.
bb. Chambres d'accouchées avec cheminée et lavabo.
c. Salle commune pouvant être par-
tagée à volonté par des cloisons
mobiles.
dd. Water-closet et lavabo.
ee. Galeries couvertes servant de
préau.
ff. Chambres de surveillantes.
G. Amphithéâtre d'accouchement.
h. Chambre de repos.
i. Instruments.
jj. Vestiaires.
hh. Cours closes, Water-closet et Urinoirs.
l. Salle de couture et repassage.
m. Salle à manger.
n. Office.
o. Pharmacie.
p. Cuisine.
rr. Bains.
s. Lingerie.
tt. Magasins.
uu. Clôtures en grillage.

Elévation principale

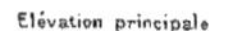
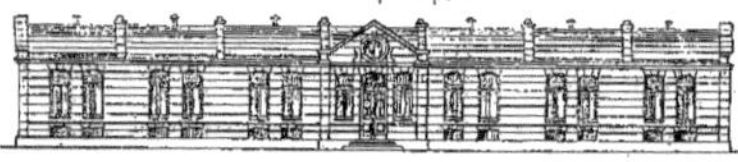

Plan.

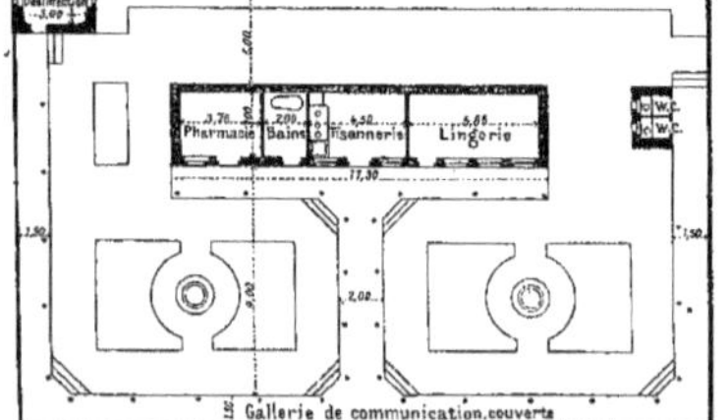

Elévation transversale.

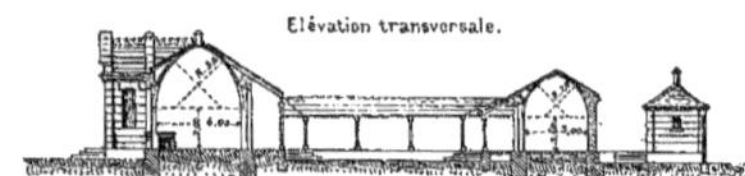

Pl. XXVII, fig. 89. — Bâtiment C'. — Infirmerie de la maternité.

Echelle de 0m002 p. 1 $\left(\frac{1}{500}\right)$.

occupe une surface de 200 mètres carrés et peut recevoir cent élèves. Cet amphithéâtre est éclairé par le haut du côté du nord. Ses croisées de ventilation ont leurs alléges élevées à 1 m. 60, afin que le vent ne puisse y pénétrer de l'extérieur.

Les parois intérieures sont cimentées sur 1ᵐ de hauteur et revêtues de verre épais dans tout le reste de leur surface.

De grands jardins plantés d'arbustes et d'arbres d'essence variés occupent la plus grande partie de l'espace disponible autour des bâtiments. Deux vasques avec jets d'eau compléteront l'agrément des jardins.

La maternité est complétement isolée de son infirmerie particulière et des autres services. Ses annexes contiennent le linge et les provisions journalières apportées de la réserve générale.

c'. — INFIRMERIE DE LA MATERNITÉ

$$
\text{Sur-faces}
\begin{cases}
\text{du terrain occupé : rectangle de } 40 \times 34 = 1{,}400^{m^2} \\[4pt]
\text{des bâtiments}
\begin{cases}
\text{Services} \\
\text{principaux.} 220^{m^2} \\
\text{Annexes. . } 100^{m^2}
\end{cases} 320^{m^2} \\[10pt]
\quad\text{Préaux couverts. . } 200^{m^2} \\
\qquad\text{Ensemble. . . . . . } 520^{m^2} \\[4pt]
\text{des cours et jardins. . . . . } 880^{m^2}
\end{cases}
$$

Dimension des chambres $4{,}35 \times 5 =$ $21^{m^2}75$

Hauteur. . . . .   5 mètres

Capacité. . . . . 70^{m^3}

Les chambres sont pourvues d'une cheminée et d'un lavabo. Elles sont éclairées sur la façade S.-E. par une croisée et sur la façade N.-O. par une porte-croisée ayant accès sous la galerie qui met en communication couverte toutes les parties de l'infirmerie et servent en même temps de préau couvert.

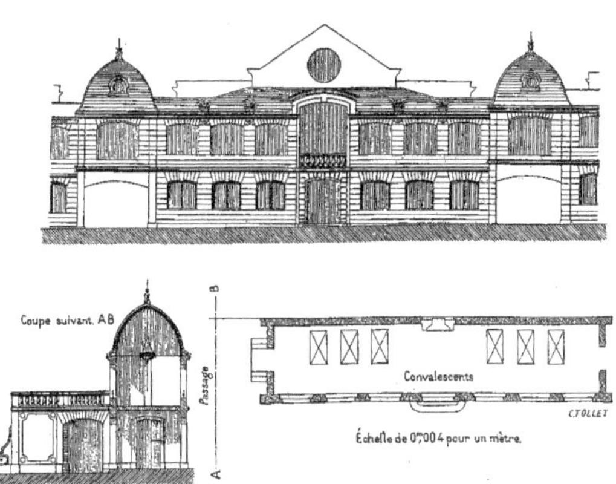

Pl. XXVIII, fig. 40. — Galeries de communication.

Cette infirmerie, close par un treillage, est isolée de toutes
les autres parties de l'hôpital; elle est éloignée de 50 mètres
de la maternité, dont elle est une annexe.

D. — GALERIES DE COMMUNICATION

Longueur. . . . .   260^m⎫
Largeur . . . . .   4 ⎬ Surface. . 1040^{m2}

Les galeries qui mettent en communication couverte les
services généraux avec les pavillons de malades et blessés
sont, comme ceux-ci, élevés de 3 m. 60 au-dessus du sol naturel, sur des arceaux portant plancher en fer et briques.

Elles ont 4 mètres de largeur dans œuvre et 5 mètres de
hauteur sous faîtage, et sont largement percées de baies quatre fois plus larges que les trumeaux.

Leurs rez-de-chaussée ont été utilisés pour divers services
n'exigeant que des pièces de petites dimensions, et ils sont
percés par de larges passages sous arceaux réservés en face
des cours et jardins séparatifs des pavillons de malades.

Les têtes de ces galeries, formant dômes, sont réservées
pour les bibliothèques; leurs faces, très-ajournées, laissent
la vue libre sur les beaux sites environnants. Ce sont les lieux
de réunion les plus agréables et les mieux aérés.

Les galeries de communication sont entièrement libres de
tout cloisonnement, et d'un bout à l'autre on jouit des plus
belles perspectives sur la campagne et les jardins.

Les parois intérieures seront ornées des bustes des plus
illustres praticiens et des tableaux qui existent en grand nombre à l'ancien hôpital. De telle sorte que ces galeries formeront, en même temps, des bibliothèques et des musées pour
l'établissement.

Afin de compenser la pente d'environ 2 mètres que présente
le terrain entre les deux rangées extrêmes des pavillons et

d'éviter un faîtage incliné contraire aux principes fondamentaux de la construction, ces galeries forment, dans leur sens longitudinal, trois ressauts ou gradins de 0 m. 66 chacun, et ces différences de niveau sont rachetées par quatre marches, de telle sorte que les planchers des galeries et des salles se trouvent de niveau.

Les ressauts du faîtage sont masqués par des dômes plus élevés, qui coupent les communications aériennes entre deux pavillons consécutifs et favorisent la ventilation ascendante par les ventouses pratiquées à leur sommet.

La toiture de ces galeries est disposée de façon à éviter, au droit des pavillons adjacents, les noues qui sont toujours d'un entretien difficile et d'une étanchéité imparfaite.

Ces dispositions sont symétriques des deux côtés.

L'étage de galerie se termine au droit des derniers pavillons vers le nord; leur jonction transversale, passant devant la chapelle, est en terrasse; elle démasque ainsi toute la partie postérieure du plan et laisse plus de liberté à l'aération générale.

Une autre galerie transversale relie les deux galeries latérales vers leurs extrémités supérieures, de telle sorte que l'ensemble de ces galeries présente la forme d'un rectangle de 300 mètres de développement et 1,200 mètres de surface, circonscrivant les services généraux et tangent aux pavillons de malades, aux cliniques et à la chapelle.

Des escaliers mettent en communication directe les parties latérales de galeries en portiques sur arceaux avec la partie transversale en terrasse, de telle sorte que toutes les parties de l'établissement, sauf les contagieux, l'autopsie, la buanderie, laissées à dessein en dehors, peuvent être parcourues à couvert, en franchissant un escalier de vingt-deux marches.

Nota.— Les baies de ces galeries devaient rester ouvertes et être munies de simples stores; mais l'expérience a démontré qu'il était nécessaire de les fermer par des croisées vitrées, au moins d'un côté, celui d'où proviennent les vents et la pluie.

Les galeries en dehors des pavillons ont accès direct avec les cours et jardins par des escaliers à double évolution placés dans l'axe du dôme, c'est-à-dire au milieu de la distance qui sépare deux pavillons consécutifs.

E. — SERVICES GÉNÉRAUX

Section A

À un étage. — Surfaces $\begin{cases} \text{bâtie} \dots \dots \dots 600^{m2} \\ \text{d'étages} \dots \dots \dots 1,200^{m2} \end{cases}$

À l'étage :

La salle d'opération est en communication directe et de plain-pied avec les salles de malades et les cliniques. Elle a une longueur de 12 mètres, une largeur de 8 mètres et une surface de 96 mètres carrés ; sa hauteur sous faîtage est de 7 m. 50.

Elle peut recevoir 250 auditeurs, au moins, assis sur des bancs en gradins.

Elle est éclairée :

1° Par deux croisées sur chaque face ;

2° Par un large châssis vitré pratiqué dans le côté nord des combles.

Elle a pour annexes un vestiaire, un cabinet pour le professeur, une chambre de repos pour les opérés et un petit magasin de dépôt pour les instruments.

Elle doit être, en outre, pourvue de l'ameublement le plus perfectionné.

La salle de clinique médicale a les mêmes dimensions que la précédente, dans une position symétrique par rapport au vestibule commun.

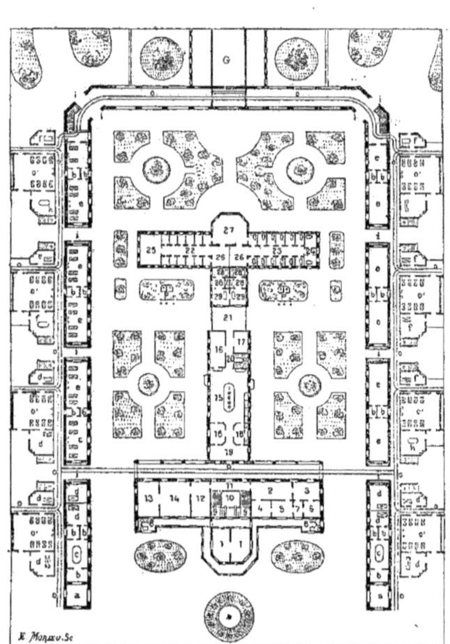

PL. XXIX, fig. 41. — Plan du rez-de-chaussée des services généraux.
Echelle de 0,001 p. 1.

Légende

Sous-galeries. Bâtiment D
aa. Salons des internes (médecins à gauche, pharmaciens à droite).
bb. Vestibules et dégagements.
cc. Salles à manger des internes.
dd. Chambres d'internes.
ee. Salles de payants (utilisées provisoirement du côté des femmes en magasins, ateliers et annexes de la pharmacie).
ff. Salles à manger des payants.
gg. Logements des infirmiers (infirmières du côté des femmes).
hh. Salles à manger des infirmiers.
ii. Passages.
jj. Passage convert (galeries fermées au-dessus).

Bâtiment E
Administration. Cliniques. Pharmacie. Tisanerie (salles d'opérations et annexes au-dessus).
1. Bureaux.
2-3-4-5-6-7. Pharmacie et annexes.
8. Escaliers de service.
9. Grand escalier.
10. Lavabo, Vestiaire et Foyer ouverts.
11-12. Tisanerie.
13-14. Laboratoires.

b. Cuisine et annexe
15. Fourneaux. Rôtisserie.
16. Laverie.
17. Epluchage.
18. Offices.
19. Distribution des aliments.

20. Descente de cave.
21. Passage couvert, Descente des vins et comestibles.

c. Bains et Hydrothérapie
22. Cabinets des hommes.
23. — des femmes.
24. — des payants.
25. Magasins.
26. Vestibule.
27. Hydrothérapie.
28. Vapeur et Repos.
29. Payants.

G *Chapelle au centre et Lingerie dans les bas-côtés vv.*
oo. Petit chemin de fer et Fils téléphoniques.
pp. Water-closet et Urinoirs, masqués par des massifs d'arbustes.

Elle a pour annexes un cabinet pour les professeurs et des salles d'attente et de visite.

Salon de réception dans la partie en avant-corps; surface: 72 mètres carrés.

Éclairé par portes-croisées, chauffé par une large cheminée surmontée d'une croisée à glace; on y parvient par une passerelle passant au-dessus du grand escalier central.

Bibliothèque et études microscopiques dans la partie postérieure, d'une surface de 50 mètres carrés, éclairée au nord.

On parvient à ces services par un large escalier central à double évolution et par deux petits escaliers placés aux deux extrémités du bâtiment et réservés aux professeurs.

Au rez-de-chaussée:

Les bureaux de l'administration, dans l'avant-corps, occupent une surface de 72 mètres carrés.

La pharmacie et ses annexés occupent, à droite, une surface de $15 \times 8 = 120$ mètres carrés.

La tisanerie, à gauche, présente une surface de 50 m. car.

Les laboratoires de chimie occupent, dans la partie à gauche, une surface de 60 mètres carrés.

Tous ces services ont accès immédiat sur la voie du petit chemin de fer dont il sera parlé ci-après; ils sont chauffés par des cheminées.

Les hangars et cours closes *e, d,* réservés pour les services de pharmacie et de chimie, ont une surface de 40 m. carrés.

Au centre de la partie postérieure est placé l'escalier principal, à double évolution, qui conduit aux cliniques, salles de cours et d'opérations.

Un vestiaire et des lavabos sont installés auprès de cet escalier, ainsi qu'un calorifère à foyer ouvert, où les élèves pourront, au besoin, sécher leurs vêtements par les mauvais temps.

Des water-closet sont installés sous les petits escaliers des professeurs et à l'usage de ceux-ci. D'autres water-closet et urinoirs sont réservés, dans les massifs d'arbustes voisins, pour les étudiants.

CUISINE ET ANNEXES

Section B (surface bâtie, 300 mètres carrés)

La cuisine a une longueur de . . . . 20^m
une largeur de. . . . . 8^m
et une surface de. . . . . 160^{m2}

Elle est pourvue d'un fourneau ordinaire, d'une rôtisserie au gaz et des meubles nécessaires aux combustibles d'un usage courant.

Elle a pour annexes :

Une laverie de . . . . $5 \times 4 = 20^{m2}$
Une pièce pour l'épluchage des lé-
gumes de . . . . $5 \times 4 = 20^{m2}$
Deux offices de . . . . $4 \times 4 = 16^{m2}$

et un vestibule de distribution (de $8 \times 3 = 24^{m2}$), contigu avec chemin de fer.

Des caves d'une surface de 240 mètres forment les annexes principales de la cuisine pour les approvisionnements en vins, charbons en gros, comestibles.

L'escalier de descente est en communication directe avec la cuisine. Une cour couverte vers l'entrée postérieure complète les annexes; elle abrite les voitures qui amènent les vins et les combustibles, qui sont descendus directement par des trémies, sans faire usage de l'escalier.

BAINS ET HYDROTHÉRAPIE

Section C

Le bâtiment en forme de croix a une longueur de 40 mè-

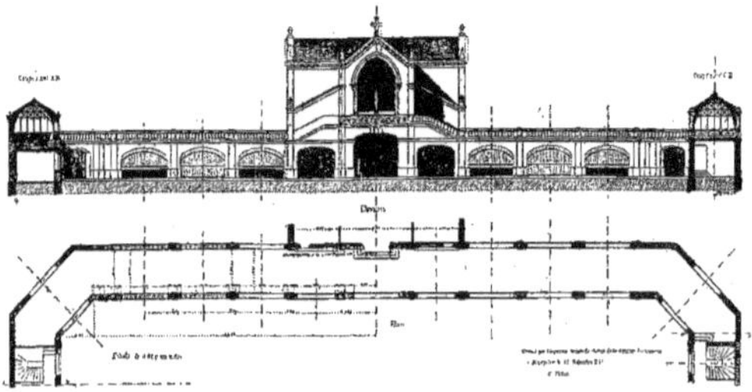

Pl. XXX, fig. 42. — Galerie transversale en terrasse reliant les galeries latérales à la chapelle et à la lingerie.

tres, une largeur de 6 mètres, une surface de 240 mètres carrés et une hauteur de 5 m. 50.

La légende du plan indique les distributions de ce service.

Des water-closet et urinoirs sont réservés pour ce service dans les massifs d'arbustes voisins.

F. — COMMUNAUTÉ

A un étage . $\left\{\begin{array}{l}\text{Longueur} . . . . . . \quad 60^m\\ \text{Largeur} . . . . . . \quad 7^m\\ \text{Surface du bâtiment.} \quad 420^{m^2}\end{array}\right.$

La communauté loge 40 sœurs hospitalières.

Son rez-de-chaussée est élevé de 2 mètres au-dessus du sol de la chapelle voisine.

La légende de son plan donne le détail de ses distributions intérieures pour dortoirs, salles de réunions et de travail, etc.

Toutes les salles sont chauffées par des cheminées ; les plus grandes, telles que le réfectoire, seront pourvues de poêles calorifères perfectionnés.

Sa façade sud est bordée d'une terrasse avec garde-corps.

Elle est entourée de clôtures.

G. — CHAPELLE ET LINGERIE

Longueur. . . . . 20^m
Largeur . . . . 15^m
Surface. . . . . 300^{m^2}

La chapelle présente une nef principale de 7 mètres de largeur, d'un transept dont les branches ont 7 mètres de largeur et 6 mètres de longueur, d'un chevet polygonal et de deux bas-côtés de 24^m mètres de longeur, qui devaient être surmontés de galeries qui ont été supprimées par motif d'économie.

Les ogives des voûtes sont surbaissées au quart.

Les bas-côtés ont été utilisés pour lingerie, et, à cet effet, leurs dimensions avaient été fixées précisément pour recevoir les superbes armoiries et parquets en bois rares de l'ancien hôpital. La partie centrale, réservée au chœur, est élevée de trois marches.

Elle est éclairée par trois rosaces de pignon et par trois croisées ogivales pratiquées dans le mur ; elle a pour annexes une sacristie et un petit magasin placés à droite et à gauche.

Cette chapelle présente le caractère de gracieuse simplicité des monuments ogivaux du XIII⁰ siècle.

L'entrée est surmontée d'une galerie de 3 mètres de largeur pour recevoir l'orgue.

Elle est précédée d'un porche formant la partie centrale des galeries de communication, qui sont en contre-bas de trois marches sur le seuil de la chapelle.

On parvient à couvert à la chapelle de tous les pavillons de malades ; on peut y parvenir aussi par la terrasse découverte et par la galerie d'orgues.

H. — CONCIERGE. — SALLE D'ATTENTE

Ce bâtiment occupe une surface de 50 mètres carrés en retrait de 5 mètres sur l'alignement du chemin principal ; il a sa cour particulière dont la clôture se raccorde en quart de cercle avec la clôture générale. Des water-closet, un urinoir et un poste d'eau sont installés dans cette cour.

H'. — INTERNE. — VISITES. — SALLE D'ATTENTE

Bâtiment d'égale dimension que le précédent et de construction symétrique.

J. — MAGASIN

Surface 60 mètres carrés.

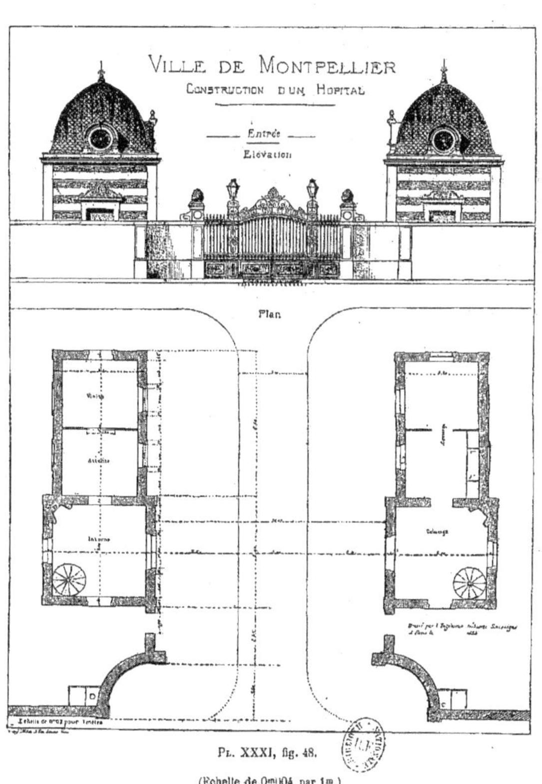

Pl. XXXI, fig. 48.

(Échelle de 0m,004 par 1m.)

J'. — REMISES ET ÉCURIES

Surface : 60 mètres carrés.

K. — BUANDERIE

Longueur : 30 mètres.

Largeur : 10 mètres, y compris un auvent
de 3 mètres de long.

Surface : 300 mètres.

Se compose de compartiments spéciaux.

Pour la surveillance, la réception et le classement du linge, l'échangeage et le coulage, le rinçage, le séchage à l'air chaud, d'étendoirs à couvert et à l'air libre, d'une salle de pliage.

Ce bâtiment devait dans le projet primitif être placé vers l'entrée et à une plus grande distance des salles; pour la facilité du service et de la surveillance, on a préféré le placer auprès de la communauté et de la lingerie.

Il doit être complété par un bâtiment logeant une chaudière et une force motrice.

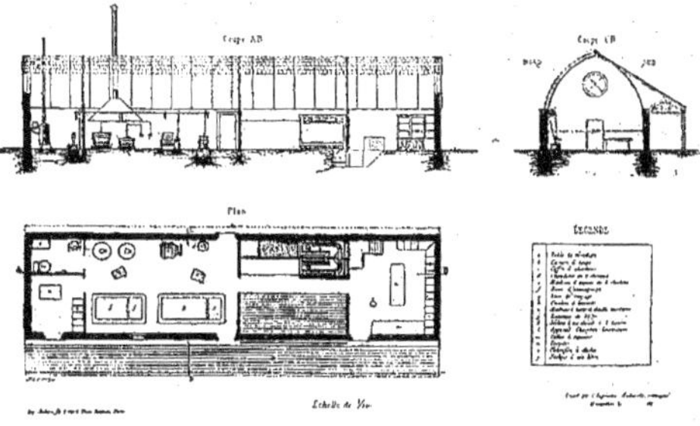

Pl. XXXII, fig. 44. — Buanderie.

L. — AUTOPSIE

Longueur . . . .   20 m.
Largeur . . . . .   8 m.
Surface : .   160 ⎱
Annexes . : 100 ⎰ 260 mètres carrés.

Se compose d'un logement de surveillant avec magasin, salle d'exposition, dépôt de bières, amphithéâtre pouvant con-tenir 50 élèves, salle d'autopsie à deux tables, vestiaire et ca-binet de professeur, laboratoire, cages pour les animaux.

Un mur de 2 m. 50 de haut renferme tous les services dans un rectangle de . . . . $32^m \times 20^m = 640$ m²
de telle sorte qu'en déduisant la surface bâtie 260

il reste pour les cours . . . . 380 m²

Les salles sont dallées en ciment de première qualité se re-levant le long des murs, de façon à former des socles imper-méables sans saillies ; elles devaient être revêtues de plaques de verre et de grès-cérames, mais on s'est contenté d'enduits en plâtre fin et peint à l'huile (trois couches).

Les bancs devaient être en tôle galvanisée, on les a établis en bois. Tous les angles sont arrondis et les revêtements dis-posés de façon à faciliter les grands lavages.

L'éclairage a été prévu au nord et à 45° (unilatéral venant du toit).

M. — DÉSINFECTION

$10^m \times 6^m = 60$ mètres carrés.

Ce bâtiment loge un appareil à vapeur du système Genest et Hercher.

On lui a annexé un hangar clos pour la désinfection des voitures.

N. — RÉSERVOIR D'EAU

Réservoir de 60 mètres cubes de capacité, muni de tous les accessoires pour le filtrage et le nettoyage. Une double enveloppe le garantit contre la chaleur. Son radier est placé à une hauteur suffisante pour que l'eau soit envoyée avec une pression suffisante dans tous les services de l'hôpital.

O. — PAVILLON RÉSERVÉ AUX MALADES PAYANTS
(Ancienne propriété Fournier transformée)

Dimensions $30^m \times 10^m = 300^{m1}$.

Salon-bibliothèque, salle à manger, cuisine et services particuliers au rez-de-chaussée, deux chambres à l'étage.

Ce bâtiment est protégé par des vérandas sans balcons. Un puits d'eau de source de bonne qualité est situé vers l'entrée de ce service, qui est séparé de tous les autres par des plantations.

SURFACES BATIES

En récapitulant les surfaces des divers bâtiments décrits, on trouve une surface totale couverte de 13,276 mètres carrés, soit environ 21^m75 par malade ou à peu près le double de celle qu'ils occupent dans leurs salles.

Les surfaces d'étages utilisés peuvent être évaluées à $18,000^m$ ou à 30 m. par tête.

En retranchant la surface bâtie de celle du terrain, on aura 76,732 mètres carrés de cours et jardins, soit environ 126 m. par malade.

DÉPENSES

La dépense totale, y compris le terrain, étant de 2,250,000 francs, le prix de revient est de 3,680 francs par malade et de 169 francs par mètre carré de construction.

Une partie des frais d'établissement de l'avenue directe a été payée par la ville.

Cet hôpital est le troisième construit en France d'après le système Tollet. L'hôpital militaire de Bourges, les hôpitaux civils de Saint-Denis, de Bichat, de Saint-Jacques, à Paris, du Hâvre, d'Argenteuil, ont été inaugurés avant lui, bien que les projets de l'hôpital de Montpellier soient de beaucoup antérieurs à la construction de ces hôpitaux, sauf celui de Bourges.

Il résulte du tableau placé en appendice que l'hôpital de Montpellier, même lorsqu'on aura complété certaines installations de détails, réservées faute de crédits suffisants, est celui qui a coûté le moins cher de tous les hôpitaux modernes. Les villes de Bône (Algérie), du Mans, d'Épernay et plusieurs villes d'Italie (Milan, Florence, Lugo di Romagne, etc.) ont adopté le même système pour leurs salles de malades. La plupart des autres grandes villes de l'étranger suivent cet exemple, de sorte qu'après vingt ans d'efforts et de sacrifices, l'inventeur a la satisfaction d'avoir enfin accompli l'un des points les plus importants de la réforme hospitalière en laissant à la jeune génération le perfectionnement de son œuvre.

APPENDICES

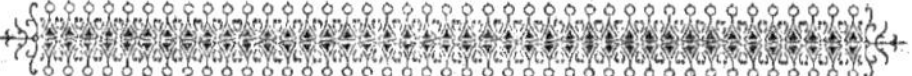

APPENDICES

N° 1. — **Extrait d'un mémoire de M. Franz Gruber, professeur
à l'École du génie de Vienne (Autriche).**

Je dois poser une question aux architectes ainsi qu'aux ingénieurs.
Ne serait-il pas possible d'inventer une construction qui permît d'é-
tablir des logements adaptés aux besoins des masses, c'est-à-dire sa-
tisfaisant, sans élévation de prix, aussi complétement que possible,
à toutes les exigences de l'hygiène? Elle devrait consister en bâtiments à rez-de-chaussée dont le bois soit exclus le plus possible sans
préjudice pour le maximum de solidité réalisable.

C'est à l'ingénieur français Tollet que revient le mérite d'avoir
le premier résolu d'une façon extrêmement simple la série des problèmes soulevés.

N° 2. — **Extrait d'un discours de M. H. Bouley, de l'Institut, président de la Société de médecine publique (Revue d'hygiène, 1879).**

Parmi les graves questions qui vous ont été soumises cette année,
il faut placer l'hygiène des habitations. L'un des nôtres, M. Tollet, a
fait de cette question l'objet de ses études, volontiers dirai-je obsti-
nées ; et grâce à cette obstination, qui procédait de ses convictions pro-
fondes à l'endroit de la bonté du système de construction dont il est
l'inventeur, il est parvenu à surmonter toutes les résistances qui se
dressaient devant lui ; la force inerte, la force de la tradition, à laquelle le mot de routine conviendrait mieux sans doute, et enfin
cette puissance énorme de l'amour-propre du corps des ingénieurs
aux conceptions desquels il voulait substituer la sienne, tout cela a

cédé ; et, malgré tout, M. Tollet est parvenu à faire sortir de terre
l'édifice qu'il avait conçu et à lui faire fournir la preuve par l'expérience même de sa supériorité.

M. Tollet vous a demandé de faire consacrer son œuvre par notre
Société. Vous avez nommé une Commission. M. Tollet a eu la bonne
chance qu'elle prît à cœur, sans retard, la mission que vous lui aviez
donnée à remplir; qu'elle n'hésitât pas à se rendre sur les lieux;
qu'elle fît de l'œuvre nouvelle une étude complète avec une complète
compétence.

**N° 3. — Extrait des conclusions d'un rapport sur le casernement,
votées à l'unanimité par le Sénat, dans sa séance du 6 décembre 1879.**

Dans sa séance du 16 février 1877, M. le docteur Marmottan trouva,
dans l'exposé du système de M. Tollet, les arguments concluants qui
déterminèrent la Chambre des députés à adopter la loi sur le nouveau
service hospitalier. M. le docteur Larrey, médecin inspecteur, concluait devant l'Académie des sciences à l'adoption du système dont
la Société de médecine publique de Paris, par l'organe d'une Commission spéciale, réclame à son tour, mais en vain l'application. . . . . . .

Nos désastres ont imposé à toutes les familles le devoir sacré de
donner leurs enfants à la Patrie ; ce sacrifice crée au gouvernement
et à nous-mêmes des devoirs impérieux.

C'est ici que toute routine doit fléchir, que tout préjugé doit dis-
paraître.

« 1° Les premières casernes devront être bâties d'après le nouveau
type ;

» 2° Les casernes anciennes reconnues défectueuses devront être
modifiées dans leurs dispositions intérieures ;

» 3° Le système Tollet devra être appliqué à la construction d'hôpitaux et d'ambulances militaires.

» Voir l'*Officiel* du 4 octobre 1879, n° 272. »

N° 4. — Rapport au Conseil municipal de Paris

M. Faillet, au nom de la cinquième Commission. — J'ai l'honneur de
demander au Conseil de souscrire à 100 exemplaires d'un ouvrage

très-important de M. Tollet : *Histoire de l'Assistance publique à travers les siècles.*

M. Tollet est un ingénieur connu depuis longtemps par les membres du Conseil municipal. L'hôpital Bichat, la Maternité, l'hôpital de Montpellier, les écoles de Pierrepont, sont des témoignages de son talent.

L'ouvrage réellement magistral qu'il présente au Conseil est un monument de haute érudition.

M. Tollet a voyagé en Espagne, en Italie, en Allemagne, en Belgique, en Angleterre. Je ne parle point de la France, qu'il a visitée dans ses coins et recoins. Partout, souvent à prix d'or, toujours à force de recherches opiniâtres, il a recueilli une foule de documents précieux (quelques-uns très-rares), manuscrits, plans, gravures. Ces documents, il les a produits avec une sincérité scrupuleuse, ordonnés avec un soin et une intelligence remarquables; ces plans et gravures (il y en a plus de 150), disposés dans le texte avec un art merveilleux, constituent l'histoire vivante, attachante, absolument originale de l'Assistance publique.

M. Tollet n'a pas épargné son temps: vingt années d'études. Il a moins encore épargné son argent, et aujourd'hui il vient déclarer noblement au Conseil municipal qu'il a besoin de son concours pécuniaire. Je pense, je suis convaincu que ce concours ne lui fera pas défaut.

Les exemplaires seront distribués, bien entendu, par les soins de notre syndic.

Les conclusions de la Commission sont adoptées (1888, p. 1966).

(Extrait du Bulletin municipal officiel du 6 juillet 1889.)

N° 5. — Construction et Administration des hôpitaux

Construction et administration des hôpitaux, par Frédéric-J. Mouat (H. D. F. R. C. S.), docteur en médecine, membre de la Société royale de chirurgie de Londres, inspecteur général du Service de santé des armées anglaises, etc., et par M. Saxon Snell, membre de l'Institut royal des architectes de la Grande-Bretagne, membre du Comité de l'Institut sanitaire de la Grande-Bretagne, architecte de l'Assistance publique.

EXTRAIT

« Si j'ai tenu à donner une description aussi étendue de l'hôpital de

Montpellier, du système Tollet, c'est parce qu'il me paraît remplir toutes les conditions de salubrité exigées pour des hôpitaux, plus complétement que toute autre forme à moi connue, et parce que j'envisage qu'un hôpital construit d'après ce plan satisfait à tous les besoins des hygiénistes. »

Rapport sur les hôpitaux, par M. le docteur Wittelshœfer (de Wien) :

« ...... Le meilleur hôpital construit jusqu'à présent est sans contredit celui de l'ingénieur C. Tollet. »

N° 6. — Prix de revient des principaux hôpitaux français et étrangers les plus modernes.

NOM DE L'HÔPITAL	Dates d'inauguration	Nombre de lits	Prix par lit	Cubage d'air dans les salles
			francs	m. cub.
France				
Paris — Lariboisière	1853	613	20.000	48
Tenon	1872	726	14.000	49
Hôtel-Dieu	1876	566	40.000	49
Vichy	1886	180	5.500	48
Système Tollet — Montpellier	1889	620	3.600	65
Saint-Denis	1881	160	5.500	65
Bourges (militaires)	1877	250	3 800	60
Bichat	1882	180	2.400	60
Le Havre	1885	300	6.000	58
Argenteuil (non compris services généraux)	1885	30	1.500	58
Suisse				
Berne (Jusel Hôpital)	1885	300	6.500	50
Zurich (Kinderspital)	1886	56	4.500	48
Aarau	1887	240	5.800	48
Angleterre				
Herbert (militaires)	1864	650	8.250	50
Saint-Thomas	1871	570	19.425	50
Glascow	1874	388	18.000	48
Allemagne				
Berlin (civils)	1874	600	9.000	48
Kœnigsberg	1876	374	5.500	48
Belgique				
Anvers (nouvel hôpital)	1880		9.000	50
Italie				
Gênes (hôpital Galliera)	1884	428	16.000	50
Amérique				
Johns Hopkins, à Baltimore	1875	361	20.000	55

Comprenant l'intérêt humanitaire qui s'attache à la réforme des constructions hospitalières, la presse tout entière a voulu encourager l'initiative individuelle, en butte aux hostilités de la puissante routine.

Dans un article magistral sur la question, le journal *le Temps* du 11 septembre 1889 résumait ainsi l'opinion générale, en rendant compte de l'Exposition :

« Le plus beau modèle d'hôpital qu'on y trouve est celui de Montpellier, construit, comme Bichat, par M. Tollet.

» Bref, on peut dire que l'hôpital de Montpellier est quasi parfait, ou approche en tout cas de la perfection plus qu'aucun autre établissement du même ordre. On doit seulement lui reprocher d'avoir réuni sur un même point une agglomération trop considérable de malades, — 400 lits étant le maximum qu'il ne faut plus dépasser, — et peut-être aussi d'avoir introduit dans les façades un luxe de pierres de taille et de moulures en opposition avec les principes mêmes du nouveau système. Il y avait évidemment de ce chef à réaliser des économies qui auraient pu encore abaisser le prix de revient de chaque lit. »

« Dans son ensemble, l'Exposition de l'Assistance publique indique donc plutôt le désir d'améliorer et de bien faire à l'avenir, qu'elle ne brille par le nombre et l'importance des résultats acquis. Mais il faut lui savoir gré de nous montrer que, de l'aveu unanime des critiques étrangers, le meilleur hôpital actuellement construit et le plus conforme aux règles universellement acceptées est un hôpital français. C'est quelque chose, s'il est vrai, comme l'a écrit Tenon, que les hôpitaux soient à la mesure de la civilisation d'un peuple et qu'il soient mieux appropriés et mieux tenus à proportion de ce qu'il est plus humain, plus instruit. »

On lisait aussi dans le journal *la Vérité* du 29 juin 1886 :

« Dans sa récente visite à l'Exposition du ministère de l'intérieur, classe 64, *Hôpitaux et Assistance publique*, M. le Président de la République, entouré des membres du Conseil d'hygiène de France, a examiné dans tous ses détails les plans de M. l'ingénieur Tollet.

» M. le Président, qui est aussi un ingénieur distingué, a fait ressortir lui-même les avantages du système, et les praticiens qui l'accompagnaient ont déclaré que M. Tollet a mis vingt-cinq ans à créer pour ainsi dire la science des constructions hospitalières, et a eu beaucoup de peine à faire admettre les innovations que comporte le système qui porte son nom; il a fini par y réussir complétement, car les hygiénistes considèrent ses hôpitaux comme réalisant leurs vœux au plus haut degré.

» M. le Président a vivement exprimé son approbation et félicité M. Tollet.

» Ces approbations spontanées sont d'autant plus précieuses pour l'inventeur, qu'il n'a jamais eu d'autres compensations que la reconnaissance de ses concitoyens, pendant vingt années d'études et de sacrifices. »

N° 7. — Présentations d'ouvrages manuscrits et imprimés

M. Larrey. — Le mémoire manuscrit que j'ai l'honneur de présenter à l'Académie, de la part de M. l'ingénieur Casimir Tollet, a pour titre : *Expériences sur la quantité d'eau que peuvent absorber les matériaux de construction et sur le temps nécessaire à leur séchage naturel.*

Les expériences de M. Tollet sont, à notre point de vue, applicables surtout à la construction des hôpitaux et méritent l'attention de l'Académie, comme question fondamentale d'hygiène hospitalière. Ces expériences ont porté sur cinquante à soixante échantillons de matériaux divers, parmi les plus usuels : bois, pierres calcaires, pierres meulières, schistes, grès, terres cuites, etc.

L'auteur du mémoire appelle cette propriété spéciale le *pouvoir hydrofuge* des matériaux ; il n'en a vu la description dans aucun traité, à côté de leurs autres propriétés physiques (*adhérence* ou *cohésion, porosité, contractibilité, poids spécifique*, etc.). Ce pouvoir hydrofuge a, selon M. Tollet, une influence sanitaire considérable sur le choix des matériaux de construction des habitations et surtout des hôpitaux. Il en fera connaître les résultats après avoir complété ou multiplié ses expériences, déjà communiquées au *Congrès international d'hygiène.*

La question spéciale intéresse, je crois, aujourd'hui même, notre éminent collègue M. Brouardel, qui pourrait, avec sa grande autorité, faire mieux apprécier les nouvelles recherches de M. l'ingénieur C. Tollet, connu depuis longtemps par ses premiers travaux, notoirement par son grand ouvrage sur *les Édifices hospitaliers,* par celui qui a pour titre : *De l'Assistance publique et des hôpitaux,* et par d'autres publications. — (*Renvoi à l'examen de M. Brouardel.*)

(Extrait du *Bulletin de l'Académie de médecine* du 10 septembre 1889.)

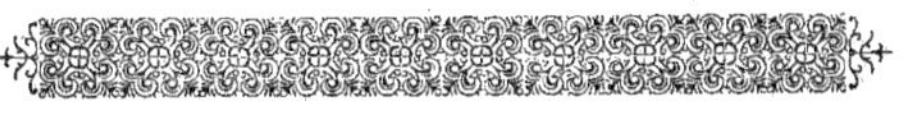

TABLE DES MATIÈRES

CHAPITRE PREMIER

ÉTUDES, PROJETS, DISCUSSIONS ET PROGRAMMES
RELATIFS A LEUR CONSTRUCTION

CHAPITRE II

L'HOPITAL CIVIL ET MILITAIRE DE MONTPELLIER

ÉTUDES PRÉLIMINAIRES

I. — Principes généraux a observer dans la construction des hopitaux

TABLE DES FIGURES

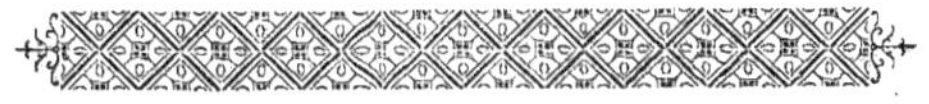